BRUNO GRÖNING

Ich gebe Ihnen zu wissen

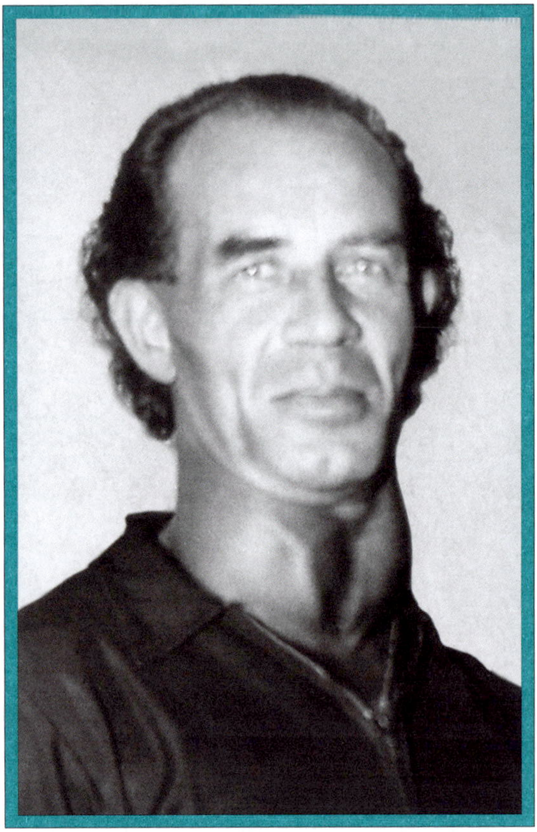

Bruno Gröning (1906 - 1959)

„Ich weiß, das ist schwer,
dass Sie das jetzt so alles
in sich aufnehmen sollen
und womöglich noch
ein Studium zu machen hätten.
Nein, Freunde, so weit nicht!
Nie dem Wort nach. Nein!
Sondern hier soll die Tat,
von jedem Einzelnen gesehen, sprechen."

Bruno Gröning

BRUNO GRÖNING

Ich gebe Ihnen zu wissen

Zitate Bruno Grönings nach Themen geordnet
von Christoph Pesch und Birgit Häusler

Grete Häusler GmbH

1. Auflage 2015

Rheindahlener Str. 78 | 41189 Mönchengladbach
Tel. +49 (0) 21 66 / 95 99-0 | Fax: +49 (0) 21 66/95 99-59
E-Mail: Info@gh-verlag.de | Internet: www.gh-verlag.de

ISBN 978-3-86769-200-7 deutsch

Inhaltsverzeichnis

Erstes Kapitel 13

Liebet das Leben!

Gott ist das Leben 13

Menschen sind gleiche Gotteskinder 16

Lebensgrundsatz Nächstenliebe 21

Vom Glauben 24

Gesundheit – die Ordnung Gottes 31

Die Wahrheit 33

Der freie Wille 36

Zweites Kapitel 39

Gut und Böse

Der Lebenskampf 39

Der Widersacher 45

Die Verlockung 47

„Satanische“ Menschen 50

Schluss mit Hass und Neid 55

Das Übel abwerfen 58

Keine Versuche 61

Drittes Kapitel 67

Ursachen von Leid

Das Leid kommt nicht von Gott 67

Die Wurzeln des Übels 69

Die Macht der Gewohnheit 76

Über das Übel sprechen 78

Menschenhörigkeit 80

Menschliches Empfinden 81

Den Verstand spielen lassen 82

Der Mensch suggeriert sich das Leiden selbst 84
Zweifel 86
Angst 86
Mitleid 88
Sorgen 88
Schreck 89
Schlechte Erinnerungen 89
Grämen, Kränken macht krank 90
Ratsch und Tratsch 90
„Wer sich gehen lässt, verfällt" 92
Negatives Umfeld und Einflüsse 93
Zu viel leidende Menschen 96

Viertes Kapitel 99

„Reich sein, heißt gesund sein"

„Umgekehrt ist auch was wert." 99
Vorraussetzungen für die Heilung 101
Die göttliche Kraft und Kraftaufnahme 107
Vom Wert und der Bedeutung des Körpers 115
Die körperliche Haltung 121
„Es gibt kein Unheilbar!" 122
„Geben Sie mir Ihre Krankheiten, Sorgen und Nöte!" 123
„Nicht verlangen, sondern erlangen!" 124
„Es liegt an jedem selbst" 128
Nicht an das Leiden denken, sondern in den Körper hinein fühlen 133
Der Regelungs- Reinigungsvorgang im Menschen 136
Die Verantwortung, eine erlangte Heilung zu behalten 139
Hilfe auch für Angehörige 141
Was die Heilung gefährden oder stören kann 145
Dem Arzt Vertrauen schenken 148
„Reich sein heißt gesund sein" 150

Fünftes Kapitel 153

Bruno Grönings Wesen

Bruno Grönings Selbstverständnis und Bestreben 153
Der Brückenbauer 159
Der Wegweiser 161
Der Transformator 165
Der Sender 167
„Ich bin hier und überall zugleich“ 170
„Ich sehe, höre und fühle alles“ 172
„Danken Sie nicht mir, danken Sie dem Herrgott!“ 176
Der „kleine Gröning“ 178
„Ich lebe nicht für mich, ich lebe für die Menschheit“ 179
„Ich lebe nicht davon, sondern dafür“ 182
Bruno Grönings Unkäuflichkeit 186
Gotthörig und natürlich bleiben 191
„Ich helfe weiter“ 194
Keine Behandlung 196
Keine „Wunder“ 197
Kein Heilversprechen 199
Keine Suggestion, keine Hypnose 199
„Ich bin nichts – der Herrgott ist alles“ 200
Die Lehre 201
„Angesprochen“ 203

Sechstes Kapitel 207

Bruno Grönings Reaktion auf Gegenkräfte

„Ich bin es nicht gewöhnt, mich mit Menschen zu streiten“ 207
„Mein Kampf dem Bösen – mein leben Gott“ 209
Die Presse 213
Geschäftemacher 219
Unter Anklage 221
Unter Verbot 228
Bruno Gröning und die Ärzteschaft 232

Die Gegner entlarven 241
Bruno Grönings Leidensweg 243
Der Kampf 245
Die „Gezeichneten“ 248
Sünden vergeben 248

Siebtes Kapitel 249

Zurück zur Natur

„Zurück zur Natur“ 249
„Gott verbunden sein, das ist alles“ 257
Der göttlichen Führung folgen 260
Die Null und die Eins 263
Der menschliche Instinkt 263
Die Familie 266
Der Kreislauf des Lebens 270
„Heimgehen“ – Bruno Gröning über den „Tod“ 272
Über das Erben 274
Geist und Materie 276
Wieder rein werden 278
Künstlich und natürlich 282

Achtes Kapitel 293

Spielregeln des Lebens

Die Macht der Gedanken 293
„Ich habe keine Meinung“ 295
Selbsterkenntnis führt zur Gotterkenntnis 301
Keine Worte, sondern Taten sprechen lassen 306
Dank 311
Himmlische Ruhe 312
Geduld 314
Kostbare Zeit 315
Jetzt ist immer 319
Der gesunde Humor 322
„Werden Sie Meister des Lebens“ 323

Neuntes Kapitel 329

Das göttliche Werk

Der Aufbau des göttlichen Werkes – des Freundeskreises 329
Mitarbeit 331
Über die Gemeinschaftsstunden und ihre Bedeutung 338
Verhalten nach der Gemeinschaftsstunde 342
Bitte um Erfolgsberichte 344
Der göttliche Lohn 347

Erstes Kapitel

Liebet das Leben!

Liebet das Leben – Gott! Gott ist überall!

Gott – das Leben

Ohne Gott gibt's kein Leben! Denn Gott ist das Leben selbst.

*

Die Natur, die Tiere, mich und die Menschen sah ich als ein göttliches Wesen auf dieser Erde, die ich auch als göttlich empfand. Hierbei erhielt ich den Gedanken: „Gott" – und ich sagte so vor mir hin: „Gott, wie ist es doch gut bei Dir."

*

Denn überall, wo Leben ist, da ist Gott. Wo viel Leben ist, da ist Gott erst recht, da wirkt es. Wo wenig ist, da kann es nicht wirken, da hat's keine Durchschlagskraft.

*

Sie wissen ja noch gar nicht, wer Gott ist, wie Gott ist und über wie viel Kräfte Er verfügt und was Er alles geschaffen.

*

Ach, Sie suchten Gott? Ja, wie haben Sie sich Gott vorgestellt? Muss Er so erscheinen, wie Sie es wollen? In der Gestalt, in der Form?
Wenn Sie Gott in sich tragen, wenn Sie Gott im Herzen tragen, dann wissen Sie, wer Gott ist, und wissen auch, wie Gott ist.
Dann werden Sie sich an all dem erfreuen, was Gott für Sie hier geschaffen hat.
Na ja, aber nicht sagen: „Du musst jetzt hier in Erscheinung treten! Hier will ich Ihn haben!" Stellen Sie sich Ihn vor mit einem langen Bart? Vielleicht dass er bis auf der Erde liegt und dass

Er drauftritt oder so ähnlich, was weiß ich!?
Nein, Freunde! Gott ist nie alt, ist immer jung, ist immer gleich jung, immer gleich gut. Er verändert sich nicht und hat so viel Kraft, die auch zum Teil in uns, in jedem Menschen steckt, sonst könnten Sie nicht existieren.

*

Leben ist ja Gott. Liebe doch das Leben – Gott, Gott ist überall. Aber nütze es auch und vergeude es nicht.

*

Jeder ist seines Glückes Schmied. Und jeder Mensch hat Leben nicht nur in sich, sondern auch um sich. Und das Um-sich-Haben heißt ja, dass er Gott um sich hat. Nur muss er es zu dem kommen lassen, dass er das Leben in sich, in seinen Körper aufnimmt.

*

Gehen Sie diesen Weg, dann werden Sie mehr zur Erkenntnis kommen, dann werden Sie Gott erkennen können, erkennen lernen, dann werden Sie sich davon überzeugen! Und Er ist doch wirklich überall! Da ist Er, in Süd-Amerika, da ist Er, in Frankreich, da ist Er, dort, da ist Er, überall ist Er! Mit Recht sage ich da, wie ich das oft gesagt, nur nicht oft genug sagen kann: „Liebet das Leben – Gott! Gott ist überall.“ Also Freunde, da ist alles enthalten!

*

Unser wirklicher Gastgeber ist ja Gott auf dieser Erde, und das ist Seine Erde, und das ist Sein Recht. Und wir haben uns nach unserem Gastgeber zu richten. Wie wir uns heute auch hier dementsprechend verhalten, indem wir uns auch hier unserem Gastgeber dankbar zeigen. Sie, liebe Freunde, haben sich so ruhig hier verhalten, man müsste sagen: „Ja, sind überhaupt Menschen da drin, ist überhaupt einer drin?”
Ja, so bewegt man sich als Gast, und das ist richtig, wofür ich Ihnen allen meinen herzlichen Dank sage. Aber so müssen wir auch im Allgemeinen sein, im ganzen Erdenleben sein, denn Gott ist hier unser großer Gastgeber.

Und so haben wir uns immer im Leben zu verhalten: ruhig und sachlich. Und dass der Mensch besinnlich ist, vor allen Dingen, dass er sich, das heißt, zur Besinnung ruft, dass er sich zur Besinnung sogar zwingt, dass er zur Selbstbesinnung kommt, damit er weiß, wer er ist, und wozu er hier ist.

*

Nicht, Freunde, wie umgekehrt, dass Sie womöglich noch in dem Glauben leben: Gott gehört zu uns. Nein, wir gehören zu Gott!

*

Sie sollen auch zeigen, dass Sie Kinder Gottes sind, dass Sie in dem Herrgott Ihren Vater sehen. Es ist unser Vater, Schöpfer unserer Erde. Er hat den Menschen den Auftrag gegeben mit den Worten: „Wachset und vermehret euch!" Er hat die Erde zum Paradiese geschaffen, der Mensch soll sie in Ordnung halten.

*

Und so wir das Göttliche erleben, das Göttliche in uns aufnehmen, dann werden wir uns wohlfühlen, dann sind wir frei. Dann leben wir so, wie Gott das Leben hier bestimmt hat.

*

Gott besitzt alles das, was der Mensch braucht. Das hat der Mensch vergessen.

*

So werden Sie nach und nach zu dieser Erkenntnis kommen, dass auch Sie ein Geschöpf Gottes sind. Und Sie werden es einfach mit einem Wort abtun und werden sagen: „Ich bin auch göttlich, in mir, in meinem Körper ist Leben, um meinen Körper ist Leben. Heute weiß ich, was dieses eine Wort Leben mir sagt: Leben ist Gott."

*

Wer nun viel Leben in sich trägt, hat viel des Guten, viel des Göttlichen. Wer frei von dem Unheil ist, der hat Gott im Herzen, und Gott wird ihn regen und bewegen und zu all dem führen und ihm all das an Befähigung geben, was Er für ihn, für all seinen Nächsten hier zu tun hat.

*

So, wie Sie mit dem größten Vertrauen zu mir gekommen, so können Sie mit dem größten Vertrauen wieder weiter Ihren Lebensweg gehen. Vertrauen zu mir und den Glauben zu unserem Herrgott. Denn Er hat uns das Leben gegeben, und wir sind Ihm gegenüber verantwortlich, unser Leben zu erhalten. Wenn Sie irgendwo mal in Not geraten sind, so ist es immer so, dass Sie den Herrgott rufen, den Sie auch nie auslassen dürfen.

*

Ja, liebe Freunde, wenn der Mensch nun alles wissen würde, wie Gott für ihn vorgesorgt hat, was Gott für uns alles getan. Ist nur eine Frage übrig geblieben: Was haben Sie für Gott getan?

*

Wer den Menschen liebt, liebt Gott. Nun, liebe Freunde, liebet das Leben – Gott. Gott ist überall!

Menschen sind gleiche Gotteskinder

Der Mensch ist ein Geschöpf der Liebe. Was in der Liebe geschaffen, kann nur in der Liebe leben – Liebe ist Gott. Kein Leben ohne Liebe.

*

Was ist ein Mensch? Ein göttliches Geschöpf. Der Mensch besteht aus Geist, Seele und Körper. Ein Mensch ist er deshalb, weil Gott ihm einen erdgebundenen Körper verliehen hat. Hier selbst hat er, der Mensch, die große Aufgabe, allein für das Wohl seines Körpers zu sorgen. Das Wohl besteht nicht nur, indem er seinen Körper durch die göttliche Frucht ernährt, sondern dass die Ordnung im Körper so bestehen bleibt, wie Gott sie geschaffen hat. Alles, was Gott geschaffen hat, ist göttlich.

Jeder Mensch und auch diese Körper, die Gott geschaffen hat, sind und bleiben göttlich, sind und bleiben auch göttlich, wenn dieser vom Bösen erfasst und auch vom Bösen geführt wird. Dann geht es nur um eines, um das rein Göttliche, das doch in dem Menschen steckt, und das ist die Seele. Denn über die Seele hat der Mensch den göttlichen Empfang, den Empfang der göttlichen Sendung. Wenn der Mensch selbst, der doch nur ein Geist in Wirklichkeit, in Wahrheit ist, im Willen des Bösen lebt, dann schließt sich die Seele, dann hat der Mensch die Verbindung zu Gott ganz verloren. Und dann ist er ein gottloser Mensch. Und um diese Seele geht es.

*

Der Mensch ist und bleibt göttlich, niemals ist er teuflisch, niemals ist er satanisch, niemals ist der Mensch böse, sondern er kann nur, wenn er Gott verlässt, wenn er sich selbst vernachlässigt, kann er nur von dem Bösen behaftet werden. Das Böse erfasst ihn, und er muss dann dem Bösen dienen.

*

Göttlich sind Sie sowieso, das kann keiner abstreiten, kann keiner verleumden. Im Gegenteil, auch nicht als unwahr hinstellen, es ist nun mal so. Sie sind und bleiben göttlich.

*

Sie wissen genau, dass ich niemand nach seiner Konfession befrage, nicht mal nach seiner Nation. Ich frage nicht, ob er arm ist oder reich, mir ist jeder Mensch gleich. Das hat damit hier nichts zu tun. Gott ist weder protestantisch noch ist Er Katholik, noch ist Er Mohammedaner oder sonst was. Gott ist gut. Gott ist die Güte selbst. Gott ist für uns alles. Wir sind ohne Ihn nichts. Also mit Konfession hat es hier nichts zu tun, Freunde.

*

Einmal müssen Sie sich doch darüber klar sein, dass Sie, dass jeder ein göttliches Geschöpf ist. Und dass jeder von Ihnen und so viele unserer Mitmenschen das Gute, das Göttliche nötig haben.

Alle Menschen haben ein Recht und die Möglichkeit, Hilfe zu erlangen.

*

Ich darf und werde niemanden benachteiligen noch bevorzugen.

*

Ich selbst frage nicht, welcher Religion, welcher Nation der Einzelne angehört. Hauptsache ist, er trägt den Herrgott im Herzen.

*

„Ausland" klingt mir so komisch, als wenn die Menschen keine Menschen sind.

*

Ich weiß, dass wir Menschen, die wir auf dieser großen göttlichen Erde leben, alle zusammengehören, nur mit dem Unterschied, dass jeder sagt: „Dies ist mein Hof, mein Garten, mein Häuschen." Wie jeder Hausbesitzer das als sein Eigen betrachtet, so weiß, im Ganzen gesehen, jedes Volk, wo es hingehört, welcher Nation es angehört; der Ordnung halber.
Aber bei mir gibt es da keinen Unterschied, mir sind alle Menschen gleich.

*

Ich bin jetzt da, ich will Ihnen allen helfen, Sie sollen alle gesund sein, Sie sollen alle Mensch sein, Sie alle sollen gut sein zueinander. Denn letzten Endes sind wir nun einmal alle, alle nur Kinder Gottes.

*

(Bruno Gröning spricht zu fremdsprachigen Hilfesuchenden:) Ich bedauere sehr, dass ich nicht Ihre Muttersprache sprechen kann. Aber das hat mit dem allem nichts zu tun. Wir verstehen uns auch so. Eines dürfen wir nicht vergessen, dass wir alle die gleichen Menschen sind, kurz gesagt, wir sind Menschen, wir sind Kinder Gottes. Ich frage keinen Menschen nach seiner Religion; noch frage ich einen Menschen nach seiner Nation. Mir ist jeder gleich, ob er arm ist oder reich. Ich fühle mich verpflichtet, jedem Menschen dieser Erde zu helfen und [ihn] zu heilen.

Das Äußere macht es nicht, das Innere ist es, so auch hier.

*

Denn der Mensch soll ja von sich aus Gutes tun, tun an seinen Mitmenschen und sich nicht als Herr aufspielen, das ist falsch, denn letzten Endes sind wir nur Menschen. Und wenn der eine und der andere mehr hat, dann soll er sich freuen.

*

Nicht das Äußere „Es ist nicht alles Gold, was glänzt" – so ein Sprüchlein gibt es doch, ist Ihnen ja bekannt – also nicht nach dem Äußeren schauen, nicht nach dem Kleid, nicht nach dem, was der eine und der andere besitzt, dass Sie sich vor diesem Besitztum beugen!

*

Wer besitzt diese Erde? Wer beherrscht diese Erde? Übrigens, wer hat diese Erde, wer hat alle Lebewesen auf dieser Erde, die Ihnen ja nur hier bekannt sind, geschaffen? Wer ist der Besitzer dieser Erde? Wer besitzt uns? Na, wer ist es? Ist es der eine oder der andere Reiche, der sich diesen und jenen Erdteil erarbeitet, beziehungsweise auch ergaunert hat? Ist er es? Also, doch Gott! Also zu wem müssen wir stehen? (Ein Freund flüstert: „Zu Gott.") Bruno Gröning: Doch nur!
Es müsste Menschen schon aufgefallen sein, wenn ich den einen und den anderen, wie ich schon sagte, nicht nur den Ärmsten der Armen besucht, sondern auch den Reichsten der Reichen. (...) Sie würden diese Menschen im Einzelnen gesehen mit „Königliche Hoheit" und sonst wie ansprechen. – Nein, Kerlchen, nach wie vor sag' ich, „liebe Frau", ich kenne hierin keinen Unterschied. Die Menschen stutzen und sagen: „Endlich mal ein ehrlicher Mensch, der das wagt. Sonst heißt es immer bei mir Königliche Hoheit." Dann sage ich: „Husten Sie mal!" Dann sagte er: „Nein, Gröning, Sie haben recht, ein Mensch hat es gewagt!" Das hab' ich so oft von diesen Menschen gehört, und von wegen, liebe Frau, na, sage ich denn anders? Liebe Frau, ich sage lieber Freund, liebe Frau, ja, anders sage ich nicht und denen auch nicht.
Gibt es denn da einen Unterschied? Glauben Sie, dass der mehr ist,

wenn er mehr besitzt? Wenn der adelig ist, ja dann soll er doch nur fliegen! Denn ist er nicht aus diesem Nest, na, dann ist er von ganz woanders, dann ist er ja nicht das Lebewesen, dann ist er ja nicht der Mensch, der ist er nicht mehr – nein!
Ja, sicher, wenn einer so ein Professortitelchen hat, sage ich „Professorchen" oder „Doktorchen" – oder ach – „Sie sind Minister", ja meinetwegen „Ministerpräsident", gut, „Ja selbstverständlich können Sie sich auch was einbilden, kriegen ja von uns gut bezahlt." Der Ministerpräsident von München seinerzeit hat es nicht abgestritten, als ich ihm auf die Schulter klopfte und sagte: „Ja, um Ihren Titel und Ihren Rang, um Ihren Sessel will ich Sie nicht bringen, wir bezahlen ja gut, warum sollen wir nicht, sonst wissen wir ja gar nicht, wer Sie sind!" So hat er gesessen, da habe ich hingeklatscht. Sagte er: „Mensch, Gröning, sind Sie doch offen, muss schon sagen, haben Sie 'ne offene Schnauze!"
„Ist mir gleich", sagte ich, „wie Sie das bezeichnen, denn aus meinem Mund kommt nichts Unwahres, ich mache aus meinem Herz keine Mördergrube!", sage ich, oder stimmt es nicht?
Und da wollte er sich für mich einsetzen, und der gute Mann hat sich auch eingesetzt. Es ist in den Zeitungen bekannt geworden, er stand zu Gröning, hat viel Unannehmlichkeiten gehabt, aber das war ihm gleich. Ich habe ihm aber gesagt: „Sie auch als Ministerpräsident werden sich nicht durchsetzen können, da müssten die ... ich muss schon sagen, die Kreaturen, die um Sie sitzen, die nur darauf lauern, Sie irgendwo zu fassen, ... So geht's dem Gröning auch. Na, Sie wollen's gut, verstehe, freue mich, dass ich Sie hier kennengelernt, das heißt persönlich." Und so haben wir gesprochen. Ja, ich kann nichts Übles von dem Mann sagen. Nein! Heute hat er ja einen anderen Posten, hat er auch mit Recht verdient, ist Mensch, aber durchsetzen kann er sich da so leicht auch nicht.

*

Mensch ist Mensch, wir Menschen sind alle nur Kinder Gottes, da gibt es keinen Unterschied.

Wenn ich Ihnen den einen guten Rat dafür gebe, da Sie doch ein wirklich wahres, göttliches Geschöpf sind und dass Sie es sich wert sein müssen, endlich mal Ihrem Körper wirklich wahre Beachtung zu schenken.

*

Heute haben Sie einen älteren Körper, heute wollen Sie kein Kind sein – obwohl Sie in Wirklichkeit, in Wahrheit ein Kind, ein Kind Gottes sind – aus reiner Erhabenheit.

*

Ich muss sagen: Üben Sie, üben muss ich schon sagen, üben Sie Selbstvertrauen! Und glauben Sie doch, dass Sie nicht alleine sind, glauben Sie doch, dass Sie ein göttliches Geschöpf, glauben Sie doch, dass Sie ein Kind Gottes sind! Glauben Sie doch, dass Gott Ihnen alles gibt, was Er für Sie, was Er für jedes Lebewesen bestimmt hat!

*

So, wie die Bestimmung in einer Pflanze ist, so ist die Bestimmung auch in einem Menschen. Nur muss man den Menschen wieder auf den richtigen Platz hinstellen. So er doch durch die Irrlehren verrückt worden ist, haben wir nur die eine Aufgabe, ihn auf seinen Platz zu stellen, auf den Gott ihn hier für ein Erdenleben gestellt hat, sodass er von hier aus nur Gott erkennen kann, dass er allen ein Vorbild ist und sich so zeigt, was Gott in ihn für eine Bestimmung hineingegeben und was Gott weiter für ihn bestimmt hat, dass er die Kraft, diese wirklich reine, göttliche Kraft in sich aufnehmen kann und dass er zu dem wird, wozu Gott ihm das Erdenleben bestimmt hat. Und es wird ein prächtiger Mensch sein, ein liebvoller, kein liebloser, denn das Lieblose nehmen wir ihm und geben ihm das Liebvolle, das rein Göttliche.

Lebensgrundsatz Nächstenliebe

Das kann man schon als Mensch tun, seinen Mitmenschen, vorerst den Nächsten, zu helfen. Wenn es jeder tut, dann ist ja wieder der Friede auf Erden. Und wenn ein Land, das heißt, ein Mensch oder hier eine Nation der anderen gegenüber nicht gehässig ist, dann haben wir auch den Frieden auf Erden.

*

Mein Grundsatz ist der: Das Volk soll erkennen, dass wir Menschen unter uns die Pflicht haben, uns gegenseitig zu helfen.

*

Wir müssen helfen, wo wir nur helfen können.

*

Jedenfalls bin ich jedem Menschen Vorbild. Ich zeige, dass ich mich als Mensch verpflichtet fühle, meinen Mitmenschen zu helfen.

*

Sie sollen Mensch zu Menschen sein. Liebe deinen Nächsten wie dich selbst! Nicht gehässig, nicht falsch, niemandem etwas Schlechtes antun. Sie sollen alle gut sein, gut untereinander. Sie sollen wissen, dass Sie zusammengehören, ob arm oder reich.

*

Und weiterhin fest entschlossen sein, diesen guten Weg weiter zu gehen – dann haben wir den Frieden auf Erden. Denn die Gehässigkeit kommt ja von den einzelnen Menschen, indem er das nicht einmal leidet oder duldet, dass es seinem Mitmenschen besser geht. Er gönnt ihm, wie der Mensch immer sagt, nicht das Auge im Kopf. Das muss aufhören, das soll besser werden. Liebet euren Nächsten, ich sage nach wie vor, mehr wie euch selbst.

*

Ich will deswegen nicht sagen, dass sie, die Menschen, zu den Schlechtesten zählen, nein, ich bleibe nach wie vor dabei, dass jeder Mensch göttlich ist.

*

Liebe deinen Nächsten mehr wie dich selbst. Warum hassen Sie Menschen, wenn sie schlecht sind?

Wir wollen Verständnis für alle Menschen aufbringen, daher haben wir viel zu lernen, dies kann nur, wer reif ist.

*

Nicht Gleiches mit Gleichem vergelten! Zeigen Sie, dass Sie ein guter, dass Sie ein besserer, dass Sie ein Mensch sind! Ich spreche gegen keinen Menschen.

*

„Er hat seine guten, er hat auch seine schlechten Seiten", sagt man. Aber gerade weil der Mensch es weiß, dass er auch seine schlechten Seiten hat, warum nimmt er sie ihm da nicht weg?

*

Seid gut miteinander, versteht einander und helft einander, so gut es ein jeder vermag!

*

Liebe deinen Nächsten mehr wie dich selbst. Denke nicht nur gut, sondern tue nur Gutes. Dann ist Friede auf Erden.

*

Ich hoffe auch, dass Sie auch ein Menschenfreund sind, dass Sie auch dem Nächsten helfen werden, wie wenn er hilfebedürftig ist. Eine Liebe ist die andere wert.

*

So wirst du deinen Nächsten auch zu Dem bewegen, zu Dem nicht nur du und ich gehören, sondern zu Dem wir alle gehören. Und dadurch kommt das zustande, dass, wo zwei von dem Guten, wirklich von Gott sprechen und dass sie das Gute wollen, das Gute bejahen, so wird Gott bei ihnen sein, und so der Mensch sich jetzt von dem Unheil abwendet, so wird er das Heil erfahren.

*

Ein Mensch ist verpflichtet, dem andern unter die Arme zu greifen. Oder wenn Sie einen Menschen finden, der zu Boden fällt, dass Sie sofort bei der Hand sind und ihn aufrichten.

Eine Ameise, die wird ihrer nächsten helfen. Die wird alles tun, um sie aus der Gefahr herauszubringen, so sie irgendwie wo mal verletzt sein soll.

*

Ja, meine lieben Freunde, wenn Menschen wüssten, was für Pflichten jedem Einzelnen auferlegt worden sind und wie wir uns gegenseitig zu helfen [haben] und dass wir dadurch dann auch das Heil an uns selbst erfahren werden.

*

Gibt es einen Grundsatz, nach dem man sein ganzes Leben ausrichten kann? Ja, die Nächstenliebe.

*

Reinen Herzens und voller Liebe handle gegen andere so, wie du gegen dich selbst handeln würdest.

Vom Glauben

Ich habe Ihnen auch des Öfteren schon zu wissen gegeben, was mein eigentliches Ziel ist: Ich will jeden Menschen wieder zum Glauben zurückführen, denn jeder Mensch ist ein Wesen der Natur, jeder Mensch ist ein Kind Gottes. Wir Menschen haben nur einen Vater, und das ist unser Herrgott. Und weil viele Menschen vom Glauben abgekommen sind, so will ich sie wieder zum Glauben zurückführen.

*

Wer an die Gesundheit glaubt, der glaubt an Gott.

*

Am Samstag sagte der eine Herr: „Bisher habe ich nicht daran glauben können, aber jetzt glaube ich dran." Und so kommen viele.

*

Es hat hier und dort Menschen gegeben, die zu mir gekommen sind, mich gebeten haben, dass sie wieder ihren Glauben zurückerhalten, und viele Menschen sind gekommen, die sich schon bedankt haben. Sie haben nicht von der Heilung gesprochen, nein, sondern dass sie ihren, das heißt, den wahren göttlichen Glauben wieder-gefunden haben, und dass sie wieder das sind, was unsere Vorfahren vor Tausenden von Jahren mal waren und was der Mensch eigentlich sein müsste.

*

Daher, liebe Freunde, ist es das Wichtigste, dass Sie erst mal an sich und wirklich an das Gute, an das Göttliche glauben, das sie doch nötig haben.

*

Nicht nach links und nicht nach rechts schauen, nicht Schlechtes über Menschen sprechen, nein, andächtig zum Herrgott beten und Ihn bitten, dass Er Sie nicht vergisst und wieder auf den guten, auf den wahren göttlichen Weg führt.

*

Haben auch Sie das Selbstvertrauen und glauben Sie! Glauben Sie an das Gute, glauben Sie an das Göttliche, glauben Sie an Gott!

*

Wo echter Glaube ist, dort kann ich helfen, wenn auch nicht auf jeden Fall. Vielfach sage ich zu den Schwachen und Leidenden: „Lassen Sie Ihren Wunsch zum tiefsten Herzenswunsch werden, glauben Sie mir, dann habe ich Ihnen schon geholfen, denn dann ist der Weg schon frei gemacht."

*

Viele folgten innerlich meinen Worten und taten, was sie zu tun hatten. Glaube und Glaube ist ein Unterschied.

*

Und stellen Sie keine Bedingung: „Wenn das nicht hilft, wenn das nicht gleich so ist, dann glaube ich nicht." Der ist noch lange nicht reif, er ist es auch nicht würdig, hier zu sein.

*

Wenn Sie glauben, dass Sie das Heil erfahren werden, dann ist Ihnen schon geholfen. Glauben Sie nur!

Aber die da glaubten, dass sie glauben, nein, Freunde, das sind nicht die Gläubigen. Und gerade da zeigt sich der Mensch, dass er doch, wie er hier und dort hört: „Der hat nicht geglaubt, und ist", wie er sagt, „gesund geworden, und ich habe geglaubt und bin nicht gesund geworden." Wer hat den echten Glauben? Wer hat das Gute in sich getragen, wer hat das Gute gewollt und wer hat sich wirklich vom Bösen gelöst?

*

Auch wenn Sie mir heute noch teils feindlich gesonnen sind, dass Sie heute noch nicht glauben können – ich mach's Ihnen leicht, Freunde, glauben Sie doch dann nicht an Gröning, stellen Sie ihn doch ganz beiseite, glauben Sie wenigstens an sich selbst und an das, was Sie für sich, für Ihren eigenen Körper nötig haben! – Und was Ihr Nächster auch nötig hat, dass in ihm die Ordnung zustande kommt. Genau gesagt, wie wollten Sie auch an Gröning glauben, wenn Sie nicht mal an sich selbst und nicht an das glauben, was Sie nötig haben?

*

Ich will nur eines, dass Sie das Selbstvertrauen und den Glauben zurückerlangen, den Glauben an das Gute. Denn das Gute, das wahre Göttliche haben Sie wirklich nötig, sehr nötig für Ihren Körper und auch nötig für den Körper Ihres Nächsten.

*

Ich weiß, Sie werden von sich aus sagen: „Das ist nicht so leicht, denn ich fühle doch den Schmerz, ich weiß doch, was der eine und der andere mir gesagt, dass dieser und jener schon daran zugrunde gegangen und dass man hier nicht helfen kann."
Nein, Freunde, das ist nur Ihr einziger Unglaube. Verwandeln Sie diesen Unglauben in einen wirklichen Glauben.

*

Würden Sie mal aufhören zu glauben, dass Sie doch nicht mehr glauben können, wo Sie doch von Menschen umgeben sind, die Sie um den Glauben bringen? Dann will ich für Sie so lange glauben, dass Sie immer die Verbindung zu Dem haben, zu Dem auch Sie, wir alle gehören. Das tu ich für Sie. Darum können Sie auch glauben.

*

Oder haben Sie es nicht nötig? Oder glauben Sie, ich habe es nur nötig, für Sie zu glauben? Ich weiß, dazu bin ich hier. Aber zu bequem darf der Mensch es sich auch nicht machen, da muss er mit dabei sein.

*

Aber das Schwerste hierbei ist, dass der Mensch dem göttlichen Glauben, den er in sich führt, auch genau nachgibt und dementsprechend lebt. Es soll nicht nur so sein, wie Menschen sich das bisher vorgestellt haben, dass sie einmal in der Woche, und das ist der Sonntag, ins Gotteshaus gehen und dort beten und damit wäre das wieder für die Woche abgetan, und er kann sich bewegen, wie er gerade Lust und Liebe dazu hat. Das ist falsch.

*

Wenn ich sage: „Ich glaube an den Herrgott", so muss ich auch dementsprechend der Mensch sein, muss Vorbild sein und muss mich dementsprechend als Mensch auch bewegen und muss auch zeigen, dass ich ein guter Mensch bin. Ich sage nach wie vor: „Liebe deinen Nächsten mehr als dich selbst!"

*

Nein, meine lieben Kranken, so ist es nicht. Man soll nicht einmal beten und hinterher gleich ein anderer, ein schlechter Mensch sein. Nein, mit dem Glauben leben, dann können Sie kein schlechter Mensch sein, dann sind Sie es wert, als Mensch angesprochen zu werden.

*

Und gerade die, die von sich sagten, sie sind Gläubige. Da, liebe Freunde, seien Sie vorsichtig, werden Sie es erst!

*

Und sagt man so leicht: „Der Glaube versetzt Berge." Das sagt man, das wissen Sie auch. Tja, haben Sie sich schon davon überzeugt?

Viele Menschen sagen: „Jawohl, ich gehöre diesem oder jenem Glauben, jener Religion an, ich gehe zur Kirche, ich bete, ich tue so manches, das heißt, ich glaube an Gott." Wie hier Menschen sagen: „Ich glaube an Gröning." Damit ist es nicht gut getan. Richtig ist es, wenn sie tatsächlich nachher halten, was sie versprochen haben, das heißt, Worte in die Tat umsetzen. Wenn ich sage: „Ich glaube", das sind Worte. Aber die Taten sprechen, dass es ausgeführt wird.

*

Denn mir ist es nicht unbekannt, dass Menschen, viele, viele Menschen – und gerade hier in Bayern – sehr fromm sind, aber nie den wahren göttlichen Glauben so in ihr Herzchen eingeschlossen haben, indem sie ihr Glaubensbekenntnis, ihren Glauben an Gott mit Taten beweisen, als bisher nur mit Worten und Versprechungen.

*

Wenn einer sagt: „Du glaubst nicht", dann ist er empört und sagt, er glaubt. Das ist kein Glaube, Freunde, nein, Glaube heißt, es tun, das in die Tat umsetzen. Ich sage noch einmal: Das zu tun, was er sich selbst schuldig ist. Dann wird er das tun, was er seinen Nächsten auch schuldig ist. Dafür ist ihm hier von Gott ein Erdenleben geschenkt. Und das dürfte wirklich keinem schwerfallen, wenn er das Gute zu beherzigen weiß. Wer aber weiß es, wer tut es? Und was habe ich getan? Ich habe für Sie geglaubt.

*

Mein Glaube ruht in Gott, und dieser Glaube wirkt unvergleichlich mehr.

*

So sollen auch Sie alle, nicht nur in Worten, gottgläubige Menschen sein. Nicht nur zur Kirche gehen, um dort das Gebet herunterzuleiern. Nein. Sie sollen auch zeigen, dass Sie Kinder Gottes sind, dass Sie in dem Herrgott Ihren Vater sehen.

*

Und hier unterscheiden sich die Gläubigen und die Ungläubigen. Menschen, die immer wieder noch dem Bösen verfallen, dienen nie

Gott, sondern nur dem Bösen. Die Echten schälen sich heraus, die hier zur Tat übergehen.

*

Ein Mensch ohne Glaube ist für mich kein Mensch.

*

Sind Sie jetzt noch ein so gläubiger Mensch? Waren Sie ein gläubiger Mensch? Ich frage: Wollen Sie jetzt einer werden? Dann, Freunde, umkehren! Dann sich wirklich nicht mehr versündigen und nie mehr gegen den Willen Gottes arbeiten, auch nie ein Heuchler sein und sagen: „Ich glaube", sondern setzen Sie dieses Wort „Glaube" in die Tat um! Tun Sie es, dann ist es gut!

*

Wenn wir gewillt sind, den Glauben in uns aufzunehmen, oder wenn wir von diesem Glauben schon beseelt sind, dass wir bereit sind, mit diesem Glauben zu leben, dann haben wir alles.

*

Und jetzt bitte ich Sie, den Weg nach Hause anzutreten, und ich bitte Sie nicht zu nörgeln und nicht zu sagen: „Er hat ja nichts getan." Sie sollen Ihren Körper beobachten und dann Gott dafür danken. Nicht nur heute und morgen, nein, Ihr ganzes Leben lang sollen Sie den Glauben an unseren Herrgott stärken und mit Ihm leben.

*

Hier ist nur das eine in den Vordergrund zu schieben, dass Sie mir das größte Vertrauen entgegenbringen und den größten und festesten Glauben an unseren Herrgott haben, nicht nur Minuten oder Stunden, Monate, Jahre, sondern überhaupt Ihr ganzes Leben – das ist Grundbedingung.

*

So Sie ab jetzt in dem wirklich guten, in dem göttlichen Glauben leben, werden Sie aus der guten, göttlichen Gedankenwelt gute, wirklich göttliche Gedanken empfangen, und diese Gedanken werden Sie da dann auch zur Tat bewegen.

Wer standfest ist, wer den wahren göttlichen Glauben in sich festhalten kann, siegt.

*

Was wir alles tun können, wenn wir nur glauben, wenn wir all das in uns aufnehmen, was Gott für uns bestimmt hat!

*

Haben Sie Glauben, den Glauben an unseren Herrgott, dann haben Sie alles.

*

Und Gott wird auch helfen, so der Mensch daran glaubt, so er den guten, den göttlichen Willen hat, in dem er ja zu leben bestimmt ist, und so er den Glauben an Gott nicht verliert. Gott hilft ihm, glaube er nur!

*

Ohne Glaube kein Leben, das habe ich oft gesagt. Ich habe noch viel, viel mehr zu sagen. Natürlich muss dann aber auch jeder folgen, vor allem, woran er glaubt.

*

Und so Sie heute noch nicht glauben können, so will ich es für Sie tun, bis Sie wirklich glauben. Und so Sie heute noch nicht bitten, noch nicht beten können, so will ich das auch noch für Sie tun! Machen Sie sich frei von dem, das Sie als Leid empfunden. Ich helfe, und diese Hilfe führt Sie zu Ihrem Heil.

*

Was schon viele Menschen geschrieben und gesprochen haben in Dingen des Glaubens, das setze ich in die Tat um. An den Beweisen muss man mich erkennen.

*

Ich lasse mich von keinem Menschen beeinflussen, gehe meinen geraden Weg, brauche mich auch nicht zu scheuen und halte fest daran, das heißt, an dem Glauben an unseren Herrgott. Mit Ihm leben, das ist ein ganzes Leben, ohne Ihn, das ist kein Leben.

*

Glauben Sie auch, dass Sie alles schaffen?

*

So rufe ich all denen, die es angeht, zum Abschluss zu: „Vertraue und glaube!" Ohne Glaube kein Leben.

Gesundheit – die Ordnung Gottes

Gott hat Seine Ordnung. Und so der Mensch diese Ordnung noch nicht erkannt und auch noch nicht mal an die Ordnung Gottes glaubt, so wird auch er die Ordnung viel weniger um sich, erst recht aber auch nicht in sich erhalten.

*

Die Ordnung, die Ordnung in Ihrem Körper haben Sie wirklich nötig.

*

Dass die Ordnung in Ihrem Körper zustande kommt, ist Ihre erste Pflicht.

*

Nur wenn wir wieder in uns Ordnung schaffen, kann die Gesundheit zurückkehren. Ordnung schaffen aber heißt auch, seinen Körper zu beobachten, ihm die Rechte zu geben, die er zur Gesunderhaltung benötigt. Er braucht Bewegung, Reinlichkeit, Sauerstoff. Würde man ihm diese und andere lebenswichtige Dinge vorenthalten, müsste er erkranken. Ordnung halten und den Körper beachten heißt aber noch mehr: Nämlich im Guten leben, das Böse abstreifen und es gar nicht aufnehmen. Denn das ist ein Krankheitsquell, den wir immer verkennen.

*

Wir werden die Ordnung in unserem Körper wahrnehmen. Wir werden da dann sagen: „Ja, das ist anders, es ist ein ganz anderes Gefühl."

*

Die göttliche Ordnung wird die Unordnung wie all das Böse aus Ihrem Körper herausbefördern. Der Körper wird über Kräfte, wird über Energien verfügen, sodass all das, was Sie im Körper als Unordnung empfunden, wieder geordnet wird.

*

Die Unordnung ist und bleibt das Böse! Die Ordnung, liebe Freunde, ist das Gute, die Ordnung ist Gott selbst!

*

Ich halte es als meine Pflicht und Schuldigkeit, Ihnen nur das zu sagen, was Sie wirklich zu Gott führt. Und dass Sie hier in der göttlichen Ordnung zu leben und immer wieder das Bestreben dazu haben, dass Sie alles dazu tun, dass Sie auf diesem Weg bleiben und dass Sie von dem Unguten, von dem Bösen nicht angegangen, niemals angegangen werden können, so Sie gewillt sind, diesen Weg so weiterzugehen.

*

In der Regel ist es so: Wer sich innerlich nicht heilen lassen will, der verdient es nicht, für die Dauer einen gesunden Körper zu haben. Wäre es nicht so, so wäre dies wohl ein Widerspruch zur göttlichen Ordnung.

*

Also, die Sendung Gottes können wir, kann jeder in sich aufnehmen! Und so er genügend Kraft, genügend Energien aufgenommen, so hat er doch die Überzeugung erhalten, dass die Unordnung nicht mehr in ihm, auch nicht um ihn herrscht, denn er lebt jetzt in der wahren göttlichen Ordnung!

*

Und das ist das Wichtigste, was ich Ihnen sagen wollte, dass Sie niemals in Zank und Streit, in Hass und Neid aufgehen, im Gegenteil, sondern dass Sie sich selbst zur Ruhe bewegen, diese Ruhe in sich aufnehmen, dass nicht nur in Ihnen, sondern auch um Sie die Ordnung zustande kommt. Das heißt, dass Sie von nun ab jedem Menschen ein Vorbild sind.

Die Wahrheit

Das Heil erfahren, meine lieben Freunde, das ist Wahrheit. Es ist die reine Wahrheit, und die Wahrheit können auch Sie, wie viele andere die Wahrheit schon am eigenen Körper erfahren haben, selbst erfahren.

*

Ich kläre Sie nur auf und will Ihnen den Hinweis geben, wie der Mensch die Wahrheit erfahren kann und was hier seine Erdenpflicht ist.

*

Glauben Sie's nur, überzeugen Sie sich davon! Es ist nicht nur ein Gerede von mir, nein, Freunde! Ich habe gesagt, ich bin kein Redner, ich bin nur ein Wahrsager. Ich sage nur das, was wahr ist, was ich schon lange überhaupt immer als Wahrheit erkannt habe. Denn die Wahrheit ist nicht nur um den Menschen, sondern ist auch in dem Menschen, von der er sich selbst zu überzeugen hat.

*

Steht immer zur Wahrheit, aber erst bitte ich euch, liebe Freunde, überzeugt euch von diesem Wort Wahrheit, was Wahrheit ist. Und das ist das Wichtigste.

*

Die Wahrheit nicht nur um sich, sondern an sich, in sich selbst suchen, da beginnt es!

*

Und da ist es Zeit, Freunde, dass Sie sich überzeugen, dass Sie wissen, was Wahrheit ist, damit Sie Ihrem Nächsten auch sagen können, was Wahrheit ist. Das müssen Sie erst selbst empfinden, in dieser müssen Sie erst selbst leben, da müssen Sie sich erst selbst überzeugen, und so Sie überzeugt sind und hier leben, hier, wo die Wahrheit ist – da ist Gott.

*

Wahrheit sagen kann nur der, der weiß, was Wahrheit ist. Und der wirklich zum Guten, der wirklich zu Gott steht.

Sie konnten nicht mehr die Wahrheit sagen, denn Sie fürchteten, wenn Sie einem die Wahrheit sagten, würden Sie vieles verlieren. Aber dabei haben Sie das Irdische festgehalten, das Materielle beibehalten und das Göttliche dafür eingebüßt – das ist alles. Aber das hätte ich Ihnen ja gleich sagen können, dann wäre ich ja gleich fertig gewesen, dann hätte ich Ihnen gar nicht so viel sagen brauchen; denn hiermit ist alles gesagt.

*

Ja, Freunde, Sie müssen immer zur Wahrheit stehen, müssen immer die Wahrheit dem sagen, der sie noch nicht erfahren, dem sie noch nicht begegnet ist. Sie müssen jetzt offen und ehrlich, so ehrlich, wie sie jetzt zu sich selbst sind, auch zu Ihrem Nächsten sein.

*

Sie können Ihre Nächsten aufklären, Sie können ihm die Wahrheit sagen, wie Sie die Wahrheit erfahren haben. Und damit wird er aufhören – wird er aufhorchen. Er wird auch zu glauben beginnen und wird auch dazu übergehen, sich selbst davon zu überzeugen. Raten Sie ihm immer an, soweit Sie Erfahrung gesammelt haben. Belehren Sie ihn dahingehend. Belehren können Sie nur, wie Sie die Wahrheit erfahren haben, wenn Sie sie so wiedergeben.
Sollten wir nicht die Wahrheit sagen? Die Wahrheit sagen – wie oft haben Menschen gefürchtet, ob es ihr Vorgesetzter, auch die Eltern waren oder der Nachbar, der Bräutigam, die Braut oder was weiß ich wer, Verwandte, Bekannte: „Nur nicht die Wahrheit sagen, dann gibt es einen Krach – das kann ich nicht!"

*

Und die Feigheit, die in ihnen steckt! „Ich kann doch nicht da und dort hingehen und meinem Vorgesetzten das sagen! Der schmeißt mich sofort raus!" Warum? Ich hab es gesagt, vielen gesagt. Und dann hab ich hinterher gesagt: „So, und jetzt meine Papiere! Ich habe Ihnen die Wahrheit gesagt. Die andern sind feige, die sagen es nicht, ich hab es gesagt. Meine Papiere, und ich gehe ab!"
Dann haben diese Menschen immer gesagt: „Nein, warum?" Da haben

sie erkannt und sagen: „O wirklich, er hat die Wahrheit gesagt! Die Papiere gebe ich Ihnen nicht. Sie bleiben bei mir!“

Freunde, wenn Sie sich auch so durchzusetzen wissen, dann wird Ihnen nichts Unrechtes geschehen! Aber wenn Sie fürchten, dass Ihr Brötchengeber Sie entlassen wird, dann kommt es auch so. Denn die Furcht ist da, das Böse ist da, und Sie werden entlassen. Und wenn der eine Brötchengeber Sie aufgibt, dann ist der Brotgeber da, der doch für uns alles ist – das ist Gott, Der sorgt. Wenn Sie zu Ihm die Treue halten, wenn Sie Ihm nicht untreu werden, wenn Sie ehrlich bleiben, wenn Sie immer zur Wahrheit stehen und wenn Sie sich von Weiterem überzeugen, was Gott für Sie ist – Gott verlässt Sie nie!

*

Wäre das nicht gut, wenn auch Sie jetzt zur Wahrheit stehen?

*

Und deswegen kann ich es nicht deutlich und laut genug sagen und oft genug sagen, bis das ein und das andere in den Menschen eingedrungen, und dass er das alles, was er als gut empfindet, weiterhin in sich aufnimmt, dass er sich selbst immer Beachtung schenkt und dass er immer das für seinen Körper aufnimmt, was Gott wirklich für ihn bestimmt hat. Denn das alles, meine lieben Freunde, ist möglich, das ist Wahrheit!

*

Und ich sag's auch heute noch einmal: Nicht diesen Menschen beiseite stellen, der da sagt: „Ich glaube nicht! Ich kann daran nicht glauben!” Dass Sie diesen Menschen nicht beiseite stellen! Im Gegenteil: Ihn aufklären, ihm die Wahrheit sagen, wie Sie sie selbst an Ihrem Körper erfahren oder wie Sie die Erfahrung gesammelt haben, wie Menschen die Ordnung wieder zurückerhielten, Sie würden sagen: die Gesundheit.

*

Mit dieser Ehrlichkeit alleine, wenn Sie so viel erzielt, erregt und bewegt haben, dass auch Ihr Nächster folgen wird, indem er ja das Gute bejaht, wie er es aus Ihren Erfahrungen gesammelt hat, wie es ihm eingeleuchtet ist, dass er sagt: „Ja, so es Dir so ergangen ist, dass Du geglaubt hast und dass Du diese und jene Erfahrung gesammelt und dass Du Dich jetzt von dem Unheil befreit fühlst, will ich Dir folgen. Ich glaube es. Ich habe das Gefühl, dass Du mir die Wahrheit sagst.“ Und so er dieses sagt „Ich habe das Gefühl“, so stellt er tatsächlich bei dem, der doch seinem Körper jetzt auch Beachtung schenkt, ein Gefühl fest, das ihm fremd geworden.

*

Ich habe Ihnen weiter nichts als nur das gesagt, was Wahrheit ist, aber erwarten Sie jetzt nicht von mir, dass ich noch weitergreife! Das Wissen führt so weit, ich müsste so sagen, das ist endlos, es ist der ewige Kreislauf.

*

Ich habe Ihr Leben, das Leben, wie Menschen es hier nicht erleben, sondern verleben, widergespiegelt. Ich war hier nur ein kleines Spiegelbild. Ich habe Ihnen nur die Wahrheit gesagt, mehr nicht. Aber das ist viel für Sie – das ist alles.

*

Haben Sie die Wahrheit vertragen? Ja oder nein? Wenn nein, dann wären Sie rausgelaufen. Aber wem das nicht gefallen hat, wer sie noch nicht verträgt, nun, der bleibt fern, der kommt vorerst nicht – das ist auch richtig.

*

Was ich tue, ist nicht für mich – für Sie, für jeden Menschen dieser Erde. Denn jeder soll und wird die Wahrheit erfahren. Die Wahrheit wird sich durchsetzen.

Der freie Wille

Sie sollen es selbst entscheiden, welchen Weg Sie gehen wollen.

*

Tun müssen Sie es, Sie müssen es wollen! Diesen Willen hat Gott Ihnen belassen – einen freien Willen – Sie können selbst entscheiden.

Aber haben Sie jetzt den Willen! So dieser Ihr Wille gleich, gleich gut abgestimmt ist mit dem göttlichen, mit dem Willen Gottes, dann sind Sie schon auf dem richtigen Weg.

*

Ich werde nie einen Menschen um diesen seinen Willen bringen, den Gott ihm freigestellt hat.

*

Wenn ich dem Menschen mit Gewalt die Krankheit abnähme, würde ich sündigen.

*

Wer durch die Schrottmühle gehen will, wer die Not und das Elend noch nicht kennt, der müsste es erst kennenlernen. Aber ich glaube, Sie haben einen Teil von diesem gekostet, und ich glaube auch sagen zu können, Sie wollen mit diesem Übel nichts gemein haben.

*

Um die Willensfreiheit wird keiner gebracht.

*

Wie Ihr wisst, liebe Freunde, beeinflusse ich keinen. Ich dränge niemandem was auf, ich stelle jedem Menschen alles frei.

*

Muss ich Sie locken, dass Sie kommen? Zuckerchen habe ich nicht. Doch ich will Ihnen viel geben.

*

Ich verbiete und verschreibe auch nichts.

*

Ich will keinen Menschen dazu zwingen, das zu glauben, was ich gesagt habe. Sie können es glauben, Sie brauchen es nicht zu glauben. Sie brauchen auf meine Rede nicht zu hören.

*

Der Mensch handelt nach seinem Willen. Hiermit gebe ich Ihnen den Beweis, dass Gott jedem Menschen einen Willen gegeben, nach dem er zu leben [hat]. Will er das Böse, verfällt er den Versuchungen, so wird er bald wahrnehmen, dass ihn das Böse und die Versuchungen zum Übel führten, das er da dann selbst an seinem Körper wahrnimmt.
Handelt der Mensch aber hier im Willen Gottes, wie ich's noch mal sage, der Mensch handelt nach Seinem Willen, hat er die Verbindung zu Gott. Dann wird er aus der guten, göttlichen Gedankenwelt Gedanken empfangen, wie umgekehrt von der bösen. Und so wird er diese Gedanken – das doch wirklich die Worte Gottes sind, das von Gott kommt, das aus der göttlichen Gedankenwelt, wie Gott sie erschaffen hat – in sich aufnehmen, und diese werden ihn da dann zur Tat bewegen. Ich glaube, liebe Freunde, dass Ihnen vieles, vieles klar geworden ist.

*

Aber letzten Endes muss jeder Mensch doch wissen, was ihm die Gesundheit wert ist und was die Krankheit ihm auf der anderen Seite so geschadet hat.

*

Leben Sie im Willen Gottes, dann werden Sie gute Gedanken empfangen, Gedanken aus der göttlichen Gedankenwelt, und dann werden Sie diese Gedanken, so Sie immer noch nicht von dem guten Willen abkommen – dass Sie sich immer wieder daran halten und sagen: „Ich will, ich will das Gute, ich schenke dem Bösen keine Beachtung", dann werden Sie diese guten Gedanken auch in die Tat umsetzen. Und Sie werden dafür, weil Sie das an Ihrem Körper getan, was Sie ihm auch schuldig sind, hier einen großen, den größten Lohn, den Lohn Gottes empfangen.

Zweites Kapitel

Gut und Böse

Das Gute zieht das Böse an.
Das Böse zieht das Gute an.

Das Böse will das Gute vernichten.
Das Gute will das Böse überwinden.

Der Lebenskampf

Verkennen und vergessen Sie nicht, Freunde, dass der Mensch zwischen Gut und Böse lebt. Dazwischen lebt er, da das Gute, da das Böse, zwischendrin ist der Mensch, er entscheidet. Wenn er zu schwach ist, verfällt er dem Bösen, fällt er herab, dann kann er diesen Weg, der aufwärtsführt, nicht gehen, da mangelt es an Kraft. Er fällt ab und fällt dem Bösen in die Arme und ist da dann dem Bösen ausgeliefert, wenn da nicht eine rettende, eine helfende Hand kommt und ihn da herausreißt, ist er verloren für eine schöne Zeit.

*

Was führt Sie zu mir? Ich antworte und sage: das Böse.

*

Hier soll es ja Ihre Aufgabe sein, sich gegen das Böse zu wehren, das Böse nicht anzunehmen, so brauchen Sie das auch gar nicht in die Tat umzusetzen, sondern nur das Gute. Immer über all dem Bösen stehen! Und Sie brauchen sich darüber gar nicht hier unterhalten, Sie brauchen darüber gar nicht sprechen, denn deswegen führen wir den gemeinsamen Kampf gegen das Böse, gehen wir gemeinsam den Weg, der alle Menschen wirklich zum Guten führt.

*

Immer da, wo die volle gute, göttliche Kraft auftritt, da schwindet das Böse.

Aber es ist ja nicht alles gleich, das heißt, jeder ist nicht gleich gestimmt und jeder ist nicht von dem gleich Guten oder aber auch nicht gleich von dem Bösen so umgeben, der eine mehr und der andere weniger. Aber lassen wir doch mal die Umgebung jetzt ganz beiseite. Besinnen wir uns auf unser Hiersein, auf unser Erdenleben. Besinnen wir uns auf unseren Körper, besinnen wir uns auf uns selbst, und da, liebe Freunde, werden Sie bald zur Selbsterkenntnis kommen, denn Sie müssen sich ein Versprechen geben und auch zu diesem Versprechen stehen! Und so Sie sich dieses Versprechen gegeben haben, und dass Sie da dann auch zu diesem Versprechen, zu diesem Wort stehen, sodass Sie sich selbst sagen: „Ja, ich will! Erstens will ich mich von dem Bösen lösen, ich will mit dem Bösen nichts gemein haben! Und ich werde mich jetzt mit dem Guten, mit dem wahren Göttlichen verbinden, sodass ich hernach die direkte Verbindung zu Gott habe!“

*

Denn zu dem Willen gehört auch die Kraft – es gibt zwei: Die böse ist die abbauende, die gute die aufbauende – zu welcher Sie jetzt den Anschluss haben, darauf kommt es an, Freunde.

*

Da hat Gott doch vorgesorgt: Sie werden gestärkt. Sie können die Kraft, die Energien in sich aufnehmen, wenn Sie die Verbindung zu Gott weiter beibehalten. Und die Kraft wird Ihren Körper durchdrängen, und Sie werden über diese Kraft verfügen können, wenn das Böse an Sie herantritt.
Und seien Sie nicht feige, kämpfen Sie! Kraft genug haben Sie dann. Stehen Sie zur Wahrheit, stehen Sie zu dem, was Sie am eigenen Körper, an Ihrem eigenen Ich erfahren haben. Und stehen Sie zu dem, von dem Sie weiter überzeugt sind, auch was schon an Ihrem Nächsten geschehen ist.

*

Was Sie aufnehmen, was Sie annehmen, das haben Sie. Würden Sie immer nur Gutes annehmen, das Böse beiseite stellen, haben Sie immer das Gute.

Jeder Mensch hat den göttlichen Schutz. Nur müsste er es wissen, nur müsste er von diesem, vom göttlichen Schutz, Gebrauch machen. Und das ist das, was die meisten Menschen leider, leider nicht getan hatten; das alles haben sie nicht gewusst. Er, der Mensch, weiß nicht mehr, dass Gott zu ihm spricht und dass Gott so vieles für ihn bestimmt hat und dass er dieses nicht angenommen und auch heute kaum noch in der Lage ist, es anzunehmen, deshalb weil er sich selbst sperrt und weil er sich selbst immer wieder mit dem Bösen abgibt. Immer wieder steht er mit dem Bösen in Verbindung. Immer wieder kommen böse Gedanken. Immer wieder beschäftigt der Mensch sich mit dem, das er als Unheil an seinem Körper empfunden hat. Er hegt und pflegt es. Er tut alles Mögliche. Er weiß weiter nichts anderes mehr zu tun, da die Macht dieser Gewohnheit ihm so in Fleisch und Blut übergegangen ist, weil er nicht anders mehr kann. Er beschäftigt sich wirklich mit dem Unheil, und damit wrackt und würdigt er seinen Körper herab. Das ist ein Mensch, der sich wirklich unbewusst, wirklich von Gott gelöst hat, der zu Gott keine Verbindung mehr hat. Und er soll und wird auch die Verbindung wieder erhalten, so er das Gute bejaht, so er selbst wahrgenommen, dass das Böse, das Unheil, dieser Unhold ihn nur herabgewürdigt hat. Da kommt er zur Erkenntnis, da beginnt er zu glauben, da sucht er, da ist ihm kein Weg zu weit, da ist ihm keine Zeit zu schade, da setzt er alles dran und fragt sich durch, bis er auf dem Weg angelangt ist: „Wo sind diese Menschen, die etwas Wahres wissen? Wo ist der Mensch, der weiß, was Wahrheit ist? Wo ist dieser Mensch, der mir die Verbindung gibt?“

*

Nun, Freunde, aber dazu gehört noch mehr. Das Böse, das doch um Sie ist, wird nicht ablassen, gerade jetzt, wo Sie sich wirklich zu Gott bekannt haben und da Sie jetzt gewillt sind, diesen Weg zu Gott zu gehen, wird das Böse alles dazu tun, um Sie unter Einfluss zu stellen, indem Sie böse Gedanken nur aufnehmen oder dass Sie Böses sogar hören von dem einen so dem anderen Ihrer Nächsten und dass Sie immer wieder diesem jetzt verfallen und dass Sie sagen:

„Ja, das ist ja nicht zu glauben, ja, ich kann nicht glauben, und das kann ja nicht so gut bleiben, das wird wieder schlecht werden!"

*

Du musst nicht alles Böse aufnehmen, du kannst, du hast es aufgenommen, unwissenderweise. Du hast geglaubt, es wäre so richtig. Aber ich glaube, dass du davon überzeugt bist, dass es nicht richtig gewesen ist. Und so leicht es doch gewesen, so du Böses einst aufgenommen und dein Körper vom Bösen erfasst, dass du doch daraus die Lehre gezogen, dass es nicht gut sei. Denn manch einer sagt: „Ich ärgere mich nicht mehr."

*

Und so er sich selbst ein Versprechen gibt, wie ich schon sagte, hat er Gott ein Versprechen gegeben, zu diesem Versprechen muss er zeit seines Lebens stehen. Auch nur bei dem geringsten Zweifel fällt er wieder ab, und er muss immer wieder von vorne beginnen. Er kann noch so viel Gutes erfahren, er kann noch so viel Gutes schon im Leben getan haben, er schenkt dem Bösen einmal Gehör, er lässt sich verlocken, er lässt sich verleiten, er weiß von so vielem nicht, ob's falsch oder richtig ist, und er zweifelt das vorherige Gute an, indem er dem Letzten doch Glauben schenkt und sagt: „Es könnte doch so sein."

*

Gehen Sie den schlechten Weg, haben Sie nichts Gutes zu erwarten. Gehen Sie den guten, den göttlichen Weg, dann haben Sie etwas zu erwarten – dass Sie wieder Mensch werden.

*

Aber zwei Herren, meine lieben Freunde, können Sie nicht dienen. Nicht auf der einen Seite dem Bösen und auf der anderen Seite Gott! Und dazwischen sind Sie ein Heuchler, ein Lügner, ein Betrüger, Sie sind nicht einmal ehrlich zu sich selbst. Dieses alles, meine lieben Freunde, müssen Sie ablegen, all das, ich sage es noch einmal, all das, das Sie bisher in diesem Erdenleben als böse empfunden haben, müssen Sie ganz beiseite stellen.

Sollen wir nicht jetzt in unseren göttlichen Körper das rein Göttliche in uns aufnehmen, und sollen wir nicht den Kampf weiterführen gegen das Böse oder sollen wir nur dahinsiechen?

*

Und daher rate ich all meinen Mitmenschen immer wieder an, sich von dem Bösen zu lösen, sodass er mit dem Bösen nichts mehr gemein hat. Dann ist's gut.

*

Die göttliche Kraft ist aufbauend und die böse, teuflische, satanische ist abbauend.

*

Also, jetzt liegt's an Ihnen selbst, wie Sie zum Guten, wie Sie zu Gott stehen. Hüten Sie sich vor jedem bösen Gedanken. So Sie es wahrnehmen, aus dieser Lebenserfahrung, die Sie doch schon gemacht haben müssen, dass dieser böse Gedanke Sie zum Bösen führt. Lehnen Sie ihn ab und sprechen Sie meinetwegen vor sich hin, indem Sie sich selbst sagen: „Ich will mit diesem bösen Gedanken nichts zu tun haben, ich will jetzt einen guten Gedanken!"

*

Wir alle müssen Rückblick halten, um zu wissen, was wir wollen. Der Mensch fühlt sich nicht wohl im Bösen, und Sie wissen, was gut ist. Wir müssen vorwärtsschauen, auf das Ziel! (...) Wir alle, die wir guten Willens sind, haben einen Kampf zu führen, gegen den gemeinsamen Feind – den Bösen. Wir müssen über genügend gute Kräfte verfügen. Die Rückschau zeigt uns unsern Weg.

*

Ihr Herzchen ist nicht mehr so beladen, deshalb, weil Sie das Sicherheitsgefühl haben, weil Sie über das Wissen verfügen: „Es kann so leicht nichts passieren, wenn ich nur das Rechte für mich selbst, für meinen Körper tue. Ich brauch' mich vor dem Bösen nicht mehr zu fürchten, ich weiß, dass ich den Kampf gegen das Böse zu führen habe.

Und ich weiß, dass ich selbst es bin, der das Böse nicht mehr in seinen Körper aufzunehmen hat. Ich weiß, dass ich Kraft aufnehmen muss, das heißt die Verbindung zu Gott beibehalte, wo ja Gott alleine dieser große Kraftspender ist, und dass ich diese, Seine Kraft in mich aufnehme, und ich werde mein Augenmerk darauf lenken, so ich fühle, dass das Böse mich angeht, schon, wenn ich von dem Bösen umgeben bin, wo das Böse doch überall lauert, so werde ich von dieser guten Kraft Gebrauch machen und das Böse von mir abwenden. Und sollte doch mein Körper erfasst sein, so weiß ich genau gleich von vornherein, was ich zu tun und zu lassen habe: diese Kraft walten zu lassen gegen das Böse. Und das Böse wird da dann meinem Körper nichts antun können."

*

Alle, die zwischen Gut und Böse leben, die haben noch die Chance. Diese Chance sollten sie nützen.

*

Natürlich dürfen Sie nicht mehr dem Bösen verfallen, natürlich dürfen Sie sich dem Bösen nicht mehr hingeben.

*

Ich wünsche Ihnen allen alles Liebe, Gute. Nehmen Sie das, was Sie brauchen, denn Sie können heute schon das Böse vom Guten unterscheiden – oder noch nicht? Also meiden Sie das Böse und nehmen Sie das Gute. Ich wünsche Ihnen allen viel Glück und Gottes reichen Segen!

*

Und immer nur das Gute wollen – immer nur das Gute bejahen!

Der Widersacher

So wahr wie es ist, dass es einen Herrgott gibt, so gibt es auch einen Satan. Und dieser Satan hat seine Extra-Aufgabe und lässt tatsächlich nichts unversucht, weil er ein Schlechter ist und sich rächen will an dem, was der Herrgott Gutes zu tun gedachte.

*

Und so arbeitet der Satan schon Generationen um Generationen zurück und nagt an den Menschen.

*

Denn es stimmt, dass das Böse existiert, denn das müsste ja jeder von sich selbst auch schon wissen.

*

Wer ist der Satan? Was tut und was lässt dieser? Soweit ich allein feststellen konnte – das andere müssen Sie selbst wissen – ich sage: nie etwas Gutes. Sie können nie von einem Satan verlangen, dass er Gutes tut, das ist unmöglich. Der Satan ist nun mal da, und dieser lässt nichts unversucht, den Menschen vom wahren göttlichen Glauben abzuziehen.

*

Der Satan, der auf dieser Erde existiert, hat nichts unversucht gelassen, das Gute und das Göttliche zu zerstören. Alles in allem auf der einen Seite und auf der richtigen Seite lässt der Herrgott für uns Menschen und Tiere alles wachsen, damit wir leben, damit wir existieren können. Er lässt uns nicht verhungern. Wer tut es, wer lässt hier nichts unversucht, das Gute, das Göttliche zu zerstören? Woher kommt die Krankheit, die Krankheit an dem, was hier auf dieser Erde wächst?

*

Der Satan versucht immer wieder und noch, alles zu zerstören. Auch hat er es fertigbekommen, an dem Menschen zu nagen. Auch hier hat er nichts unversucht gelassen, den Menschen zu verlocken, den Menschen von dem eigentlichen Weg, den er weiter hätte gehen müssen, dem einen Weg, den es nur gibt – und das ist der göttliche, abzuziehen. Und so weit abzuziehen, dass der Mensch heute auf dem Irrweg angelangt ist. Er ist kopflos geworden, er weiß schon gar nicht mehr, was falsch und richtig ist, er kann es meistens schon gar nicht mehr unterscheiden, was gut und schlecht ist.

*

Mit diesem hin, liebe Freunde, so Sie sich bisher mit dem Bösen, mit dem Unheil abgegeben, standen Sie in Verbindung des Bösen, in Verbindung des Satans. Damit haben Sie dem Satan gedient, und damit hat er es wahr werden lassen, woran auch er glaubt. Das ist auch ein Glaube – der Glaube des Satans, dass er bemächtigt sein wird, alles Gute, Göttliche zu vernichten.

*

Sie können vom Satan nie verlangen, dass er Gutes tut. Denn dafür ist er ja der leibhaftige Satan.

*

Schade, die guten Energien, die gute Kraft dafür herzugeben, um alle bösen Gedanken heranzuziehen, die ja nur von dem einen Sender, von dem Sender des Satans ausgesandt, und dass der Mensch sich da quält und die guten Energien hergibt und so eine schlechte Sendung aufnimmt.

*

Und all dieses hat der Mensch in sich aufgenommen. Warum? Weil er den Kontakt verloren hat, das heißt, weil er sich von der Natur, von dem wahren göttlichen Glauben abgesondert und die Verbindung zum Herrgott verloren hat. Der Satan lässt nichts unversucht und hat es hier zustande gebracht, dass er sich in die Menschenleiber festgesetzt, festgenagt hat.

*

Ich habe mit dem Bösen nichts gemein. Satan ist mächtig, aber Gott ist allmächtig!

Die Verlockung

Der Satan hat es so gut verstanden, den Menschen zu verlocken. Das stellen wir auch heute immer wieder noch fest, dass ihn das Geld und das Gold, das Schöne verlockt, und so lockte auch der Satan, der es fertiggebracht hat, den Menschen vom wahren göttlichen Weg abzudrängen. Jetzt hatte der Mensch die Verbindung zum Herrgott verloren. Der Mensch wurde auf den Irrweg geführt und hatte da selbst auch nichts Gutes zu erwarten.

*

Jetzt wundert sich der Mensch, dass er keine Hilfe erhält. Ja, er hat sich ja vom göttlichen Wege gelöst, wenn auch nicht nur Sie, nein, schon die Vorfahren. Die haben sich verlocken, die haben sich verkaufen lassen, und Sie müssen jetzt in die Fußstapfen gehen, und anstatt besser, wird es immer schlechter.

*

Der Mensch ist nun eben mal so zu verlocken, indem er das Schöne liebt, das Natürliche nicht. Er liebt das Schöne, das Äußere, er lässt sich leicht verlocken. Und hier ist es dem Menschen in Fleisch und Blut übergegangen, indem er sagt: „Wenn ich nur Geld habe, dann habe ich alles." Der Mensch ist tatsächlich heute zum größten Teil so gestellt, dass er für Geld alles tut.

*

Sie brauchen nur etwas mehr darüber nachzudenken, dann werden Sie zu der Überzeugung kommen, dass der Mensch – wir können nur vom heutigen Menschen sprechen – sich sehr leicht oder nur verlocken lässt. Und vor dem Verlockenden muss man sich vorsehen.

*

Wie der Mensch überhaupt zu verlocken ist, beweist uns schon der kleine Fritz, indem er von seinem Papa verlangte, dass er ihm die vergoldete Nuss geben sollte. Ihm war nicht um den guten Kern, sondern ihm war um das Äußere zu tun, um das Schöne. Aber wie ich zuvor schon sagte, an die geistige, an die seelische Nahrung müssen wir Menschen auch denken, um wieder Mensch zu werden. Wenn wir uns da nicht zu helfen wissen, dann sind wir auch über kurz oder lang verloren.

*

Sie werden auch an dem Natürlichen sehen, dass es auch Gutes und Schlechtes gibt. Ich nenne nur einmal ein Beispiel: Nehmen wir die Pilze. Es gibt mehr Giftpilze als essbare Pilze. Hier heißt es: Mensch, sei wachsam, wenn du zu den schlechten, zu den verlockenden greifst. Fliegenpilz – und dagegen der essbare, der Steinpilz. Und der Mensch nimmt den Fliegenpilz, der sieht schöner aus, während der Steinpilz einfach braun ist, aber Sie können ihn essen. Genauso wie der Mensch zu verlocken ist, indem er sagt: „Der hat einen guten Anzug an, der ist ein anständiger Mensch." Fragen Sie bitte nicht, woher er den hat, es ist nicht immer echt.

*

Wer muss locken? Der Teufel, das Schlechte – warum? Wer was Schlechtes im Schilde führt – er muss blenden. Ich möchte hier nicht zu weit ins menschliche Leben reingreifen.

*

Denn heute befinden Sie sich auf dem Irrwege. Sie sind im Laufe der Zeit so nach und nach von dem eigentlichen richtigen, von dem wahren göttlichen Weg abgezogen worden, man hat Sie verlockt mit materiellen Dingen, mit Schönem, mit Hübschem, mit Ausgeputztem, was nicht echt war. Und als Sie an dieser Stelle waren, da glaubten Sie, alles erhalten zu können, was man Ihnen von satanischer Seite versprochen. Und nichts von all dem haben sie erhalten, nicht einmal eine Hilfe.

*

Manch einer wartet auf sein Glück. Es ist schon lange bei ihm, es klopft schon lange an. Nur muss man diesem Glück Einlass gewähren. Solange man sich versperrt, solange man das nicht merkt, solange man das andere, das Verlockende für besser hält, kommt man auch nicht zu seinem Glück.

Und wer an diesen Weg nicht mehr glauben kann, für den ist es schwer. Der verfällt wieder den Versuchungen und wird immer wieder vom Übel erfasst.

*

Auch hier hat man nichts unversucht gelassen, mit meinem Tun und Wirken die schönsten und besten Geschäfte zu machen. Und diese Menschen, die ich beiseite gestoßen habe, haben auch geheuchelt, sie haben auch gesagt: „Ich will hier mitarbeiten. Ich will helfen. Das ist etwas Gutes, etwas Schönes, hier mitarbeiten zu dürfen." Ich habe ihnen nur mit ganz leisen Worten zu wissen gegeben: „Lassen Sie sich nicht verführen. Das Geld ist verlockend, das ist das Schlechte, das ist das Teuflische, das ist das Satanische!"
Aber wie schön gesprochen: „Ich will, ich freue mich, hier mitarbeiten zu dürfen, Menschen zu helfen, an ihrer Seite zu stehen, um für den Menschen den Weg frei zu machen, frei zu machen und ihm dort den Weg zu zeigen, wo das Gute, wo das Göttliche ist." Gesagt, nur nicht getan. Und jetzt zeigte sich das wahre Menschengesicht, indem das Verlockende kam, das Geld. Ich hätte auch in die Fußstapfen dieser Menschen gehen können, die nur in ihren Reden gut waren, sie taten, als ob. Ich hätte mich ja auch verleiten und verlocken lassen können. Dann hätte ich das ja alles gar nicht mehr nötig, mich vor den kranken Menschen zu stellen und ihm den Weg zu zeigen, wie er gesund werden kann, dann bräuchte ich ja gar nichts mehr zu tun, dann könnte ich ja die schönsten und besten Tage hier auf dieser Erde verleben. Ich bräuchte ja dann keinen Menschen mehr, dann hätte ich ja alles.
Das ist der übliche Gedanke vieler Menschen. Der Mensch sagt: „Geld ist Macht." Ich sage: „Gesundheit ist Allmacht."

*

Ich lass' mich nicht verlocken, auch nicht verleiten. Des Teufels Spiel ist aus.

„Satanische" Menschen

Wie oft habe ich's Ihnen gesagt, dass Sie wie jeder Mensch und alle Lebewesen göttlich sind, und niemand kann Ihnen das Göttliche absprechen. Sie bleiben es.
Nur mit dem Unterschied, dass der eine mehr oder weniger dem Bösen verfällt, dem Bösen dient, dass er sich mit dem Bösen abgibt, dass er sich mit dem Bösen abfindet oder dass er sich ganz dem Bösen hingibt; dass er das als leichter, als besser empfindet, um ein schmutziges, ein dreckiges Leben zu führen, wie er das von sich aus für richtig hält. Was er unter diesem einen Wort Leben überhaupt versteht.

*

Es hat früher, vor Tausenden von Jahren, Menschen gegeben, die bereits in den Klauen des Satans so von ihm dirigiert wurden, dass diese Menschen nichts unversucht gelassen haben, die andern vom wahren göttlichen Weg abzubringen.

*

Da sind „satanische" Menschen gewesen, die sich vom Satan nicht mehr lösen können. Auch da könnte ich Ihnen vieles erzählen, wie diese Menschen aussehen, wie sie sich regen und bewegen – und viele sind so verführerisch, ihnen sieht man es gar nicht an.

*

Ich bin überall, auch unter diesen „satanischen" Menschen gewesen, ich habe nichts aus dem Auge gelassen, um diesen Dingen näher auf den Grund gehen zu können.

*

Von diesen „satanischen" Menschen haben wir sehr viele auf dieser kleinen göttlichen Erde. Hiernach gerechnet, müsste ja die Erde so schwer sein. Diese vielen Auseinandersetzungen, Zank und Streit, nur Krieg, nie Frieden, es wühlt auf der ganzen Erde. Kein Mensch weiß, woher das kommt.

Und deswegen sage ich nach wie vor, dass es tatsächlich ausgesprochen „satanische“ Menschen gibt. Diese sind zu erkennen daran, dass sie nichts Gutes wissen und nichts Gutes tun, alles, was sie tun, ist Schlechtes. Sie glauben aber, richtig handeln zu können oder überhaupt ihre Handlungsweise ist richtig und alles andere ist falsch, weil sie von dem Guten, Göttlichen nichts wissen und auch nichts wissen wollen.

*

Denken Sie bitte selbst über all diese Dinge mehr und mehr nach, dass es Menschen gibt, die die Zerstörungswut haben und ihren Mitmenschen nicht das gesunde Auge im Kopf gönnen. Im Gegenteil, sie wagen es immer noch zu sagen: „Dass es der Frau Meyer so geht, das schadet nichts, das ist eine Strafe Gottes.“ Ich kann nur sagen: „Pfui Teufel! – dass man hier den Herrgott mit Derartigem beschmutzt und überhaupt in falsches Licht stellt. Denn wer gut ist, wie auch hier der Herrgott, Der nur Gutes tut, gibt Menschen nicht etwas Schlechtes mit auf den Weg. Denn dazu haben wir ja den Satan noch. Den Satan, der Platz gefunden hat in einzelnen Menschenleibern. Man sagt ja auch als Mensch: „Das ist der wahrhaftige Satan, das ist ein schlechter Mensch.“ Und von diesem schlechten Menschen können Sie nicht erwarten, dass er etwas Gutes tun soll. Und wenn, so macht er eine gute Miene zum bösen Spiel. Er täuscht, er blendet Sie und tut, als ob er Gutes tun will. In Wirklichkeit will er Sie nur in die Falle locken. Da greife ich wieder kurz zurück. Genau so hat man den Menschen nach und nach vom wahren göttlichen Weg abgezogen. Nennen Sie mir einen Menschen, der schlecht ist und schon mal etwas Gutes getan hat.

*

Die „satanischen“ Menschen lassen tatsächlich nichts unversucht, den Menschen vom guten, vom wahren göttlichen Weg abzuziehen. Sie können es ja nicht einmal leiden, wenn es einem Menschen gesundheitlich gut geht.

*

Klar, und es kommt vor, dass Menschen, die geheilt waren, wieder in ihre alten Leiden zurückgefallen sind. Das ist nicht meine Schuld, das ist die Schuld dieser „satanischen“ Menschen, die an diesen geheilten Menschen bohren und ziehen, die sagen: „Glaubt doch nicht den Quatsch, das hält doch nicht lange an!“

*

Geben Sie sich mit den schlechten, den „satanischen“ Menschen nicht ab, die die Dauer Ihrer Gesundheit anzweifeln.

*

Es ist immer so, dass Menschen, die hierfür kein Verständnis aufbringen können, weil sie ja weitab vom göttlichen Glauben stehen, nichts unversucht lassen, Menschen vom Glauben abzureißen. Diese Menschen tragen allein die Schuld, wenn der eine oder andere der vielen Tausend, die schon gesund geworden sind, wieder abgerissen wird, indem er den schlechten Worten, die aus diesen „Satansmenschen“ kommen, wieder verfallen kann.

*

Hier bei mir hat man auch nichts unversucht gelassen, trotz all dem Guten, das ich bisher an Menschen getan – nicht dass ich mich loben will – trotz all dem Guten hat man nichts unversucht gelassen, mich zum Sturz zu bringen. Und diese Menschen, die dieses gewagt, noch wagen und weiterhin wagen werden, ich sage es heute nach wie vor, das sind die schlechten, die „satanischen“ Menschen, die Derartiges nie dulden werden.

*

Wie ich mich von diesen „satanischen“ Menschen nicht verzerren lasse, so haben Sie dies auch nicht nötig. Denn diese Menschen haben nichts unversucht lassen [gelassen], Sie von diesem wahren göttlichen Weg wieder abzuziehen. Und so gibt es hier und dort immer wieder Menschen, die nichts unversucht lassen, Ihnen dieses auszureden, indem sie sagen, dass es ein Quatsch sei, ein Bluff und es hält nicht lange vor und Sie werden wieder krank. Dieser „satanische“ Mensch ist tatsächlich in der Lage, den Menschen etwas aufzusuggerieren.

Der Mensch sagt hier auf dieser Erde: „Hütet euch vor denen, die Gott sich gezeichnet.“ Er zeigt mit dem Finger auf den einen oder anderen Kranken mit den Worten: „Das ist eine Strafe Gottes.“ Hiernach müssten alle Kranken die Gezeichneten sein. Das stimmt nicht, ich sage zu diesem: „Pfui Teufel!“ Die Gezeichneten sind die ersten, die nichts unversucht lassen, den noch guten, gläubigen Menschen zu verführen und ihn von dem wahren göttlichen Weg abzuziehen. Das sind die „satanischen“ Menschen.

*

Hüten Sie sich vor diesen satanischen Menschen!

*

Ehe Sie jetzt diesen Raum verlassen, bitte ich Sie, nach und nach den Raum zu verlassen. Horchen Sie in sich hinein, nicht unterhalten, immer schön ruhig sein. Und wenn Sie nach Hause wieder unter Menschen kommen, lassen Sie sich nicht verzerren.
Es gibt genügend Menschen, die den Satan im Leib haben, die nichts unversucht lassen, den Menschen von dem wahren göttlichen Glauben wieder abzubringen. Denn so weit hat der Satan es geschafft, er hat den Menschen so weit bekommen, dass er heute so dasteht, wie er dasteht. Nicht meine Schuld, aber auch nicht Ihre Schuld. Aber es war so und es muss anders werden.

*

Aber es gibt viele Menschen, die „satanisch“ sind, und von einem solchen hat man tatsächlich nichts Gutes zu erwarten. Es wäre ja paradox, wenn ich sage: „Der Mensch ist schlecht“, und jetzt verlangen Sie, dass er Gutes tun soll. Er gaukelt Ihnen etwas vor, er tut, als wäre er der beste Mensch, und schenken Sie ihm Vertrauen, so nutzt er diese Gelegenheit und zeigt nachher, wer er ist. Aber ehe man über einen Menschen spricht, ehe man diesem Menschen sagt, dass er ein „satanischer“ ist, muss man von diesem rein überzeugt sein. Und so habe ich dies auch hier unter Beweis gestellt, dass es tatsächlich Menschen gibt, die satanisch sind, und von diesen satanischen Menschen hat man nie etwas Gutes zu erwarten.

Ich kann es sehr gut verstehen, dass Menschen manchmal in eine Unruhe versetzt werden, dass sie plötzlich unruhig werden und wissen nicht, woher es kommt. Da würde ich Sie bitten, schauen Sie doch mal nach links und schauen Sie nach rechts oder sehen sie sich den Menschen an, der in Ihrer Nähe ist, und beobachten Sie diesen doch einmal. Denn Sie können nicht jeden Menschen ausstehen. Es gibt Menschen unter Menschen, die Menschen nicht ausstehen können. Und das sind schlechte Menschen. Diese schlechten haben schlechte Ausstrahlungen, und die wirken auf die Guten sofort ein. Und in diesem Moment ist es das, was Sie in Unruhe versetzt. Beobachten Sie dieses Mal genau, dann werden Sie auch dahinterkommen und werden sagen, wie Sie auch schon gesagt haben: „Ich kann weder den noch den ausstehen, aber den einen eher wie den anderen. Aber den, nein, den will ich in meinem Haus nicht mehr sehen, mit dem will ich auch nicht mehr in Berührung kommen.“ Und das sind Menschen, die eine schlechte Ausstrahlung haben.

*

Und das, was Sie hier gehört haben, sollen andere Menschen nachlesen können. Und wenn Sie das zu Hause so schön wiedergeben können, dann leuchtet ihnen auch etwas auf, denn ein Fünkchen Gutes hat auch jeder böse Mensch noch in sich. Deswegen lasse ich nichts unversucht, auch den bösen Menschen, soweit er noch böse war, auf den guten Weg zu bringen.

*

Wenn der eine wie der andere womöglich heute noch glaubt: „Quatsch, was der da redet, Quatsch, was der da quasselt, Quatsch, woran Menschen heute glauben, Derartiges gibt es nicht!“ Liebe Freunde, zürnen Sie diesem Menschen nicht, der ist unwissend, er lebt immer noch im Willen des Bösen, er ist sogar zum Werkzeug des Satans geworden, er kann einfach nicht an das Gute glauben, und er wird immer, weil er von der bösen Seite aus geführt, immer nur das Gute bekämpfen, weil er vom Bösen geführt wird.

*

Ich will das Zurückliegende begraben und will auch diesen Menschen nicht böse sein, denn diese Menschen sind dem Bösen verfallen. Sie können nichts dafür, denn der böse Mensch kommt von seinem Bösen nicht ab. Ich bin keinem Menschen böse.

*

Es gibt Einzelne, gibt vielleicht auch viele, die selbst auf dem besten Wege waren, schlecht zu werden. Jetzt weiß ich aber, dass sie bereit sind, den guten Weg einzuschlagen und diesen auch beizubehalten und ihm nachzugehen.

*

Lasst keinen bösen Gedanken aufkommen! Auch bei Menschen, die den bösen Weg einschlugen. Er wusste nur nichts mehr vom Guten, daher verfiel er dem Satanischen.

*

Wir müssen jeden Menschen belehren und führen, anraten, diesen Weg zu gehen.

*

Wenn er sich wohlfühlt, ist das ein Beweis, dass er auf dem rechten Weg ist.

Schluss mit Hass und Neid

Ich weiß, wenn Sie hier und dort gehört, dass der eine und der andere das Heil erfahren: „Der hat Glück, dass der gesund ist und ich noch nicht. Der hat doch gesagt, er glaubt nicht! Und ich habe geglaubt! Ich habe es noch nicht, der hat es schon!"
Da kommt der Hass, der Neid, der Zank und der Streit. Wer hat recht und wer hat unrecht? – Schweigen! Denn der eine, der da gesagt hat, er glaubt nicht, ja, den will ich haben. Der aber da sagt, er glaubt oder „Ich glaube", ja dann kann er den Weg alleine gehen. Ich will ja gerade den haben, der noch nicht glauben kann, um ihm den Glauben dadurch zu geben.

Sie sollen Mensch zu Menschen sein. Liebe deinen Nächsten wie dich selbst! Nicht gehässig, nicht falsch, niemandem etwas Schlechtes antun. Sie sollen alle gut sein, gut untereinander. Sie sollen wissen, dass Sie zusammengehören, ob arm oder reich.

*

Ich liebe keinen Hass, ich liebe keinen Neid. Ich liebe keinen Zank, ich liebe keinen Streit. Ich sage nach wie vor: „Liebt euren Nächsten mehr wie euch selbst. Wer sich erhöht, wird erniedrigt werden." Ich habe nie gedacht, dass ich einer der erhabensten Menschen bin, nein, ich bleibe nach wie vor der kleine Gröning. Und darum bitte ich Sie auch, immer den guten Weg zu wählen. Jeder Mensch spricht immer von Ruhe und Frieden, aber da er von sich aus so gehässig manchmal ist, dass er ein Friedensstörer ist, baut er dadurch nichts an sich auf, sondern baut nur ab. Sie wollen auch alle keinen Krieg haben, und alle schreien Sie für den Frieden. Und wenn der Krieg mit einem Mal da ist, ist er unvermeidlich, und das kommt daher, wenn Menschen sich nicht verstehen.

*

Wo Gott, da die Liebe – wo Satan, da die Kriege.

*

Wie oft ist es Ihnen im Leben schon vorgekommen, da Sie das Böse in sich aufnahmen, auch wieder Böses von sich gaben, von sich geben mussten. Wie oft haben Sie gesagt: „Dem habe ich meine Meinung gesagt, dem habe ich das alles gesagt, was ich ihm sagen wollte!" Und was haben Sie da dann getan? Sie haben böse Worte gesprochen. Diese waren voller Hass, voller Neid, und Sie gerieten dadurch mit diesen Ihren Nächsten in einen Zank, in einen Streit. Womöglich – da wurde Ihr Körper so weit geführt, dass Sie handgreiflich wurden und den Körper Ihres Nächsten zu vernichten suchten; ihn niederzuknüppeln, ihn niederzuschlagen, und indem Sie in eine Rachsucht, in eine weitere größere Rachsucht verfielen und dass Sie diesem Ihrem Nächsten nur Böses wünschten. Ich frage Sie, liebe Freunde, ist es noch kein Zeichen für Sie, dass Sie Böses in sich hatten, dass das Böse Sie zu dieser Tat führte? Ich glaube, Sie werden jetzt bald erkannt haben, dass das Ungute Sie wirklich zum Unguten führte, zum Bösen – und das Gute Sie wirklich zu Gott führte, zum Guten – zum guten, lieben Herrgott.

*

Bisher waren Hass und Neid, nicht nur unter den Deutschen, sondern unter allen Völkern der Erde. Auch dieses muss einmal ein Ende haben. Ein Ende hat es erst dann, wenn jeder den Weg zum Glauben zurückgefunden hat. Dann gibt es keine Gehässigkeiten unter ihnen, unter den Völkern der Erde. Und der Weltfriede ist dadurch gesichert.

*

Ich kenne keinen Hass, ich kenne keinen Neid, und ich will keinen Zank, keinen Streit, ich muss nur immer schlichten, um euch Menschen zur Ordnung zu rufen.

*

Bis jetzt habe ich für jeden nicht was, sondern das gegeben, was er nötig hat. Wenn Sie jetzt das Ihrige daraus gefunden haben, dann werden Sie wissen, was Sie hier zu tun und zu lassen haben. Dann werden Sie von vielem ablassen, was Sie als ungut empfunden, dann werden Sie nicht mehr in einen Hass, in einen Neid verfallen, dann werden Sie sich nie mehr für einen Zank, für einen Streit hingeben, dann gibt es keinen Kladderadatsch mehr, dann gibt es nur das rein Ehrliche, gibt es nur das Gute, diesen Weg zu gehen, der geradeaus führt. Dass Sie sich nicht mehr verlocken und verleiten lassen, nein, liebe Freunde, das alles darf nicht sein! Nicht das Äußere – ist nicht alles Gold, was glänzt“ – so ein Sprüchlein gibt es doch, ist Ihnen ja bekannt – also nicht nach dem Äußeren schauen, nicht nach dem Kleid, nicht nach dem, was der eine und der andere besitzt, dass Sie sich vor diesem Besitztum beugen!

*

Und das will ich auch heute hiermit getan haben. Auch wenn Ihr Nachbar Ihnen hier so ‘nen kleinen Rippenstoß gibt, oder wenn er

Ihnen mal Böses gesagt hat. Freunde, zürnen Sie ihm nicht – im Gegenteil! Rufen auch Sie ihn dann zur Ordnung. Aber seien Sie nicht böse. Und reden Sie dann weiter nicht drüber.

*

Legt ab den Hass und Neid, denn ihr lebt so, wie ihr seid! Hass und Neid zwingt zu Zank und Streit.

*

Es ist schon richtig und es ist schon schön, ein guter Mensch zu sein. Man schreit als Mensch hier auf dieser Erde: „Frieden! Den Frieden will ich haben, nie wieder Krieg!" Das gärt bald hier, bald dort. Ich sage: „Friede sei auf Erden!" Aber nicht früher wird dieser Friede zustande kommen, nicht früher wird er sein, bis der Mensch erst weiß, dass er ein Kind Gottes ist und seinen Mitmenschen nicht hasst.

*

Also wollen wir keinen Menschen verachten, wollen wir die Bruderliebe und vor allen Dingen die Schwesterliebe in uns aufnehmen und gut zueinander sein, (...) wollen den Weg zu Gott zurückfinden.

*

Ich bin immer wieder der Mensch, der Ruhe und Frieden auf dieser Erde sät und auch ernten wird.

Das Übel abwerfen

Löse dich doch von dem Bösen, da das Böse doch nicht zu dir, auch nicht zu deinem Körper gehört.

*

Freunde, es kommt auf Sie selbst an, wie Sie das Gute aufnehmen! Wann können Sie es aufnehmen? Nicht früher, bis Sie sich selbst von dem Bösen gelöst, dass Sie wirklich mit dem Bösen nichts mehr gemein haben! Früher kommt die Aufnahme nicht! Früher ist es nicht möglich! Also, jetzt öffnen Sie Ihr Herz, und schütten Sie wirklich alles aus! Fort mit all den Sorgen und Nöten!

Also, die Sorgen und die Plagen werfen Sie ab. Empfangen Sie das, was das Gute, das Göttliche ist.

*

Also, wie ich mich von Menschen unterscheide, indem ich doch mit dem Bösen nichts gemein habe und das Böse auch nicht behandle. Auch hier werden Sie sagen: „Ja, was redet der immer wieder da von dem Bösen?" Ja, Sie meinen die Krankheit oder bezeichnen das Böse als Krankheit. Ja, so ist es. Nun, Freunde, ich habe mit dem Bösen nichts gemein und will auch mit dem Bösen nichts gemein haben. Und ich ersuche Sie jetzt, dass auch Sie sich jetzt von dem Bösen trennen.

*

Denn, wenn Sie den göttlichen Weg antreten wollen, das heißt, wenn Sie gesund werden wollen, dann müssen Sie das Satanische, das Schlechte, die Krankheit abwerfen.

*

Die Krankheit muss erst abgeladen werden, um für die Gesundheit Platz zu machen. Werfen Sie das Satanische ab und nehmen Sie, wenn Sie gut, glücklich und zufrieden leben wollen, das Göttliche an! Und damit wünsche ich Ihnen alles Gute für Ihr weiteres Leben!

*

Ich weise Sie darauf hin, liebe Freunde, wir – jeder Mensch hat es nötig, Gott zu ersuchen, dass Er ihn wieder auf den Weg zurückführt, der wirklich von Gott so bestimmt ist, dass er sich da dann Gott nähern darf. Aber erst muss der Mensch von dem Sündhaften, von dem Bösen frei werden, erst muss er sich von diesem lösen, erst muss er gewillt sein, diesen Weg auch so zu gehen, wie er, der Weg, von Gott so bestimmt ist. Aber niemals wird Gott es so bestimmt haben, dass er den Unrat, das Ungute, das Böse mitträgt, mit bei sich trägt, mit in sich trägt und immer wieder nur über das Böse spricht und sich womöglich doch weiter mit dem Bösen vereinigt, wo er sich schon auf dem Weg zu Gott bewegt. Niemals wird es so sein, im Gegenteil.

Und der Mensch hat die Pflicht und Schuldigkeit, sich von allem Bösen zu lösen.

*

Aber jetzt muss ein Weg gefunden werden. Der Weg ist der, indem ich sage: „Legen Sie Ihre Last ab!"

*

Nun, Freunde, ich glaube, dass wir uns richtig verstanden haben, und ich glaube, dass Sie jetzt das Gute für sich beherzigen werden, denn das will aufgenommen werden. Nur dann findet die Aufnahme statt, wenn Sie sich wirklich vom Bösen endgültig lossagen.

*

Lösen Sie sich für alle Zeiten von dem Bösen, dass Sie mit dem Bösen in aller Zukunft nichts mehr Gemeines haben. Und zweifeln Sie das Gute nicht an.

*

Wer dieses hier verstanden hat und bereit ist, die Hilfe und Heilung entgegenzunehmen, der mache sich frei und lasse die Krankheit hier oder werfe sie nach und nach ab.

*

Aber Sie können doch nichts empfangen, wie wenn ich Ihnen etwas in die Hand legen will und Sie haben die Hand voll und das, was Sie drin haben, ist schlecht. Wenn Sie das nicht abgeben, kann ich Ihnen das Gute nicht geben, dann fällt es auf den Boden und Sie haben es nicht erhalten. Es nützt auch nichts, wenn ich Ihnen dieses Geschenk, wonach Sie gekommen sind, die Gesundheit zu empfangen, wenn ich Ihnen dieses vermitteln will, und Sie haben das Alte, das Schlechte, die Krankheit nicht abgelegt. Sie sollen rein werden, Sie sollen gut werden.

*

Der Mensch muss all das Schlechte von sich räumen, von sich jagen, nichts unversucht lassen, ein guter Mensch zu sein.

*

Das Böse dürfte keinen Platz bei den Menschen haben. Niemals im Körper dürfte es einen Platz finden. Aber wie der Mensch doch mehr oder weniger gleichgültig ist! Für mich brauchen Sie wirklich nichts zu tun, Freunde, nur für sich selbst.

*

Geben Sie sich mit dem Bösen nicht mehr ab.

*

Der Mensch muss schon viel mehr für sich tun, sodass er, wie wenn er glaubt, frei zu werden, nur da dann frei werden kann, wenn er sich wirklich von dem löst, das er bis jetzt – sagen wir bis heute – als böse empfunden hat.

*

Und noch einmal sag ich es, liebe Freunde: Es ist so einfach, sich von dem Bösen zu lösen, dass der Mensch sich von dem Bösen lossagt und jetzt einfach die Verbindung zu Gott aufnimmt und sie da dann auch beibehält. Mit Recht sage ich noch einmal: Vertraue und glaube. Es hilft, es heilt die göttliche Kraft.

*

Schütten Sie all Ihr Schlechtes aus, lassen Sie die Krankheit hier und empfangen Sie die Gesundheit.

*

Werfen Sie die Krankheit ab und nehmen Sie die Gesundheit in sich auf. Dieses geschieht im Namen Gottes.

Keine Versuche

Gehen Sie doch erst den Weg, der für Sie bestimmt ist! Oder wollten Sie noch weitere Versuche anstellen? Wer noch weiter Versuche anstellen will, der ist zu früh hier, denn der hat ja draußen noch was zu tun, der muss noch Versuche anstellen, der kann dann später kommen. Wem aber die vielen Versuche, die er an sich selbst getan und auch an seinem Nächsten, wirklich zum

Übel geworden, sodass er hieraus eine Lehre gezogen, der soll jetzt aufhorchen!

*

Einfach nur Versuche anzustellen, um von dem Übel, das Sie Krankheit nennen, frei zu werden. Nein, Freunde, das ist nicht das Leben, das ist nicht das Gottgewollte.

*

Nun, natürlich verfügt der Mensch heute nicht mehr über das Wissen. Er weiß nichts von sich, er weiß nichts von all den Lebewesen, er lebt in diesem Erdenleben so, indem er alles Mögliche versucht.

*

Wenn ich jetzt bei diesem Wort Versuch stehen bleibe, liebe Freunde – das kommt bei uns nicht vor. Wir stellen keinen Versuch an, wir versuchen auch nicht, sondern wir haben die Pflicht und die Größe und die heiligste Aufgabe, den Menschen zu ersuchen, damit er das Gute wieder zurückerlangt. Nie darf er es verlangen, sondern er kann es erlangen. Auch das muss ihm gesagt werden. Und wenn ich jetzt so weitergehe, das heißt in diesen Ausführungen bleibe, dass ich und wie ich auch auf jedes Wort einen sehr großen Wert lege, wie man es spricht, dass das ein Anfang ohne Ende ist, das will ich Ihnen allen im Laufe dieser Zeit und des Zusammenseins mitgeben und will Sie aufmerksam machen dahingehend, dass Sie auch mit dem Wort – was Ihnen das Wort auch sagt, auch das so in sich aufnehmen, dass Sie das richtig verstehen und auch hernach zur Tat übergehen.

*

Also, einfach ist der Mensch da dann ein Ungläubiger, indem er immer wieder auf Sie einredet: „Ja, versuche doch dieses, versuche das, versuche jenes! Oder hast du schon dieses, das oder jenes versucht? Du musst versuchen!" Schauen Sie, Freunde, auch hier sind Sie doch immer wieder angegangen worden – schon von Ihren Nächsten, von Ihren allernächsten Angehörigen, gleich wer es ist:

Da ist der Vater, die Mutter, der Bruder, die Schwester, die Tante, der Onkel, was weiß ich, wer es alles ist. Oder womöglich ein guter Freund, ein guter Nachbar oder aber wie wenn da so ein eingebildeter Fatzke gekommen ist, der da glaubt, schon über ein Wissen zu verfügen, indem er in diesem seinem Leben nur experimentiert, indem er Versuche angestellt hat.

*

Der Versuch ist teuflisch. Wir sollen nicht versuchen. Wir sollen uns erst mal selbst verstehen lernen.

*

Sie hatten keine Kraft mehr, sich von dem Bösen zu befreien! Natürlich keine Kraft deshalb mehr, weil Sie alles Mögliche versucht, selbst versucht haben und auch viele Versuche anstellen ließen von Ihren Nächsten. Sie selbst gaben sich und gaben das Gute auf, und Ihr Nächster sagt: „Ach, ich habe alles versucht, ich kann nicht helfen!"

*

Aber dabei war, ist und wird vorerst auch ein großer Teil der Menschheit bleiben. Denn er ist es einfach so gewohnt. Was soll er sich um all das andere kümmern? Er tut es immer wieder mit dem ab: Versucht hat er alles, aber nichts half. Nein, meine lieben Freunde, es wird auch nicht helfen. Wem nicht zu raten, dem ist auch nicht zu helfen.

*

„Versuchen Sie doch dieses, versuche doch das, versuche doch jenes oder vielleicht versuchst du dieses mal oder vielleicht versuchst du mal was anderes, vielleicht versuchst du das mal, was der Meier, der Schulz, der Huber dir gesagt hat, oder vielleicht gibt es noch was anderes, jedenfalls musst du versuchen alles Mögliche, dass du wieder gesund wirst." Liebe Freunde, ich gebe Ihnen einen guten Rat: Lassen Sie von diesem Wort Versuch ab, denn jeder Versuch wird Ihnen zum Übel. Denn Sie selbst wissen es heute schon, dass Sie viel ... wo Sie selbst manchmal sagen, Sie haben alles versucht, was nur möglich war. Nicht nur Sie alleine, sondern viele Ihrer Nächsten haben auch versucht, Sie von diesem Unheil zu befreien. Aber niemals war das das Richtige, denn Sie haben sich doch überzeugen können, wussten nur nicht, woran es gelegen.

*

Versucht worden ist alles. Jeder Versuch ist missglückt. Sie selbst haben wahrgenommen, dass das Übel immer größer wurde, sich so weit dahingehend ausbreitete, dass Sie heute weder das eine noch das andere können.

*

Also kurzum: Jeder von Ihnen, viele von uns haben das wahrgenommen, dass das Übel so weit um sich gegriffen, und er, der Mensch, der Besitzer des Körpers, nicht mehr Herr dieses seines Körpers werden konnte: „Was bleibt mir anders übrig, als mich mit dem zu befassen, was ich fühle, als mich mit dem zu befassen, was mich schmerzt, und was bleibt mir weiter anders übrig, als das zu behandeln, was ich als Krankheit empfinde? Ich kann weiter nichts als alles Mögliche versuchen – und doch ist mir bis jetzt jeder einzelne Versuch wirklich zum Übel geworden."

*

Auch selbst Sie, liebe Freunde, werden alles Mögliche versucht haben, um von diesem Übel frei zu werden, und wenn Sie sich jetzt selbst die Frage stellen, ja was hat Ihnen das eingebracht? Sollten Sie nicht gleich zu Dem greifen, zu Dem Sie gehören und das zu Ihnen gehört, dass in Ihrem Körper auch die Ordnung herrscht? Sollten Sie nicht gleich das Richtige tun, oder sollen Sie erst die Versuche anstellen? Sollen Sie erst nach den Meinungen Ihrer Mitmenschen leben, oder sollten Sie überhaupt nur immer wieder den Versuchungen ausgesetzt sein, denn Sie, denn jeder Mensch selbst ist ja das Übel, das heißt, indem er sich mit dem Übel abgibt, statt sich von diesem zu befreien.

*

Und so könnte ich laufend weiter fortfahren, dass Menschen ebenfalls von einem großen Übel behaftet waren und dass sie wirklich an ihrem Körper alles Mögliche versucht, aber niemals den Gedanken aufgenommen, dass sie Gott ersuchen müssten, um das gute Göttliche wieder zu empfangen.

*

Gott ersuchen – was weiß er von Gott? Was weiß er, der Mensch, von sich selbst? Gar nichts. Er glaubt, er wäre hier auf dieser Erde, um nur alle möglichen Versuche anzustellen. Nun, liebe Freunde, haben Sie noch nicht genug Versuche angestellt? Wer noch nicht fertig ist damit, der möge das noch weiter tun, bis er die Lehre hieraus gezogen, dass die Versuche ihm nur Unheil gebracht haben. (...) Er hat sich selbst und seinen Körper in Versuchung geführt, und das ist ihm zum Übel geworden.

*

Da gibt's kein Hin und Her, kein Hin und Wider, und ich warne Sie, meine lieben Freunde, nur einen Versuch anzustellen.

*

Wer heute nicht mehr das tut, wer heute nicht mal mehr den Gedanken aufnimmt, das zu tun, wie er doch, wie ich schon sagte, nur daran glaubt, das müsste alles so kommen, so wie er es sich denkt, das heißt, wie er sagt, wie er es sich denkt – und das wäre dann alles. Nein, meine lieben Freunde, das ist nichts. Was es ist, doch nur das Böse. Der Versuch, die Versuchung wird immer das Übel sein.

*

Ich versuche auch nicht, meine lieben Freunde, ich ersuche Sie, wie immer, jetzt endlich das anzunehmen, was für Sie bestimmt ist. Nicht von mir, nein, was von Gott so bestimmt ist.

*

Und hier hören Sie die Worte, dass ich keinen Versuch anstelle, den Menschen zu helfen, sondern es einfach tue.

*

Ich verlange ja nicht, ich versuche auch nicht. Ich ersuche Sie, doch jetzt anders zu sein, so zu sein, wie Sie sein müssen: Ganz natürlich.

Drittes Kapitel

Ursachen von Leid

Nicht ich heile, sondern Es heilt! Dieses Es heißt das Gute, es heißt Gott. Es bedeutet, das Leben zu bejahen und die Ordnung, die darin herrscht. Wer diese Ordnung aufgibt und damit den Glauben an Gott und sich selbst, der wird krank. Je mehr er sich seiner Krankheit hingibt, desto kraftvoller wird ihre Herrschaft über ihn. Der Mensch verstrickt sich in seine eigenen Gedanken. Aus dieser gefährlichen Verstrickung will ich ihn lösen. Mein Wort weckt seinen Glauben, den Glauben an Gott und sich selbst. Damit wird ihm die Kraft gegeben, sich aus der Verstrickung der belastenden Gedanken frei zu machen. Das ebnet den Weg zur Ordnung und zur Gesundheit.

Das Leid kommt nicht von Gott

Warum sind Sie leidend? Warum sind Sie krank? Weil Ihnen nie der rechte Weg gezeigt wurde. Nicht wie Menschen glauben: Das wäre eine Strafe Gottes. Es ist zu vergleichen, wie wenn ein Kind das Elternhaus verlässt. Da können die Eltern die Hände nicht mehr drüberhalten, sie können das Kind nicht mehr schützen.

*

Ich habe aber nicht feststellen können, bei diesen Kranken, dass es eine Strafe Gottes sei.

*

Wenn Sie sich selbstständig machen und Ihre Angehörigen verlassen, dann müssen Sie sehen, wie Sie fertigwerden. Wenn es Ihnen dann schlecht geht, können Sie nicht auf den Vater und Mutter schimpfen. Eine Strafe von den Eltern ist es auch nicht.

Eine Strafe vonseiten Gottes gibt es nicht. Nur eine Absonderung von Gott.

*

Ich weiß, dass viele den Glauben an Gott verloren haben, und zwar deshalb, indem der eine und der andere sagt: „Ja, wenn es einen Herrgott gäbe, dann würden wir besser leben, würde der Krieg nicht sein ...“

*

Ich sage zu diesem, wenn ein Mensch es wagt zu sagen, das wäre eine Strafe Gottes – ich finde keine Worte dafür, ich sage zu diesem: „Pfui Teufel!“

*

Nun ist das Unverständliche am Menschen, dass er sagt: „Dann soll Er sich mal sehen lassen, damit wir glauben können.“ (...) Er hat den Menschen schon so viel mitgegeben, aber der Mensch hat sich selbstständig gemacht und hat die Verbindung zu Gott verloren. Aber wer es wert ist, dem kann ich die göttliche Kraft vermitteln.

*

Der Herrgott versucht nur, in jedem Menschen das Gute hineinzubringen und dieses in ihm zu festigen, soweit er den Glauben aufgenommen und gefestigt hat.

*

Der Herrgott hat es nicht nötig, Menschen zu strafen.

*

Wir dürfen nicht vergessen, dass wir allein nur Kinder Gottes sind. Nur Er kann uns helfen. Und Er wird uns helfen, wenn wir den Weg zu Ihm wiedergefunden haben.
Denn die Eltern werden auch nicht ihrem Kinde böse sein, wenn das Kind mal das Elternhaus verlässt. Wenn es zurückfindet, werden sie ihm verzeihen.
Sie werden zu ihm sagen: „Gut, mein Kind, gut, dass du wieder hier

bist. Komm, sei brav. Jetzt hast du wieder alles, was du brauchst. Du bist ja so heruntergekommen; nein, so darf es nicht sein!“ Und so wird es im Elternhaus wieder gehegt und gepflegt, und es hat sein Zuhause und sein Elternhaus.

*

Der Herrgott hat es nicht nötig, Menschen zu strafen, Er lässt sie nur abfallen. Er lässt sie abfallen, wie ich auch hier jedem Menschen nur Vorbild bin, dass ich alle schmutzigen Menschen abfallen lasse. Ich lasse sie eine gewisse Zeit laufen, dann lasse ich sie abfallen.

*

So der Mensch aber, der das Böse erfahren hat, mit dem Bösen nichts gemein haben will, dann soll er sich lossagen, dann hat er selbst entschieden, hier spricht sein Wille.
Gottes Wille ist bestimmt, Gott will, dass dem Menschen geholfen wird, so er erkannt hat, dass das Böse ihn herabgewürdigt. Gott hilft ihm, Gott führt ihn und Gott verzeiht auch.

Die Wurzeln des Übels

Wie ist es überhaupt zu dem gekommen, dass das Übel Ihren Körper erfasst hat, in dem Sie sich wirklich nicht mehr wohl fühlen, indem Sie doch die Wahrnehmung selbst gemacht haben, dass Ihr Körper Ihnen nicht mehr gehorcht, dass Sie ihm keine Befehle mehr erteilen können, denn er ist gewissermaßen in einen Streik getreten?

*

Sie würden das eine Wort gebrauchen: „Er ist krank“ oder „Hier und dort ist die Krankheit“. Sie behaupten sogar, das ist Ihre Krankheit! Ja, Freunde, von Ihrer Seite aus gesehen mag es richtig sein, aber von der wirklich wahren göttlichen Seite aus gesehen ist es grund-, grundfalsch. Denn das Übel ist um uns. Und der Mensch kann es leicht, sehr leicht in sich aufnehmen, so er sich nur ein einziges Mal in Vergessenheit bringt, indem er wirklich noch auf Menschen hört – ob sie Erfahrung gesammelt haben oder nicht.

Und wie ist es überhaupt dazu gekommen, dass der Mensch krank geworden ist? Statt besser, immer schlechter. Es sind mehr Menschen geworden, es gab auch mehr Krankheiten. Ja, woher? Der Mensch ist im Laufe der Jahre derart schlecht geworden. Und wenn ein Mensch schlecht ist, so hat er ein „Ungewissen", so eine Unruhe in sich, und die Unruhe bringt das Weitere. Seine Seele ist nicht rein und er ist seelisch belastet, seelisch krank. Nicht, dass sie die Schuldigen sind, nein, das sind die Vorfahren schon, die waren ja da, von denen sie abstammen. Einer belastete den andern.

*

Weil Sie nie Dem folgten, Dem Sie zu folgen haben. Sie glaubten alle, nur so dahinzuleben, wie ich zu Anfang schon sagte, was Menschen Ihnen mit auf den Weg gegeben, das sind die Vorfahren, und die Ihnen das so eingeprägt, dass Sie so zu leben haben, wie auch sie gelebt. Es ist nicht einmal ein Stillstand. Ich müsste dieses als Rückgang bezeichnen, sodass der Mensch nicht mal dazu übergehen konnte, um sich dahingehend zu entwickeln, wie Gott ihn dazu bestimmt hat.

*

Vorerst werden Sie es mir nicht glauben. Aber Sie wissen genau, dass Ihr Energieverschleiß sehr groß ist. Tagsüber sehen, hören, riechen, schmecken Sie, Sie nehmen Gedanken auf, und da braucht nur einer Ihrer Nächsten zu kommen, Ihnen etwas Böses sagen.
Sie brauchen nur etwas Böses sehen, Sie brauchen nur etwas Übles zu riechen, Sie brauchen nur etwas Übles in Ihren Mund zu nehmen, und schon wird der Körper von diesem Übel überfallen werden. Sie werden üble Gedanken aufnehmen, Sie werden sich Sorgen fabrizieren, Sie werden in Nöten leben, in Nöten deshalb, weil Sie es jetzt wirklich nötig haben, jetzt gute Gedanken aufzunehmen.

*

Wenn Sie die Krankheiten suchen, finden Sie sie auch.

*

„Suchet, so werdet ihr finden!" – Was man sich hierunter vorstellt, was man hier von Menschen hört, wie sie sich das vorstellen. Ja, suchet, so werdet ihr finden. Die meisten Menschen wissen, was sie suchen, sie suchen das Verführerische, sie suchen Geld, sie suchen das Gold. Aber den Weg, den sie verloren haben, das Schönste, das Beste, das suchen sie nicht.

*

Der Mensch ist zu weltlich geworden.

*

Wer sich mit irgendeiner Arbeit beschäftigt und nicht davon abgeht, der vollendet sie auch einmal. Aber wer sich mit seiner Krankheit beschäftigt, der vollendet sie auch.

*

Und so ist es auch gekommen, nicht wunschgemäß, nein, dass es so kommen musste, weil der Mensch tatsächlich von dem eigentlichen Menschlichen abgekommen ist, wie ich schon sagte, dass er so viel Schlechtes in sich aufgenommen und nicht weiß, woher er das hat.

*

Der Mensch sündigte weiter und weiter, mehr und mehr, und da glaube ich, dass Sie mich verstehen, wenn ich sage, durch dies Sündhafte, das der Mensch schon früher begangen und jetzt noch mehr, dass er da krank sein muss. Ist mir klar. Ich habe mich viel mit Menschen unterhalten, nicht nur mit Deutschen, mit Wissenschaftlern, auch mit Ärzten, indem ich behauptete, noch und auch weiterhin, dass alle Leiden seelisch bedingt sind. Der eigentliche Ursprung ist das Seelische sowieso.

*

Und das, was den Menschen jetzt so durch den Körper gefahren ist, von Generation zu Generation, das seelische Leid, es wurde größer und größer.

*

Ich habe Ihnen mit auf den Weg gegeben, dass alle Ihre Leiden nur seelisch bedingt sind. Denn ein Mensch wrackt den andern ab, ohne dass er es will. Aber man muss ihm das sagen, woher das kommt. Und er glaubt immer wieder, ja, der Herrgott hat ihm die Krankheit mit auf den Weg gegeben, dass er leiden muss. Nein, Sie selbst!

*

Einer drückt dem andern schon das Schlechte auf, ohne dass er es böse meint. Aber das ist ja gerade das Versteckte, das ist das Schlechte, das Satanische, wo der Satan schon in den Menschenleibern Fuß gefasst hat. Deswegen will ich nicht sagen, dass sie satanisch sind, aber der Satan bohrt, wie der Holzwurm bohrt.

*

Liebe Freunde, so Sie sich bisher mit dem Bösen, mit Unheil abgegeben, standen Sie in Verbindung des Bösen, in Verbindung des Satans. Damit haben Sie dem Satan gedient. Damit hat er es wahr werden lassen, woran auch er glaubt – das ist auch ein Glaube, der Glaube des Satans – dass er ermächtigt sein wird, alles Gute, Göttliche zu vernichten.

*

Und wie sind Sie überhaupt im Leben? Was haben Sie getan? Was haben Sie gesagt? Welche Gedanken haben Sie aufgenommen? Waren es immer gute Gedanken? Zeigten Sie nicht das größte Interesse, Böses zu hören, das heißt, was für Sie Sensation gewesen ist, um überhaupt einen Gesprächsstoff zu haben, um nicht ganz einzuschlafen, um nicht ganz zu erschlaffen, gab es so viel Interessantes. Es gab viel zu hören, es gab auch viel zu lesen, es gab auch viel des Bösen zu sehn.

*

Denn es summiert sich doch etwas zusammen, was der Mensch tatsächlich – ob er es wollte oder nicht – an schlechten Taten ausgeführt.

*

Wenn Sie Ärger bekommen, wenn Sie sich in einem seelischen Leid verfangen; Sie verlieren den Appetit, können nicht schlafen, finden keine Ruhe, so greift eins das andere an. Wenn Sie jetzt täglich Ärger hätten, würden Sie ein Wrack werden, es würde so lange gehen, bis Sie in sich zusammenbrechen.

*

Was der Mensch sät, wird er ernten. Nun, wenn Sie eine böse Saat gesät – Sie haben Böses in sich aufgenommen – und das, was Sie in sich aufgenommen haben, geben Sie weiter, kommt auf Sie wieder zurück. Wer diese Erfahrung noch nicht gemacht hat, na ja, der ist nahe dran. So soll es nicht sein. Der Mensch muss wissen, wozu er hier auf dieser göttlichen Erde, wie er sagt, ein Leben lang sein darf und wozu Gott ihm diesen einen, seinen Körper verliehen hat.

*

Liebe Freunde, Sie haben das Übel so weit dahingehend verfolgt, Sie haben das Übel in sich groß werden lassen, indem Sie ja niemals das dazu getan haben, dass das Übel aus Ihrem Körper schwindet. Im Gegenteil, durch diese vielen Versuche ist Ihr Körper dem Übel verfallen, dem Übel so weit dahingehend ausgeliefert, sodass dadurch der Körper ganz vom Übel behaftet und dass Sie dadurch erst recht um die guten göttlichen Kräfte gekommen, dass Sie nicht mehr Herr Ihres Körpers wurden, nicht mehr über die Kraft verfügten, um das Übel abzustoßen, nicht einmal den Willen gehabt, sich davon zu lösen. (…) Wenn ich immer sooft von dem Übel spreche, liebe Freunde, so würden Sie für dieses Wort „Übel" und für das Wort „Unordnung" würden Sie sagen: „Krankheit".

*

Also muss man für eine Ordnung, eine Sauberkeit schon sorgen. Der Mensch hat bisher nur an ein sauberes Leben gedacht und glaubte, ein sauberes Leben führen zu können, wenn er alles um sich, das heißt, seinen Wohnbereich sauber hält, seine Kleidung, seine Wäsche und seinen äußeren Körper. An sein Inneres und an seinen geistigen Körper hat er noch nicht gedacht, das hat er anderen überlassen. Und wenn der Mensch äußerlich sauber und gesund ist und innerlich dreckig und krank ist, wenn er schlecht ist, so kann man auch von diesem keine gute Ausstrahlung erwarten. Es gibt ja auch unter diesen Krankheiten,

die ansteckend sind, sogar sehr ansteckende, dass ein Mensch den anderen anstecken kann mit seiner Krankheit.
Nehmen Sie es bitte aus dem praktischen Leben, wie ich wieder sage, eine Kartoffel. Nehmen Sie diese eine Kartoffel, die schlecht, krank ist, und wenn sie nur angefault ist, legen Sie diese unter gute Kartoffeln, so mittendrin. Was geschieht, wenn Sie diese kranke, diese angefaulte Kartoffel nicht sofort entfernen? Einmal greift die Fäulnis weiter um sich, indem die ganze Kartoffel verfault und alle, die daneben liegen, werden angesteckt und fangen auch an zu faulen. Und so greift das immer weiter und weiter um sich, wenn man sich nicht die Arbeit und Mühe macht, diese kranken herauszuziehen. Dann verfaulen sie alle.

*

Es kostet schon einen Haufen Arbeit und Mühe, man verschleudert auch etwas Zeit, aber diese Zeit, diese Arbeit und diese Mühe braucht man nicht zu scheuen; denn das gehört zum menschlichen Leben. Und nicht anders sieht es aus, wenn in einer Familie von mehr oder weniger Köpfen einer krank ist, dass dieser eine Kranke die ganze Familie mit krank macht. Er steckt sie an, sowohl einmal eine körperliche Ansteckung, wie das andere Mal eine seelische Ansteckung, indem der eine Kranke immer klagt und wehleidig ist, sich gehen lässt und seinen Mitmenschen den Lebensmut, die Lebenskraft nimmt.
Also muss hier der gesunde Mensch oder mehrere, wenn sie da sind, sich für den einen Kranken einsetzen, ihn mehr und mehr noch bemitleiden, statt ihn aufzurichten. Hier war einer krank und jetzt sind sie alle krank. Wenn auch der eine und der andere aus diesen Familienmitgliedern sich noch bewegen kann, so ist er aber auch krank geworden und hat eine derart seelische Belastung, dass er durch diese auch innerlich wie ein Wrack werden kann. Kurz gesagt, durch seine Aufopferung verliert er den Appetit an so manchem, am Essen, am Trinken, er findet keine Ruhe mehr, schafft dafür mehr, weil er schaffen muss, um diesem kranken Mitmenschen zu helfen, wozu er aber nicht in der Lage ist. Folglich werden dabei sämtliche Organe – ob die inneren oder äußeren Organe – in Mitleidenschaft gezogen,

und über kurz oder lang zählt er nicht mehr zu den gesunden Menschen, sondern man kann ihn schon zu den Kranken zählen.
Und das sieht bei diesen Menschen so aus, wie wenn Sie sich einen Baum vor Augen führen, wo die Rinde gesund ist und der Stamm schon ausgefault. Hier bewundern Sie noch den Baum – und ein kleiner Windstoß, der ihn bewegt, bringt ihn zu Fall. Dann ist es ein Baum, ein guter, schöner, ein hübscher, vielleicht auch ein blühender Baum gewesen. Also bitte in Zukunft nicht nur auf das Äußere zu sehen, sondern auf das Innere, die Organe und das Seelische.

*

Erst recht baut der Körper ab, wenn dem Menschen, beziehungsweise dem Kranken, der Mut dahingehend abgesprochen wird, dass er auf eine, das heißt, seine Gesundheit nicht mehr zu rechnen hat.

*

Geben Sie sich doch nicht mit einem Haufen Dreck ab, nein, sage ich, das gehört nicht zur Ordnung. Der Dreck muss raus, aber muss ich Hand anlegen, muss ich hier erst anfassen. Die Unordnung wird beseitigt, dann haben wir die Ordnung, die kommt doch von selbst. Ist Ihnen das noch nicht verständlich? So wir einen Haufen Dreck vor uns haben, das ist Unordnung. So ich diesen beseitige, mit diesem Moment der Dreck beseitigt ist, ist doch die Ordnung schon wiederhergestellt. Ist Ihnen das nicht klar? So Sie sich wirklich von dem Bösen lösen, so sind Sie frei. Ist Ihnen das klar? Aber immer die Unordnung wieder, immer den Dreckhaufen! Bitte, wozu das, Freunde?
Und Sie verlieren sehr viel, so Sie sich immer wieder mit dem abgeben, das Sie selbst als Übel empfunden haben.

*

Warum glauben Sie nicht? Warum stören Sie sich immer selbst? Warum begeben Sie sich immer wieder in die Störung? Warum meiden Sie nicht das Böse, wo Sie doch wissen, dass Menschen viel Böses in sich tragen? Warum gehen Sie immer wieder hin?

Nun, liebe Freunde, hier wird Ihnen jetzt ein Licht aufgehen, hier wird Ihnen vieles klar werden, hier werden Sie ehrlich zu sich selbst sein und sagen: „Ja, jetzt erkenne ich doch, dass ich viel Unrechtes an mir selbst, an meinem eigenen Körper, auch an meinen Nächsten – auch an dem Körper meiner Nächsten getan." So Sie, lieber Freund, jetzt ehrlich geworden sind, weiß ich, dass Sie den ehrlichen Weg auch gehen werden.

Die Macht der Gewohnheit

Jedem Menschen das so mundgerecht zu machen, ihm das so mundgerecht wiederzugeben, wie er das erwartet, beziehungsweise wie er das gewohnt ist, das wird so leicht nicht möglich sein, weil er in eine Macht, und zwar in die Macht der Gewohnheit verfallen ist. Er lebte so, wie er es gewohnt ist. Und er wollte nichts anderes als nur das, so zu tun, wie es ihm zur Gewohnheit geworden ist.

*

Ich weiß, dass Sie im alltäglichen Leben stehen. Ich weiß, dass Sie in diesem Alltäglichen Gewohnheiten in sich aufgenommen haben. Ich weiß, dass Sie von Menschen, die eines älteren Jahrgangs waren, verkehrt belehrt, deshalb, weil auch sie einer Macht, der Macht der Gewohnheit verfallen sind: Menschen ohne Überzeugung, Menschen, die Ihnen wirklich nur ihre Meinung aufsuggeriert haben, ohne Überzeugung. Sie selbst sind bis zu diesem Tage, wo Sie hier im Freundeskreis Aufnahme gefunden haben, auch ohne Überzeugung gewesen. Auch Sie selbst haben alles Mögliche angestellt, um hier Ihre Gewohnheit den engsten Freunden dieses Freundeskreises aufzusuggerieren.

*

Wenn ich jetzt die Frage an Sie richte, die Frage an jeden Einzelnen der Anwesenden, dann wird jeder mir diese meine Frage nicht so beantworten, wie er sie beantworten müsste, sondern er wird sie mir so beantworten, wie er es gewohnt ist. (…) Er lebt einfach in dem Glauben, dass das alles so richtig sei.

Er weiß nicht mehr, was Wahres ist. Er, der Mensch, ist mehr und mehr oberflächlich geworden, er ist, praktisch gesagt, jeder großen Sünde verfallen, ohne dass er es weiß, ohne dass er es überhaupt wahrnimmt, ohne dass ihn überhaupt hier das Gewissen plagt, das heißt, er fühlt es mehr oder weniger überhaupt nicht mehr.

*

Aber ich weiß, dass viele, auch Sie, liebe Freunde, nicht das Geringste wahrgenommen haben. Sie haben eine ganz andere Lebensauffassung. Sie lebten dem nach, wie Ihre Vorfahren es Ihnen vorgelebt, und die Ihnen dann eine Lehre mit auf den Weg gegeben, und dass die Menschen sich mehr oder weniger nach dem irdischen Gesetz richten.

*

Die meisten Menschen wissen nichts – ist auch eine Gewohnheit – wissen nichts anderes zu tun, als nur das: neue Sorgen zu fabrizieren.

*

Und immer wieder werfe ich die Frage auf: Soll das so weitergehen? Soll es so weiter geduldet werden, soll es bei dem bleiben? Wollen Sie nicht die Wahrheit erfahren? Haben Sie keine Lust, haben Sie keine Liebe, haben Sie keine Zeit, sich von dem zu überzeugen, was Gott für Sie ist? Haben Sie auch keine Lust und Liebe, Ihrem Körper Beachtung zu schenken, wo Ihr Körper doch ein wirklich göttliches Geschenk ist? Ist dieser, Ihr Körper, keine Beachtung wert? Sollten Sie Ihrem Körper nicht das zukommen lassen, was wirklich Gott für ihn bestimmt hat? Sollten Sie nicht wirklich alles Gute nur tun, sollten Sie sich nicht vom Bösen abwenden und sollten Sie nicht aus dieser Macht, dieser Macht der Gewohnheit heraus, und dass Sie wirklich jetzt Ihren Eigenwillen haben, das heißt, dass Sie keinen menschlichen Befehl mehr annehmen, sondern ganz nach Ihrem Willen, wie Gott Ihnen den gegeben, dass Sie selbst zu entscheiden haben!?

Über das Übel sprechen

Liebe Freunde, ich glaube nicht, dass Sie heute hier zusammengekommen sind, um jetzt all Ihre Sorgen und Nöte aufzuzählen. Sie würden klagen, Sie würden so ein verzagendes Wort, so verzagende Worte über Ihre Lippen bringen, dass Sie dadurch bei Ihrem Nächsten, womöglich bei all Ihren Nächsten, das größte Mitleid erwecken.
Denn ich weiß, Sie sind es gewohnt nur darüber zu sprechen, was Sie bisher bedrückte, was sie als Übel an Ihrem eigenen Körper empfunden.
Und grundfalsch, liebe Freunde, ist es, so Sie sich in den Glauben versetzt haben oder sogar in diesem Augenblick noch in dem Glauben leben, Sie müssten mir das Übel aufzählen, müssten mir all Ihre Sorgen, all Ihr Leid soweit dahingehend klagen, da Sie da dann erst glauben, glauben können, dass Ihnen geholfen wird.

*

Nicht „bitte, bitte, bitte, bitte“ machen: „Gröning, berühren Sie doch meinen Körper, versuchen Sie doch!“, oder dass Sie glauben, Sie müssen mir von dem Übel etwas schildern oder gar alles sagen, das ist verkehrt.

*

Nein, Freunde, es dürfte Ihnen bei Weitem doch bekannt sein, dass ich jedem das untersagt habe, mir etwas von dem Übel zu sagen!

*

Bitte mir nichts von Ihrem Leiden zu erzählen, sonst halten Sie es fest.

*

Wie unwissend doch der Mensch ist, wie er dieser Macht, der Macht der Gewohnheit verfallen, indem er in dem Glauben lebt, er müsse über das Übel sprechen, er müsse das seinem Nächsten sagen und er müsse seinen Nächsten dahingehend angehen, dass er alles Mögliche versuchen möge, dass er von dem Übel frei wird. Nein, Freunde, das wird nichts! Im Gegenteil. Er steckt eher an, er würdigt damit seinen Nächsten herab.

Freunde, kommen Sie mir nicht mit Krankheit an, ich verlasse sofort den Raum. – Hier müsste Ihnen schon vieles aufgefallen sein, indem Sie sich selbst sagen: „Ja, er will von Krankheit, von dem Übel, wie er es nennt, nichts wissen, wir sollen ihm nichts sagen!" Da standen Sie auch vor einer großen Frage: „Wie ist es möglich, dass ich dann von dieser Krankheit frei werde?" Ich mag das Wort Krankheit schon gar nicht in den Mund nehmen, aber Sie sprachen es so oft und sprechen es auch heute noch! Davon lassen Sie ab, Freunde! Das ist das Unheil, nicht das Heil. Nie wird Ihnen das Unheil zum Heil führen, sondern nur zum Unheil, zum Bösen, das wird Sie herabwürdigen!

*

Es war einfach Ihr Glaube, dass Sie alles sagen mussten, so wie Sie es gewohnt waren, Ihre Sorgen und Nöte vorzutragen, alles flog über den Mund. Eine kleine Zwischenfrage: Ist das nicht ein Übel, diesen Dreck, womit wirklich der Körper behaftet ist, noch in den Mund zu nehmen? Ist doch ein übler Geschmack. Ich müsste hier sagen, das ist eine Geschmacklosigkeit vonseiten vieler Menschen, die wirklich nichts von sich und wirklich nichts von Dem wissen, zu Dem sie gehören.

*

Freunde, Sie müssen sich von dem Übel abwenden! Sie dürfen sich niemals mit dem, das Sie als Übel empfinden, dürfen sich niemals mit diesem Übel abgeben.

*

Wenn ich immer so oft vom Übel spreche, liebe Freunde, so würden Sie für dieses Wort „Übel" und für das Wort „die Unordnung", würden Sie sagen „Krankheit". Auch hier stellen Sie fest, dass ich mit diesem nichts gemein habe.

*

Gute Worte bedingen Gutes, schlechte Worte Schlechtes.

*

Und sprechen Sie hier im Freundeskreis nicht mehr über das Übel. Tragen Sie kein Übel herein, sondern helfen Sie, das Übel hier auch im

Freundeskreis zu beseitigen. Bringen Sie jedem Menschen das heraus, dass er ja nichts Übles hier anstiftet. Rufen Sie ihn zur Ordnung. Dann tun Sie das auch schon an Ihren Nächsten. Halten Sie sich diesen Ihren Freundeskreis, diese Ihre Gemeinschaft, rein.

Menschenhörigkeit

Sie selbst konnten nicht folgen! Sie sind nicht mehr gotthörig, Sie sind menschenhörig geworden! Und alleine aus diesem heraus haben Sie es als Ihre Pflicht und Schuldigkeit gehalten, das Ihnen ja auch zu einer Macht, zur Macht der Gewohnheit geworden ist, dass Sie immer wieder auf Menschen hörten und niemals auf das, was Gott uns, was Er jedem Menschen im Einzelnen gesehen, zu sagen [hat].
Und gerade deshalb, liebe Freunde, konnten Sie ja nie Gott folgen. Und daher konnten auch Sie keinen Erfolg haben. Daher konnten Sie ja auch nie das erlangen, was Gott für Sie bestimmt hat.

*

Aber er wurde ja von vornherein um diese seine Freiheit, die Gott ihm gegeben hat, gebracht, von Menschen, die unwissend sind, die nur in dem Glauben lebten, dieses, das und jenes müsste so sein, er hat sich danach zu fügen. Daher ist er willenlos geworden, da ist er menschenhörig geworden, und daher konnte er nicht mehr auf das hören, was Gott ihm zu sagen hat. Und daher stand er auch nicht mehr in der göttlichen Führung. Da wurde er schutzlos. Da wurde er rechtlos. Bestimmt wurde er viel des Guten los. Es erschlaffte in ihm, es erschlaffte in seinem Körper. Das Leben in ihm wurde immer weniger. Ja, je weiter er von Gott sich abgewandt, wissend oder unwissend, je weniger Leben steckte in seinem Körper, sodass kaum noch so viel Leben vorhanden war, dass die Organe auf ihn, wie er sie zu bestimmen hat, reagierten. Nicht mehr mit voller Kraft konnte er durchs Leben gehn. Denn er ist hier von dieser Kraftquelle abgekommen. Er hat zu guter Letzt die Verbindung zur großen göttlichen Kraftquelle verloren. Er hatte die Kraft Gottes nicht mehr in sich aufnehmen können. Und so wurde er, das heißt sein Körper, zu einem Wrack. Selbst als Besitzer des Körpers wurde er tatsächlich soweit geführt, dass er rat- und tatlos wurde. Und dass er dann tatsächlich dazu übergehen muss, alle möglichen Versuche anzustellen, um von dem Übel, das er in seinem Körper wahrgenommen hat, frei zu werden.

*

Und er hat auch einen bestimmten Körper, einer wie der andere gleich. Jeder hat denselben Inhalt, sage ich mal. Jeder hat all das in seinem Körper, es gibt keinen Unterschied. Auch in meinem gibt es keinen Unterschied. Also, Gott hat uns alles in unserem Körper beigegeben. Wer hat aber was von all dem gewusst? Wer wusste das alles zu nützen? Soll der Mensch weiterhin menschenhörig sein, soll er weiterhin menschenhörig bleiben, oder hat er eine Pflicht auferlegt erhalten, sich davon zu überzeugen, wer ihm hier ein Erdenleben geschenkt und zu diesem noch so einen wundervollen Körper?! Will der Mensch weiterhin diesen seinen Körper ungenützt lassen? Will er nicht alles in Anwendung bringen? Will er nicht all das tun, was er hier zu tun hat? Will er nicht über ein Wissen verfügen? Will er nicht frei sein?

Menschliches Empfinden

Krieg, Zank und Streit, Not und Elend! – Und jeder Krieg bringt immer einen Haufen Krankheit mit sich. Und das ist die seelische Krankheit. Was Einzelne hier schaden, können sie nie mehr gutmachen. Die haben einen Blutrausch, wie es auf der anderen Seite auch noch Menschen gibt, die einen Goldrausch haben. Und durch den Blutrausch gehen sie in einen Goldrausch über. Arme Menschen!
Wenn ich sage: Was weiß der Mensch? Nichts weiß er, gar nichts! Warum wissen sie nichts? Weil sie ja kein menschliches Empfinden mehr haben können. (...) Viele Menschen glauben, dass sie mit ihrem Köpfchen klar denken, klar fühlen können. Sie sind alle nur in einem Taumel.

Sie können auch „verrückt“ werden. Sie sind auch verrückt worden von Ihrem Platz, auf den Gott Sie gestellt hat. Allein deshalb, weil Sie menschenhörig geworden sind, nicht mehr gotthörig. So Sie jetzt gotthörig werden, kommen Sie langsam auf Ihren Platz zurück, von dem Sie verrückt worden sind.

*

Was nützt es überhaupt, wenn ein Mensch nur Böses, nur Schlechtes in seinem Köpfchen hat? Denn von da aus, das ist die Zentrale, da wirkt es sich auf den ganzen Körper aus. Die Fäulnis geht von da aus weiter, wenn er das festhält, wenn er sein Köpfchen voll belastet mit schlechtem Zeug. Wenn Sie sich selbst mit viel Schlechtem seelisch belastet haben und diese Belastung nicht freigeben wollen, so werden Sie nie in der Lage sein, das Gute, das Göttliche zu empfangen. Machen Sie sich frei. Überlegen Sie, was Sie eigentlich wollen. Überlegen Sie bitte, wonach Sie hierhergekommen sind.

Den Verstand spielen lassen

Mit menschlichem Verstand ist dies auch nicht zu verstehen, nicht zu prüfen.

*

Was nutzt das alles, dass es wirklich einen Menschen gibt, der viel des Guten, was auch alle Menschen nötig haben, das Gute, das von Gott kommt, aufnimmt, wenn er keine Abnahme findet? Wenn da ein verschlossenes Herz vor ihm steht, wenn der Mensch seinen Verstand spielen lässt, indem er so viel Zeug aufgenommen, unnötiges Zeug, das er für sein Leben nicht braucht?

*

Genauso kann ich das einem Menschen nicht verwehren, wenn er falsch denkt. Denn ich sehe nur ein kleines, winziges Menschenhirn, nicht mehr. Und dass er damit nicht weit denken kann, ist mir klar.

*

Seid nicht eingebildet, denn es ist nur eine Verbildung! Und wer sich erhöht, wird erniedrigt, und im Nu ist es geschehen, dann liegt er flach am Boden. Weil der Mensch tatsächlich vom wahren göttlichen Glauben abgekommen ist, hatte er keine Hilfe mehr zu erwarten. Der Mensch glaubte, wenn er zum Herrgott betet, dann ist schon alles in Ordnung und er hätte mit der göttlichen Hilfe zu rechnen. Nein, meine lieben Kranken, so ist das nicht. Weil der Mensch eine Bildung in sich aufgab und eine Verbildung schuf, und das ist eine Einbildung, ging er vom wahren Weg ab. Und durch die Einbildung war der göttliche Mensch vom rechten Weg abgekommen und auf den satanischen gekommen.

*

Es wäre falsch – und es ist auch immer falsch gewesen – wenn Menschen ihr Köpfchen belasten mit Fragen, die sie an mich stellen wollten. Hier müssen sie aufnahmefähig sein, um das Gute, Göttliche zu empfangen.

*

Wenn Menschen viele Fragen an mich richten wollen, gehe ich hierauf nicht ein. Dies ist nicht identisch mit meinem Glauben. Solche Menschen glauben meistens zu sehr an meinen Körper. Sie meinen, im Körper liegt das Geheimnis, und sie möchten es ergründen. Was kann aber der Mensch ergründen?

*

Verstandesmäßig werden Sie hierfür kein Verständnis haben, das heißt, Sie werden das Ganze nicht verstehen. Hier müssen Sie mit dem Herzen dabei sein. Hier müssen Sie es fühlen.

*

Nein, Freunde, mit dem Verstand kann man‘s nicht erfassen, sondern nur mit dem Herzen. Wer es mit dem Herzen noch nicht erfasst hat, der ist es, ich hätte beinah gesagt, nicht würdig, nicht wert, hier im Freundeskreis zu sein.

*

Der Mensch suggeriert sich das Leiden selbst

Der Mensch ist so verbildet, dass er Selbstsuggestion ausübt. Wenn Sie irgendein Leiden haben, so stellen Sie sich vor oder bilden sich das ein, Sie hätten diese oder jene Krankheit. Ich könnte Ihnen das haargenau auseinanderlegen. Aber es nimmt zu viel Zeit in Anspruch. Tatsache ist, dass Sie sich Ihre Krankheit selbst einsuggerieren und von dieser dann nicht mehr loskommen. Der Mensch fotografiert mit seinen Augen, es ist ein Fotoapparat, der diese Bilder tatsächlich in einem Archiv festlegt. Der Mensch ist so gut geschaltet, ganz natürlich: Was Sie vor Jahren gesehen, darauf können Sie sich wieder zurückbesinnen. Sie haben dasselbe Bild wieder vor Augen, Sie haben es ja fotografiert, und es bleibt, wenn Sie Wert darauf legen.

*

Richtig ist es ja, dass der Mensch in einem hypnotischen Zustand lebt. Das habe ich gewusst als kleines Kind. Der Satan, der den Menschen in einen solchen Zustand versetzt hat, sodass er tatsächlich nicht mehr diesen wahren göttlichen Weg findet.

*

Ich will aber die Menschen aufklären, dass sie bisher den falschen Weg gegangen sind, und alle Menschen auf den Weg bringen, wo sie hätten früher gehen sollen, wo sie abgezogen wurden. So entstehen auf diesem Wege Krankheiten. Also der Mensch suggeriert sich die Krankheiten selbst ein.

*

Und jetzt kommt eines: Die Mutti hat ein schweres Magen- oder Darmleiden gehabt. Sie hat über diese oder jene Schmerzen den Kindern gegenüber geklagt. Ja, sie stirbt – sterben müssen wir Menschen alle, ich auch. Das eine Kind wächst heran und kriegt auch Schmerzen, mit einem Mal Magen- oder Darmschmerzen. Todesursache der Mutter laut Totenschein war Krebs! Das Kind wächst heran: „Dasselbe, das hatte die Mutter, das habe ich auch. Die Mutti ist an Krebs gestorben, da muss ich das auch haben.“ Es ist noch nicht

einmal Krebs, aber Sie schalten auf dieses Organ hin, schalten auf Krankheit. Wenn Sie jetzt von diesem Gedanken nicht loskommen, so bekommen Sie wirklich Krebs, weil das Organ ja von der Befehlsstelle, vom Hinterkopf aus, wo alle Nervenstränge durch den Körper ziehen, angesprochen wird.
Sie schalten auf den Magen, selbstverständlich geht das durch, legt sich auf dieses Organ – Sie schalten auf Krebs. Das Organ wird darauf geschaltet, der Nerv arbeitet nicht weiter, es ist kein Leben mehr drin. Es gibt ein Nagen – der Krebs nagt ja auch, deshalb heißt es Krebs – und es nagt und es geschieht tatsächlich: Es gibt Krebs.

*

Der Mensch suggeriert sich das eigene Leiden selbst auf. Nicht nur das, sondern er tut das seinen Mitmenschen noch an.

*

Denn einmal bekommt der Mensch schon so viel vorher mit einsuggeriert, sodass er sich sagt: „Ja, wenn man das sagt, ich habe die Krankheit, dann habe ich sie auch.“ Und er bekommt das immer wieder aufgetischt.

*

Und auf der anderen Seite Suggestion, indem ja schon ein Mensch dem anderen das einsuggeriert oder gar zuletzt der Kranke sich das selbst einsuggeriert. Die Not und das Elend hat den Menschen tatsächlich so weit gebracht, dass er von seinem Leiden, sowie dieses Leiden sich auch organisch ausgewirkt hat, so leicht nicht mehr befreit werden konnte.

*

Und das geschieht im Unterbewusstsein. Sie wissen gar nicht, was eigentlich los ist – was weiß der Mensch?! Der Mensch weiß nichts. Er lebt so dahin. Jeder hat seinen Beruf, jeder hat seinen Ärger, seine Freude, wie er sich es leisten kann. Aber da glaubt der Mensch, das sei alles. Nein!

*

Zweifel

Zweifel aufnehmen heißt, das Gute anzweifeln. Sie verabscheuen das Gute, Sie werfen das von sich, und Sie können das niemals in sich aufnehmen, und Sie werden das Gute auch niemals in und noch viel weniger um sich fühlen, sondern da wird erst recht das Böse in Ihnen haften und wird Sie und Ihren Körper herabwürdigen, sodass Sie da dann dem Siechtum ausgeliefert sind. Meine lieben Freunde, wo sollte das enden? Wenn das so weitergeht, wenn der Mensch jetzt nicht mehr auf Den hört, auf Den er zu hören hat, wenn er nicht auf Den hört, zu Dem er gehört? Denn wir alle gehören zu Gott, und wir haben den wirklichen Weg gewiesen erhalten. Wir brauchen ihn nur zu gehen.

Angst

Wir müssen innerlich frei werden. Ein seelisches Übel ist alle Angst. Wenn ein Mensch geängstigt ist, wie soll dieser überhaupt in der Freiheit leben? Angst, so auch vor Krankheit, ist übelstes Gift. Jeder Mensch hat stets kleinste materielle Giftstoffe in sich. Die Angst löst sie aus. Der Mensch selbst gibt somit die Giftstoffe frei.

Mitleid

Sie können ihm nicht helfen, wenn Sie nur Mitleid bekommen, dann leiden Sie mit, dann leiden Sie beide. Und wenn Sie beide krank sind, dann können Sie keinem mehr helfen. Sie können es aber, indem Sie diesen Weg einschlagen, indem Sie so viel bekommen, was sein muss, indem Sie sagen: „Das fehlt dem einen, dem andern. Wie kann ich helfen, wie kann ich anderen mit Rat und Tat zur Seite stehen?“

*

Sie bekommen eine neue seelische Belastung durch Ihr Mitleidsgefühl, Sie leiden mit.

So lange Sie in der Ecke sitzen und weinen und sich sorgen um das Leiden Ihres Kindes, ist es unmöglich, wenn ein Dritter hinzukommt und Ihnen behilflich sein will, Ihnen dieses Leiden abzunehmen. Sie hören ja nicht, Sie haben sich so vergrämt darin, Sie halten so fest daran, da kommt keiner bei.

*

In dieser Zeit, wenn der Arzt Ihnen das gesagt hat: „Er hat keine Hoffnung", da quälen Sie sich herum. Statt dass sie das Kind entlasten, belasten Sie das Kind, dass es tatsächlich seelisch und geistig nicht mehr auf die Höhe kommen kann.

*

Was glauben Sie wohl, was ein gesunder Mensch einen Kranken schwächen kann!
Der Nächste, der das zu hören erhält, wird schwach. Er verfällt in das Leid, er leidet mit, Sie würden sagen: Mitleid kommt in ihm auf. Und mit diesem können Sie keine Hilfe von Ihrem Nächsten erwarten.

*

Wenn Sie immer wieder an diesen Kranken denken, ihn bemitleiden, das geht bei ihm dann so in Fleisch und Blut über, dass er nur bemitleidet sein will. Auch viele erwachsene Menschen, die jahrelang ein Leiden gehabt haben, sehnen sich danach zurück, weil sie das eine vermissen: das Bemitleidetwerden.

*

Da sagen Sie der Mutter, sie kann Ihnen nicht helfen, Sie nicht unterstützen, sondern nur abwracken, denn Sie möchten nicht bemitleidet werden. Im Gegenteil, sie soll Ihnen Mut, Kraft geben, damit Sie sich wieder aufrichten können, denn dieses Mutabsprechen, dieses Mitleidsgefühl, dabei können Sie nicht gesund werden. Im Gegenteil, denn Sie machen sich auf der anderen Seite wieder Sorgen, indem Sie sagen: „Die Mutti sorgt sich um mich. Ich bereite ihr Kummer, das kann ich nicht ertragen."

Sorgen

Nicht ärgern, nicht einmal wundern! Sie müssen das Leben mit anderen Augen betrachten. Es gibt Menschen, die sich so viel Sorgen vorher machen. Ja, kommt das Gute wieder, wenn Sie sich Sorgen machen? Nein, das wird immer schlechter. Das ist die Krankheit aller Menschen, dass sie sich Sorgen machen.

*

Darf ich Ihnen noch ein anderes passendes Beispiel geben: Sie haben einen kostbaren Gegenstand in der Hand. Plötzlich lassen Sie ihn fallen, ohne dass Sie es wollten. Die Scherben sind da. Jetzt weinen und grämen Sie sich. Jetzt frage ich Sie: Wird es wieder ganz? Wird es wieder in Ordnung gehen, wo das schon so vernichtet ist, bekommen Sie es wieder? Dieses nicht. Vielleicht ein anderes. Ja? Aber deswegen, von dem Weinen, von dem Grämen, von den Sorgen, die man sich sonst macht um diesen Gegenstand, gleich, was es sei, wird es nicht besser. Das ist an diesen praktischen Beispielen aus dem menschlichen Leben herausgegriffen, da lernt man am besten verstehen.

*

Grübeln Sie doch nicht so. Nehmen Sie doch nicht nur die bösen, die kranken Gedanken auf! Die dürfen keinen Einlass mehr haben. Ich nehme ja auch keinen bösen Gedanken auf.

*

Da möchte ich Sie auch alle bitten, wenn Sie Menschen antreffen, die sich schon für später Sorgen machen, bitte die Sorgen abzunehmen und zu sagen, ob er damit etwas ändern kann oder nicht.

*

Krankheiten sind oft Folgen von Sorgen. Man soll aber die Sorgen nicht anerkennen. Darum frage ich oft den Menschen: „Warum lassen Sie unangenehme Ereignisse so auf sich wirken? Warum machen Sie sich also Sorgen?“ Wer sich Sorgen bereitet, der hat sie. Machen Sie sich frei und denken Sie viel besser: „Ich bin in meinem Innern erlöst.“ Dann sind Sie es auch.

Der Schreck

Das ist ein Krankheitsquell, den wir immer verkennen: Wir sorgen uns um einen Angehörigen. Wir sind verzweifelt. Der Schlaf bleibt weg, die Ruhe fehlt. Das alles aber wirkt sich am Körper aus. Oft genügt für die Krankheit nur ein Telegramm. Wenn der Briefbote an der Haustüre klingelt und uns gegenübersteht, durchfährt uns ein tiefer Schreck: „Herr im Himmel, was mag passiert sein?“ Der Schreck greift an unser Herz, verkrampft den Kreislauf, die Atmung will versagen.

Schlechte Erinnerungen

Wenn einer Ihrer Mitmenschen Ihnen das Schlechte aus dem Leben, das schon weit, weit zurückliegt, immer wieder erzählt. Was würde wohl sein, wenn ich jetzt so einzeln erzählen würde, wie Ihre Eltern noch lebten, wie sie versucht haben, Gutes an Ihnen zu tun, dies nicht mehr konnten, und was sie leiden mussten Ihretwegen, wie sie sich aufgeopfert haben – dann wäre ein neues seelisches Leid da. Das soll man nicht, an das Schlechte zurückdenken, an den Krieg und an das, was der eine und er andere einmal besessen hat.

*

Haben Sie noch keine Lehre daraus gezogen? Wenn Sie mal zurückgesonnen, zurückgedacht an das zurückliegende Böse, waren Sie nicht traurig? Bitte denken Sie doch jetzt mal zurück an eine böse Stunde, an einen bösen Moment! An einen Moment des Schreckens, wo Sie, wo Ihr ganzer Körper erfasst, wo er erstarrt war. Denken Sie doch mal daran! Und jetzt bleiben Sie mal dabei! Dann werden Sie bald vom Bösen erfasst sein. Frage: Wollen Sie das Zurückliegende immer vorholen, sich immer wieder vor die Füße werfen und immer darübergehen und immer wieder daran erinnert werden?

Grämen, Kränken macht krank

Und wie haben Sie sich gegrämt um Ihren Sohn, als er gefallen war! Da belasteten Sie sich immer mehr und mehr. Und nach und nach hat das Augenlicht nachgelassen.

*

Und es ist immer wieder dasselbe, dass der Mensch durch ein seelisches Leid erfasst und plötzlich krank wurde. Es greift eines ins andere. Die schwersten Krankheiten sind da vorgekommen.

*

Was weiß der Mensch überhaupt, wie Derartiges zustande kommt? Tatsächlich durch ein ausgesprochenes seelisches Leiden. Wie die Mutter, die ihren Sohn verloren hat, immer mehr in sich zusammenbrach. Das hat dann den Sehnerv beeinträchtigt.

*

Hier sage ich: Hilfe tut not. Aber wer sieht das, fühlt das? Denn jeder Mensch ist bis jetzt immer wieder sich selbst der Nächste gewesen, hat auch gar nicht danach gefragt, woher das kommt. Ich befrage Sie alle, und da werden Sie sehen, dass all Ihr Leiden von dem Seelischen hergekommen ist. Und hier ist nur eines, und das ist das, was ich immer wieder sage, wie auch hier bei der lieben Frau: Vergessen Sie das einmal!

Ratsch und Tratsch

Wie der Mensch die Zeit vergeudet, indem er über seine Nachbarn, Verwandten, Bekannten spricht, wie der eine und der andere lebt. Lieber Freund, sage ich, frage dich selbst, wie du lebst. Kümmere du dich erst um dein Eigenleben! Sorge erst du dafür, dass du wirklich wieder in die göttliche Führung kommst! Lass deine Nächsten noch ganz in Ruhe! Wenn du über ihn reden willst, wenn du ihn verurteilen willst, das ist schon das Böse.

Geh du erst den Weg, damit du ihn, deinen Nächsten, belehren kannst, damit du ihn auch auf diesen Weg führen kannst, damit du

ihm auch Wahres sagen kannst, wie du es selbst erfahren hast! Aber rede nicht so leichtsinnig dahin! Du bist nicht selbst dabei gewesen, du weißt es nicht, warum, wieso, weshalb er da und dort Böses getan, womöglich Böses gesprochen hat, in Wirklichkeit haben soll, wovon du niemals überzeugt bist. Kurz gesagt, Freunde, weg mit dem Ratsch, weg mit dem Tratsch!
Hat nicht erst mal jeder Mensch mit sich selbst zu tun? Muss nicht erst jeder für sich sorgen, damit er das Heil erfährt, um seinen Nächsten auch dahin zu führen, dass auch er in den Genuss des Guten, des Göttlichen kommt, wie ihm auch das Recht zusteht?

*

Aber das Verstecktsein, Freunde, das Hinter-dem-Rücken-Reden, das ist das Gemeine, und das kommt auf Sie zurück. Machen Sie sich frei davon! Kümmern Sie sich erst gar nicht darum! Und wenn es Ihnen wert ist, gehen Sie, überzeugen Sie sich, und dann werden Sie etwas anderes wahrnehmen, dann stimmt das alles gar nicht. Aber Sie sind mit in diesen Ratsch und Tratsch verwickelt, weil Sie dafür ein Ohr hatten, weil Sie dafür die Zeit gegeben.

*

So Sie das von Ihrem Nachbarn gehörte Böse in sich aufnehmen, dass Sie noch ein Ohr dafür haben, stellen Sie doch immer wieder fest, dass durch all dieses Sie die Ruhe verlieren, wie Sie sie ja bereits immer verloren hatten, und dass Sie dadurch niemals die Ordnung, sondern die Unordnung in Ihrem Körper wahrgenommen, sodass Sie doch selbst erkennen mussten, dass Sie das Böse zum Bösen führt. Mit diesem gehörten Bösen haben Sie die Verbindung zum Bösen erhalten. Das heißt, Sie haben sich damit abgegeben, haben dadurch Böses wieder von sich gegeben, das als Zeichen für Sie ist, dass Sie Böses aufgenommen. Dass Sie die Ruhe verloren und dafür die Unruhe erhielten, ist ebenfalls der Beweis dafür, dass die Unruhe Sie zur Unordnung führte. Die Unordnung, liebe Freunde, die Sie wahrgenommen haben hernach in Ihrem Körper, was Sie hernach als Krankheiten bezeichnet, ist ja schon das Böse, das Sie in sich, in Ihrem

Körper aufgenommen haben. Daher rate ich, sich niemals mit dem Bösen, sondern nur mit dem Guten, nur mit Gott zu verbinden.

*

Ich warne Sie, auf Menschen zu hören, die Böses sprechen, denn das nehmen Sie auf, und Sie werden es hernach weitergeben.

*

Für das Böse dürfen Sie kein Ohr haben. Dafür hat Gott Ihnen den Körper nicht gegeben.

*

Was der Mensch in sich aufgenommen, muss er wiedergeben.

*

Wenn Sie da mal Böses hören, dann sprechen Sie nichts Böses.

*

Ich wage nicht die Frage zu stellen, ich will Sie auch nicht im Einzelnen fragen, Freunde, wie viel Böses Sie an einem Tage aufnehmen. Glauben Sie, dass Sie das Böse, was Sie an einem Tag aufnehmen, auch wiedergutmachen können? So leicht gutmachen können? Sind Sie sich dessen bewusst, wenn Sie nur Böses hören und das Böse weitergeben und glauben, das, was der Ihnen Böses erzählt hat, dass es Wahrheit ist? Das können Sie nicht mehr gutmachen.

*

Wie wichtig es ist, dass man nichts Böses über den Menschen spricht, auch dann nicht, wenn er alles Böse in Anwendung bringt, alle Versuche angestellt hatte.

Wer sich gehen lässt, verfällt

Ein Kranker glaubt ein mitleidiges Gesicht zu machen, dann geht es. Menschen, die tatsächlich nur ein Mitleidsgefühl erwecken, weil ihnen dieses schon in Fleisch und Blut übergegangen ist, haben auch nicht mehr die Kraft, das heißt, sie sind von ihrem seelischen Leid so bedrückt, und ihre Umgebung ist die, dass sie, statt den Kranken zu stärken, diesen noch schwächt. Es brauchte so vieles nicht zu sein. Nicht gehen lassen! Wer sich gehen lässt, verfällt.

*

Und dann bitte ich Sie, nicht faul zu sein. Sie müssen sich regen und bewegen. Tun Sie das, was Sie vorher nicht tun konnten.

Negatives Umfeld und Einflüsse

Wie würde das wohl aussehen, ich würde diesen schlecht gewordenen Apfel, diesen verdorbenen, diesen angefaulten Apfel unter gesunde legen? Unter Garantie würden die danebenliegenden mit anfaulen und zuletzt auch gar alle verfaulen, sodass sie tatsächlich nicht mehr zu genießen sind. Nicht anders sieht es bei Menschen aus, und wenn noch ein guter Mensch sich unter schlechten befand und er nicht die Kräfte mehr besitzt, sich gegen diese Schlechten zu wehren, so wird er mit schlecht, und einer steckt den andern an. Einer verführt den andern. Viele Jahre brauchen wir nicht mehr zu warten, wenn das so weiterginge. Es ist höchste Zeit.

*

Wenn Sie jetzt das Übel noch weiter in sich tragen, das Übel noch aufnehmen, werden Ihre Nächsten das empfangen. So aber Ihre Nächsten das Übel noch in sich tragen, vom Übel noch geführt, vom Übel noch geleitet werden und Sie nicht stark genug sind, werden Sie es wieder aufnehmen.

*

Denn wie ist es überhaupt möglich, geistig auf einen Menschen einzuwirken? Sie selbst können es auch, nur wussten sie nicht, dass Sie mit Ihrem Tun und Wirken den Menschen beeinflussen konnten. Und deswegen, weil der Mensch das nicht gewusst hat – es gibt manchmal Menschen unter Menschen, die dem einen oder dem andern nicht so „schmackhaft" sind, es ist bei Ihnen auch schon vorgekommen, dass Sie sagten: „Ich kann den Menschen nicht mehr sehen, der ist ein Schlechter.

Jedes Mal, wenn er zu mir ins Haus kommt, bin ich erregt, da gibt es Unruhe und einen Krieg." Ich könnte Ihnen unzählige Menschen aufzählen, denen ein Mensch aus ihrem Verwandtenkreis, wenn er zu ihnen gekommen ist, nur Zank und Streit gestiftet hat, in ihrer Ehe, in ihrem Familienleben und der ganzen Verwandtschaft. So gibt es Einzelne, die, wenn sie mal hier und dort auftauchen, nur Unfrieden stiften. Das sind die schlechten Ausstrahlungen, die der Mensch hat, die ein guter oder noch guter Mensch nicht vertragen kann. Genauso wie Sie einen Gestank nicht vertragen können bei Tisch, genauso können Sie diese Strahlungen nicht vertragen. Der Mensch strahlt tatsächlich, nur wusste er es nicht. Und auf der anderen Seite gibt es Menschen, die einem direkt angenehm, wohltuend sind. Aber immer wieder wird der Mensch in Unruhe versetzt, wenn ein so schlechter Geist in seiner Nähe ist, der böse Strahlen sendet.

*

Was weiß der Mensch, wie er seinen Mitmenschen beeinflussen kann! Die Beeinflussung, das heißt, die seelische Beeinflussung, ist derart stark, dass es tatsächlich zwecklos ist, jeden Menschen auf dem Fernwege zu heilen. Denn sein Mitmensch ist ja so dumm oder sagen wir, er ist schon so schlecht geworden, ihm ist die Schlechtigkeit in Fleisch und Blut übergegangen, dass er nicht mehr weiß, was gut, was schlecht, was falsch, was richtig ist und – nur Schlechtes tut.

*

Aber solange er sich da bewegt, wo das Übel schon zu Hause ist, wird er nie frei!
Es ist dem gleich, wenn ich Ihnen sage, ein Mensch ist in eine Grube gefallen, er wird da herausgezogen und wird danebengestellt, und er besitzt nicht die Kraft, er hat auch nicht den Halt, sich oben zu halten, sondern er wird wieder hineinfallen.
Und alle Menschen, die hierin groß geworden sind, die sind beschmutzt, sie sind besudelt. Und so Sie unter diesen leben, werden auch Sie besudelt werden und werden niemals frei und auch niemals rein sein! Ja, so ich es sage, liebe Freunde, so wahr ist es!

Auch hier kann ich genügend Beweise stellen, dass, wenn die Umgebung des einzelnen Kranken nicht einwandfrei war oder wenn diesem Menschen das schon in Fleisch und Blut übergegangen war, sich nur bemitleiden zu lassen, dass man ihm dann auch nicht helfen kann, ihn auch nicht auf den guten, den gesunden Weg bringen.

*

… und er wird wieder voller Kräfte sein. Er wird die Wahrheit am eigenen Körper erfahren. Und dann geht er und sagt: „Ja, was wollt ihr? Ihr habt mich verlacht und verhöhnt. Ihr habt nur zanken und streiten können. Ihr habt mir nur böse Worte gesagt. Gute Worte hab ich von euch nicht gehört. Ich muss euch die Wahrheit sagen. Ich habe die Wahrheit erfahren: Ihr wisst, ich habe 10, 20 Jahre alles Mögliche versucht, um von dem Übel frei zu werden. Ich konnte nicht frei werden. Heute muss ich euch die Wahrheit sagen, deshalb, weil ich sie am eigenen Körper erfahren habe.
Ihr braucht es nicht glauben, ihr werdet es glauben. Aber seht, mein Körper war einst abgewrackt, heute ist er stark, jetzt ist er kräftig. In dieser Minute, in dieser Sekunde ist es geschehen – oder in jener Stunde und dem Tag ist es gewesen – und seitdem fühle ich mich wohl. Und ich bleibe auf dem Weg. Und wenn ihr diesen Weg noch nicht einschlagen wollt, dann will ich vorerst mit euch nichts gemein haben. Ihr werdet auch zur Erkenntnis kommen, ihr werdet auch noch so weit kommen, dass das Böse euch erfasst. Dann werdet ihr Gott rufen, dann werdet ihr auch den Weg einschlagen, wie ich ihn eingeschlagen habe, denn ihr habt mir alle nicht helfen können, sondern ihr habt nur eines gut verstanden: mich so weit abzuwracken. Und ich danke euch dafür, dass ihr mir so viel Böses gegeben, dass ich erkannt habe, dass das Böse mir nicht gut getan und dass ich hier zur Erkenntnis gekommen bin, dass ich jetzt weiß, dass es einen Gott gibt, dass ich jetzt weiß, dass ich göttlich bin, dass ich jetzt weiß, dass ich für meinen Körper zu sorgen habe. Jetzt habe ich die Kraft. Jetzt weiß ich meinen Weg. Diesen gehe ich, und ihr werdet alle folgen. Und wenn ihr mir noch ein böses Wort sagt oder etwas Böses antut: Ich nehme das Böse nicht mehr auf, ich habe mit

dem Bösen nichts mehr gemein. Aber gebt ruhig das Böse von euch. Ich nehme es nicht ab. Macht euch frei. Tut es so, wie ich es mache!“

Zu viele leidende Menschen

Eines muss ich Ihnen gestehen, und das werden Sie mir auch bestätigen: Früher waren die Krankenhäuser teils voll besetzt, teils voll belegt. Heute kann man nicht mehr von Kranken- und Wohnhäusern sprechen, sondern heute gibt es nur noch Krankenhäuser. Denn in jedem Wohnhaus, wo Menschen glauben, sich wohlfühlen zu können, sind Kranke. Dieses aber muss einmal ein Ende haben.

*

Kurz gesagt, was Heilen anbetrifft: Um eine Daseinsberechtigung als Heiler zu haben, genügt es, wenn ich einen einzigen Menschen im Jahr heile. Hier sieht es aber so aus, wenn ich den Menschen freien Lauf lassen würde, dass nicht Hunderte, sondern Tausende am Tag kämen. Und nicht nur Deutsche, sondern auch vom Ausland, von weit und weiter her. Ein Zeichen dafür, dass ein Mensch wie der andere, gleich welcher Nation er angehört, genauso krank ist wie alle Menschen hier. Die Krankheit hat sich ausgedehnt über die ganze Erde, über diese Erde, auf der wir leben.

*

Liebe Freunde, wie groß und mächtig das Krankheitsheer geworden ist, darüber können Sie sich leider noch kein Bild machen. Wenn Sie viele dieser Leiber, dieser Menschenleiber sehen würden, wie sie von dem Unheil erfasst, zersetzt, verstümmelt und dass diese Menschen größten Qualen ausgesetzt sind, dann würden auch Sie, liebe Freunde, ein ganz anderes, besseres, größeres Verständnis dafür haben, warum die Zeit an Sie herangerückt, um den Menschen zu Dem zurückzurufen, zu Dem er gehört.

*

Millionen Menschen schmachten in Krankheit und Leiden, und es gelang bisher nicht einmal, die sogenannten großen Volkskrankheiten wie Rheuma, Gicht, Tuberkulose, Multiple Sklerose, Krebs und andere mehr auch nur entfernt erfolgreich zu bekämpfen.

*

Wann soll das mal ein Ende nehmen? Wann hört die Not und das Elend einmal auf? Wann wird das Krankheitsheer verringert? Wann gibt es mal einen Stopp? So, liebe Freunde, wie der Mensch es gewohnt ist, nicht. Er muss von diesen Gewohnheiten abtreten, er muss umkehren, er muss wirklich das werden und auch das tun, wozu Gott ihn bestimmt hat, nicht anders, er muss gotthörig werden. Er muss in die göttliche Führung kommen, ohne diese gibt es kein Leben.

*

Ich habe es nie für möglich gehalten, dass es so unglaublich viel Leid und Krankheit unter den Menschen, vielleicht besonders unter uns Deutschen gibt, wogegen die Ärzte mit ihren bisherigen Methoden und Medikamenten einfach nichts mehr unternehmen können. Irgendwo hört ihr Wissen und Können auf – und an einer ganz bestimmten Stelle sehe ich meine Aufgabe und meine Pflicht.

Viertes Kapitel

Reich sein heißt gesund sein

**Meine lieben Heilungssuchenden,
Euer Flehen und Bitten zum Herrgott war nicht umsonst.**

„Umgekehrt ist auch was wert"

Der Mensch fühlte sich schon alleine, er fühlte sich schon gottlos. Er sagt natürlich: „Ich bin nicht gottlos, ich bin Gottgläubiger!" Aber in Wirklichkeit hat er Gott nicht mehr in sich getragen, er hatte Gott verlassen, er ist auch ein Gottverlassener. Und diese Gottverlassenen, ob gewollt oder ungewollt, ob bewusst oder unbewusst, diese Menschen führe ich wieder zurück.

*

Ich rufe Sie alle, liebe Freunde, auf zur großen Umkehr! Der Weg, den Sie bisher eingeschlagen, das war ein falscher! Ich brauche das nicht so betont herauszustellen, denn Sie selbst wissen es ja: Der Weg, den Sie gegangen sind, war der falsche.

*

Sie sagen ja: „Das ist ja nicht zu glauben", ja: „Ich kann nicht glauben" und: „Das kann ja nicht so gut bleiben, das wird wieder schlecht werden!", denn die Erfahrung hatten Sie gesammelt. Aber bisher waren Sie ja noch erst recht auf dem bösen Weg.
Und daher habe ich Sie aufgerufen, umzukehren und jetzt den richtigen Weg, den Weg so zu gehen, wie er bestimmt ist. Der geht nicht bergab, sondern er führt bergauf!

*

Umgekehrt jetzt das Gute wollen und immer zum Guten stehen, indem ich sage, dass du das Selbstvertrauen und auch den Glauben an das Gute ja haben musst, dass du es beherzigst und dass du dieses, all das Gute, in dir, in deinem Körper aufnimmst und dass du glaubst, dass es doch wirklich zum Guten, dass du hierdurch wirklich zu Gott wieder zurückgeführt wirst.

*

So wir es auch tun, nicht nur sagen: „Ich will!“, oder sich damit trösten und sagen: „Ich werde“, nein! Einfach jetzt dazu übergehen! Das heißt vom bösen Weg abgehen!

*

Sie müssen dem Bösen den Rücken kehren. Sie müssen den anderen Weg gehen. Und daher rufe ich Sie auf zur großen Umkehr!

*

Ich sage Ihnen, gehen Sie nicht noch tiefer, sondern ich rufe Sie auf zur großen Umkehr!
Kommen Sie hoch, und über die Kluft baue ich Ihnen eine Brücke. Gehen Sie vom Leidensweg auf den göttlichen Weg! Auf diesem gibt es kein Unglück, keine Schmerzen, kein Unheilbar; da ist alles gut, dieser Weg führt zu Gott zurück.

*

Je weiter Sie vom guten Weg abgegangen sind, je weiter müssen Sie zurückgehen, um Ihr eigenes, das Gute, wieder in Empfang zu nehmen.

*

Hier will ich nichts unversucht lassen, die Menschen, die sich auf dem schlechten Weg befunden haben, wieder auf den guten Weg zu führen, und sagen: „Halt! Was du bisher getan hast, war falsch, das war nicht gut“ und: „Liebe deinen Nächsten mehr wie dich selbst“.

*

Nun, liebe Freunde, hier wird Ihnen jetzt ein Licht aufgehen. Hier wird Ihnen vieles klar werden. Hier werden Sie ehrlich zu sich selbst sein und sagen: „Ja, jetzt erkenne ich doch, dass ich viel Unrechtes an mir selbst, auch an meinem Körper, auch an meinen

Nächsten, auch an dem Körper meines Nächsten getan." So Sie jetzt, liebe Freunde, ehrlich geworden sind, weiß ich, dass Sie den ehrlichen Weg auch gehen werden.

*

Ich frage Sie, liebe Freunde, wie wäre es umgekehrt, wenn Sie jetzt im Guten, wenn Sie jetzt im Willen Gottes leben, wenn Sie von jetzt ab nur gute Gedanken aufnehmen, wenn Sie von jetzt ab nur die guten Gedanken, die von Ihrem Nächsten ausgesprochen, hören und dass Sie das Gute nur bejahen und dass Sie auch wirklich zu diesem, so Sie das Gute bejahen, auch stehen?

*

Eines weiß ich, dass für Sie viel Gutes bereitliegt. Auch Ihr eigenes, auch das, was Sie verloren haben. Aber da müssen Sie den falsch gegangenen Weg zurückgehen, um das Gute wieder in Empfang zu nehmen, was zu Ihnen, zu Ihrem Körper gehört.

*

Ich glaube, dass Sie jetzt zur Erkenntnis gekommen sind. Das heißt, tun Sie jetzt das Gegenteil von dem, was Sie bisher getan, indem Sie nicht mehr dem Bösen folgen, sondern nur dem Guten, das heißt Gott folgen!

*

Sie werden ja selbst verspürt haben, dass Sie ein anderer Mensch geworden sind, ein neuer Mensch.

Voraussetzungen für die Heilung

Der Mensch muss wissen, wonach er gekommen ist. Deswegen wäre es falsch, wenn man mir die Frage stellt, was ich heilen kann. Stellen auch Sie die Frage, wen ich heilen kann. Heilen kann ich den Menschen, das heißt, helfen kann ich dem Menschen, der mir das Vertrauen schenkt und aus seiner inneren Überzeugung zu mir gekommen ist. Und wenn er diesen Weg geht, worum ich ihn immer wieder nur von ganzem Herzen bitten kann, den eigentlichen Weg, den wir Menschen alle gehen müssen – das ist der Weg zu Gott, auf dem wir wieder die Verbindung erhalten, die Verbindung zu dem großen göttlichen Werk.

*

Diese Menschen, die das Heil an ihrem Körper erfuhren, waren immer die Menschen, die genau gewusst hatten, was sie wollten, indem Sie zu Gott wieder zurückgefunden, indem sie wirklich glaubten, indem sie nur einen Herzenswunsch hatten, dass dieser ihr Körper von dem Übel frei wird!

*

Es ist ja schon so viel geschehen, bewiesen worden, dass ich bei den Heilungen nicht anwesend sein brauche. Und das ist auch recht. Siehe Herford – ich nenne nur zwei Plätzchen – siehe Traberhof, wo Menschen sich ansammelten in der Hoffnung, geheilt zu werden. Und wenn Sie mit dem festen Glauben gekommen sind – und ich sage nach wie vor, wenn Sie die Reife haben, wenn Sie es wert sind, geholfen zu werden – so geschieht es auch. Was soll ich Ihnen viel aufzählen?

*

Wenn der eine und der andere glaubt und sagt: „Ich glaube an Gott“ oder: „Ich gehe zum Gröning, ich habe zu ihm Vertrauen“, wenn das nur leere Worte sind, dass es nicht aus dem Innern kommt, ist es zwecklos. Diesen Menschen kann ich dann nicht helfen. Nur wenn sie aus reiner innerer Überzeugung, aus reinem inneren Drang zu mir gekommen sind, kann ihnen die Hilfe gewährt werden. Und da glaube ich mit Bestimmtheit auch sagen zu können, dass Sie mich hierin sehr gut verstanden haben und dass Sie jetzt wissen, das ernster zu fassen, als Sie sich das zuvor überhaupt vorgestellt haben.

*

Berechtigung und einen Anspruch hat nur der, die Gesundheit zu erhalten, der bereits den göttlichen Glauben in sich hat und mit ihm lebt. Auf der anderen Seite sind viele, viele Menschen, die vor Jahrzehnten den Glauben bereits verloren, jetzt aber bereit sind, ihn wieder in sich aufzunehmen und mit ihm zu leben. Auch denen sei die Hilfe zuteil.

*

Wer gesund wird, hat den Glauben wiedergewonnen. Daher lehne ich auch die Menschen ab, die ungläubig zu mir kommen. Sie müssen erst durch Erfahrung oder durch Prüfungen zum Glauben kommen.

*

Es gibt Menschen, die glauben, wenn sie zu mir kommen, dann müssen sie Tage oder auch Wochen opfern und so lange hier warten, bis sie vollständig gesund sind. Nein, das ist falsch, das ist Misstrauen. Wer Misstrauen hat, der bleibt, habe ich Ihnen gesagt und sage es auch heute. Und wer Vertrauen hat, der geht nach Hause. Und somit wünsche ich Ihnen allen, wie Sie hier stehen, die beste Gesundheit.

*

Das Unheil schwindet erst da dann, so der Mensch sich selbst, das heißt wieder mit Gott verbindet. So er die Verbindung sucht, hat er sie noch nicht, denn er muss sie erst haben, er muss erst mit Gott verbunden sein. Wenn er, der Mensch, mit Gott verbunden ist, dann kann er diesen einen, seinen Herzenswunsch Gott selbst vortragen. Und Gott wird ihn erhören, und Er wird ihm wirklich wieder all das geben, wo er, der Mensch, erkannt hat, dass er das Gute, das Göttliche bereits verloren, dass er das Gute in seinem Körper nicht mehr wahrgenommen, im Gegenteil. Aber er weiß, was er verloren hat, und er will das, was Gott für ihn bestimmt hat, wieder zurückerlangen.

*

Bitten Sie wirklich Gott um diese Seine Gnade, dass Sie von dem Bösen erlöst werden.

*

Beten, das heißt bitten. Ich muss hier einen Herzenswunsch haben, ich muss wissen, worum ich Gott bitte, denn ich erwarte das Gute.

Ich habe das Gute nötig und ich weiß, dass ich das Gute nur von Gott zu erwarten habe. Ich muss einen Herzenswunsch haben, ich muss Gott bitten um das, was ich brauche. Und das ist das Gute, und das ist das Göttliche. Und so, liebe Freunde, haben viele Menschen dadurch das Heil, die göttliche Ordnung in ihrem Körper wieder zurückerhalten, das Heil erfahren, das Heil wahrgenommen – das ist Wahrheit. Gleich, was für ein Übel der Körper wahrgenommen, gleich, von welch einem Unheil der Körper erfasst war, wo Menschen nicht mehr glauben konnten, dass nochmals in diesem Körper die Ordnung zustande kommt, Sie würden sagen, dass er noch mal gesund werden wird.

*

Ich mache Sie aber aufmerksam, dass nicht alle, wie ich schon gesagt habe, eine Berechtigung haben, die Gesundheit zu empfangen. Jeder Mensch muss erst zu einem Menschen werden. Wenn er den Glauben an unseren Herrgott verloren hat, muss er ihn wieder gewinnen und mit ihm leben. Denn ein Mensch ohne Glauben ist für mich kein Mensch. Er gehört nicht zu den Menschen, denn er sondert sich ja ab. Er verachtet und verleumdet ja unseren Herrgott, indem er sich dagegenstellt.

*

Denn Sie sagen selbst: „Was ich nicht kenne, daran glaube ich nicht, was ich nicht sehe und was ich nicht fühle, das existiert für mich nicht."

*

In der Regel ist es so: Wer sich innerlich nicht heilen lassen will, der verdient es nicht, für die Dauer einen gesunden Körper zu haben. Wäre es nicht so, so wäre dies wohl ein Widerspruch zur göttlichen Ordnung.

*

Jeder muss sich seiner Schuld selbst bewusst sein.

*

Er muss wissen, warum ich das tue, warum ich mein Leben für den armen Kranken einsetze.

Und daher sage ich: Willst du das Göttliche erleben, so musst du danach streben.

*

Ich gebe Ihnen zu wissen, dass Sie alle, so wie Sie hier und überall in dieser großen und göttlichen Welt leben, nur Kinder Gottes sind. Der alleinige Arzt, der Arzt aller Menschen, ist und bleibt unser Herrgott. Nur Er kann helfen, hilft aber nur dem Menschen, der den Weg zu Ihm gefunden hat, oder aber, wie ich schon sagte, der bereit ist, den Weg anzutreten, den Glauben in sich aufzunehmen und mit Ihm zu leben.

*

Ohne unseren Herrgott gibt es kein Glück, auch keinen Segen.

*

Und es ist doch logisch, dass wir uns selbst von allem, das uns nicht gut bekam, von allem Bösen lösen müssen und dass wir da dann ganz zu unserem Wort stehen müssen. Dass wir uns wirklich lossagen und dass wir glauben, dass Gott uns wirklich – Gott, Der doch unser natürlicher Vater ist – auch da dann das geben kann, wenn wir uns vorbereitet haben!

*

Denn der Mensch muss auch, um das wahre Göttliche zu erhalten, seelisch darauf vorbereitet sein.

*

Aber erst einmal müssen Sie doch den Anfang machen. Und ich sag's Ihnen: Ganz leicht ist dieser Anfang zu machen, indem Sie sich einfach mit dem, was Sie als Übel empfunden haben, nicht mehr abgeben, dass Sie wissen, dass Ihr Körper die wirkliche göttliche Ordnung nötig hat und dass Sie die Ordnung in sich aufnehmen.

*

Soweit Sie aufnahmefähig sind, soweit Sie frei sind, soweit Sie sich von dem Schlechten befreit haben, können Sie das Gute in sich aufnehmen. Das Gute ist die Gesundheit.

Schenken Sie Ihrem Körper wirkliche Beachtung, lösen Sie sich von allem Bösen, nehmen Sie die gute göttliche Kraft in sich auf. So werden Sie nicht was, sondern das wahrnehmen, dass das Böse aus Ihrem Körper schwindet.

*

Und deswegen ist es die Grundbedingung, Ihr Leiden mal einen Moment zu vergessen, das abzuschütteln und zu sagen: „Nein, ich bin nicht hergekommen, um das festzuhalten, sondern um es loszuwerden. Ja, und was soll ich jetzt hier tun?“ Das Neue, die Gesundheit empfangen, die Stromwelle, die göttliche Welle in sich aufnehmen, sie nicht stören. Die können Sie stören, wenn Sie sich geistig mit Ihrer Krankheit beschäftigen und immer wieder auf Ihr Leiden oder die Schmerzstelle sich zurückversetzen oder gar in Zweifel übergehen.

*

Nicht das Böse verfolgen, sondern lösen von dem Bösen. Und dann zur Ruhe bewegen, sich selbst zur Ordnung rufen, das heißt zu Gott rufen.

*

Sich nicht mit dem Unheil befassen sollen, sondern mit Dem zu befassen haben, Der Ihnen das Heil bringt.

*

Dass Sie wirklich glauben, dass auch in Ihrem Körper die Ordnung wieder zustande kommt.

*

Die Heilung muss von der Seele ausgehen. Ausschlaggebend ist die Energie zum Guten, das sich durchsetzen will.

*

Denn einmal im Leben müssen Sie Egoist sein. Sie sollen von sich aus alles daransetzen, wieder ein guter, ein gesunder Mensch zu werden. So viel Egoismus müssen Sie haben.

*

Nehmen Sie alles auf, was Gott für Sie bestimmt hat, was Sie für Ihren Körper und für Ihr weiteres Erdenleben, für das ganze Leben überhaupt, für das Leben aller schon in sich aufnehmen können.

*

Mit Recht sage ich jedem Menschen: Liebe das Leben – Gott ist überall.

Die göttliche Kraft und Kraftaufnahme

Ich sehe dieses als meine Pflicht an, jeden Menschen so weit dahingehend zu belehren, zu Wem er gehört, was für ein Geschöpf er ist, und wie er die Schöpferkraft in sich aufnehmen kann, um auch Herr seines Körpers zu werden.

*

Vertraue und glaube! Es hilft, es heilt die göttliche Kraft. Damit habe ich doch all meinen Mitmenschen den Beweis gegeben, dass nicht ich, sondern dass Gott es ist und dass Gott diese Kraft, diese Seine Kraft für uns, für unser Leben bestimmt, was überhaupt das ganze Leben ist! Denn ich möchte jetzt nicht dazu übergehen, wie groß und wie allmächtig die Kraft Gottes ist, die Er aussendet über das ganze All, über das Weltreich, ihr würdet sagen: „… über diese Erde." Nein, Freunde, diese Erde ist klein zu dem, was Gott in Wirklichkeit, in Wahrheit ist. Sein Weltraum ist so groß, dass diese unsere Erde, die wir hier – Sie am ehesten – als groß empfinden, sehr klein ist. Dass diese Erde doch in einer Schwebe ist, die keinen Träger noch eine Steife noch eine Stütze hat. Nein, dieses Erdreich wird nur alleine von der Kraft Gottes gehalten.

*

Oder soll ich Ihnen vieles sagen, was andere Menschen auch schon vorsagen? Soll ich denen das alles nachmachen? Das kommt mir so komisch vor. Ich möchte nicht in eine Zeremonie verfallen. Hier, liebe Freunde, genügt, wie wenn Sie einen stillen Ort hernach aufsuchen, ein kleines, einfaches, bescheidenes Zimmer, brauchen keine Möbel drin sein, vielleicht eine Sitzgelegenheit, dass Sie da Ruhe finden, die

Ruhe aufnehmen. So Sie sie bejahen, nehmen Sie sie auf, und dass Sie wirklich das dann da Ihrem Körper zukommen lassen können, was zu ihm gehört. Schenken Sie Ihrem Körper mehr Beachtung, jeden Tag, jede Stunde, jede Minute, jede Sekunde! Und sagen Sie jetzt nicht, Sie haben keine Zeit! Das ist die Zeit, die Gott für uns, für jedes Lebewesen bestimmt hat, wir haben sie nur zu nützen. Wenn Sie sie aber anderweitig für notwendig halten, dass Sie sie dorthin geben, bleibt für Sie ja nichts übrig. Dann muss es zu diesem Fiasko kommen, dann kommt es zu dem Abbau, niemals aber zu einem Aufbau. Ich habe dieses so oft heute hier wiederholt, deshalb, liebe Freunde, damit Sie es zu beherzigen wissen. Und es wiederholt sich ja auch im Leben sowieso, dass Sie immer Ihres Körpers bedacht sind und dass Sie immer dafür sorgen und dass Sie auch heute wissen, dass er, der Körper, nicht nur vom Essen und Trinken besteht, sondern er braucht auch die geistige, die göttliche Kraft, er braucht Energien, die Gott für Sie, für Ihren Körper bestimmt hat.

*

Das ist die Kraft, das ist die Kraft Gottes, die jeder Mensch, so er gewillt ist aufzunehmen, auch aufnehmen wird.

*

Und so jeder diesen Weg jetzt geht, da ist er geschützt, da ist er gestützt, das heißt, da erhält er die wirklich wahre göttliche Kraft, die nicht abbauend, nein, sondern die aufbauend ist. Da fühlt er sich gestärkt, er fühlt seinen Körper durchströmt, er fühlt, dass er sich auf diesem Weg wirklich wohlfühlt, das heißt, dass über ihm ein Wohlgefallen ist! Ja, und dieses Wohlgefallen ist Gott! Gott will es, dass es uns auch wohlgefällt. Er gibt uns alles Gute, nur müssen wir all das Seine, das Er uns sendet, in uns aufnehmen! Also tun Sie es!

*

Daher ist es notwendig, dass Sie immer dafür Sorge tragen, dass Sie immer voller Energien sind. Darauf kommt es an und das ist das Hauptsächliche. Wenn ich Ihnen jetzt nur ein wenig von all dem sage, worin auch weiterhin die Wahrheit liegt, indem ich Ihnen jetzt zurufe: „Vertraue und glaube! Es hilft, es heilt die göttliche Kraft.“ Also all das, das ganze Leben wird durch die Energie, durch die Energie Gottes bewegt. Denn das ist das Leben. Wie ein technisches Wunder auf die Energien angewiesen ist, so sind auch wir als Lebewesen Gottes auf diese Seine Energien angewiesen.

*

Und daher, liebe Freunde, ist es wichtig, dass Sie viel Leben, viel Lebensstrom, den Gott für uns bestimmt, den Gott jedem sendet, aufnehmen. Nur dass er, der Mensch selbst es aufnehmen muss und auch aufnehmen kann über seinen Körper. Damit hat er nicht was, sondern das geschafft, was Gott mit ihm überhaupt vorhat: Damit hat er sich schon, so er seinem Körper Beachtung schenkt, in den Dienst Gottes gestellt. Da beginnt es, dass er zum wirklichen Diener Gottes wird.

*

Wo Sie doch wissen müssten, dass Sie Kraft verloren, dass Sie Kraft abgegeben haben, dass Sie die Energien nötig hatten für Ihren Beruf, für Ihre Tätigkeit, für den ganzen Tag, dann müssten Sie doch wieder für Reserven sorgen, das heißt zumindest das wieder in sich aufnehmen, was Sie tagsüber ausgegeben haben. Aber daran haben die meisten gar nicht gedacht, denn Sie hätten sich ja schon viel, viel weiter entwickeln können, das heißt zum Guten bewegen, noch viel, viel mehr.

*

Wer natürlich weniger Leben in sich, weniger Leben um sich und wenig Leben in seinem Körper hat, das heißt, dass er die Lebensenergie nicht mehr besitzt, so müsste es ihm klar sein, dass er selbst es ist, der alles dazu beizutragen hat, neues Leben, neue Kraftenergien aufzunehmen, sodass er dadurch in der Lage ist, wirklich über seinen Körper zu bestimmen, dass jedes Glied, jedes Organ voller Energien ist, sodass dieses da dann in Tätigkeit gesetzt werden kann, ganz demnach, wie der Mensch diesen seinen eigenen Körper zu schalten weiß.

Sie haben das Recht, sich davon zu überzeugen, wie der Herrgott Seine Kraft durch mich auf Sie einwirken lässt, indem Er Ihnen allen die Gesundheit wiedergeben will.

*

Sie werden verspüren, dass sich vieles in und an Ihrem Körper bemerkbar macht. Wie Menschen sagen: „Es ist so ein komisches Gefühl, ein Gefühl, das ich noch nie gehabt habe." Und gerade deswegen, weil dieses einmalig ist, lässt es sich von den allgemeinen Gefühlen, wie Sie sie bisher gehabt haben, gut unterscheiden.

*

Es ist nicht meine, das ist keine menschliche Kraft, das ist eine rein göttliche Kraft.

*

Gleich, wo Sie sich befinden, Sie brauchen sich nur einzuschalten. Das ist für Sie als Mensch das Neueste, aber unbekannt ist es Ihnen nicht, da es auf dem künstlichen Wege genau dasselbe gibt. Und hier habe ich nur ein Gerät herausgegriffen, das Radiogerät, was von Menschenhand geschaffen. Und was von der göttlichen Seite kommt, ist das Natürliche. Man sagt, die Natur ist Gott. Das hat der Herrgott für uns wachsen und gedeihen lassen, damit wir Menschen hier leben können. Es ist die göttliche Kraft.

*

Hiermit holen Sie sich den rein natürlichen, ich nenne ihn den göttlichen Strom, selbst herein. Dieser Raum ist so voller Strom gefüllt, dass Sie diesen aufnehmen können und dass dies dann in alle kranken Stellen Ihres Körpers eindringt und Ihnen dadurch die Gesundheit bringen kann – bringen kann! – dann, wenn Sie tatsächlich vorsichtig damit umgehen.

*

Aber erst das Wichtigste zu tun – diesen Gedanken haben Sie erst gar nicht aufkommen lassen: „Och, ich habe ja noch alles, was ich brauche. Ich habe meine Wohnung, ich habe meine Bekleidung, ich

habe mein Geld, das kommt mir laufend, das schlägt nicht fehl, im Gegenteil, da kann ich mir dieses, das und jenes erlauben.
Was soll ich da und dort noch hingehen, was soll ich daran noch glauben und vor allem, was soll ich jeden Tag an mich selbst denken, für meinen Körper sorgen. Genügt es nicht, wenn ich einen guten Appetit und guten Schlaf habe, dass ich ihm Essen und Trinken gebe, genügt das nicht? Und nachts ruh' ich ja, was soll ich da noch groß empfangen?!" Ja, mit diesem alleine, Freunde, kann der Körper nicht bestehen, er braucht Kraft, er braucht Energien. Wenn Sie glaubten, dass Essen und Trinken den Körper so erhält, dass es ihm die Kraft gibt, warum steht der abgewrackte Körper, das heißt der Mensch, der das Bett hüten muss, weil er krank ist und viel essen kann, nicht auf? Warum hat er nicht die Kraft?

*

Freunde, ich will nur dahin, Ihnen den Beweis zu geben, dass von Essen und Trinken die Kraft da nicht hineinkommt, nein, da nicht! Da muss Leben hinein!

*

Denken Sie täglich an Ihren Körper! Nehmen Sie täglich neue, das heißt gute Kraft auf, und dieses geschieht da dann, so Sie sich von der Umwelt abschließen, heißt, dass Sie jetzt zur Selbstbesinnung gekommen sind, schließen Sie sich schon automatisch von der Umwelt ab. Jetzt denken Sie an sich, jetzt denken Sie an Ihren Körper, jetzt denken Sie an das Wohl Ihres Körpers, jetzt geben Sie ihm die Nahrung, jetzt lassen Sie ihm die Kraft zukommen, wie er sie braucht, und das tun Sie täglich!
Und dann werden Sie ja hernach sagen, so Sie genügend Kraft aufgenommen: „Jetzt fühle ich mich wohl, jetzt fühle ich mich frei!" Ja, um das Böse zu beseitigen, Freunde, dazu braucht man viel, sogar sehr viel gute Kraft! Erst recht dann sehr viel gute Kraft, so das Böse sich in dem Körper derart festgesetzt, wo Sie bisher nicht daran glauben konnten, dass es schwinden würde. Und dass Sie jetzt genügend gute Kraft, das heißt sogar überschüssige Kraft aufnehmen

müssen, um über einen Vorrat zu verfügen, dann werden Sie sagen: „Ja, jetzt habe ich es bald geschafft."

*

Und je mehr Sie des Guten aufnehmen, desto wohler werden Sie sich fühlen, desto eher wird die Ordnung in Ihrem Körper zustande kommen. Und dann werden Sie auch fühlen, wie der Lebensstrom durch Ihren Körper nur so fließt!

*

Wenn die Glühbirne den Strom empfängt, so erfüllt sie ihren Zweck: Sie leuchtet. Sie hat die Verbindung zum Elektrizitätswerk, wo der Strom erzeugt wird. Jetzt stellen Sie sich vor, Sie wären die Glühbirne. Auch Sie könnten vom großen göttlichen Werk den Strom empfangen, und dann ist Ihr Leben wieder da, dann erfüllen Sie als Mensch wieder Ihren vollen Zweck. Es waren böse Hände am Werk, die haben es so gut verstanden, diese Verbindung zu dieser Glühbirne zu unterbrechen. Wie auch bei Menschen die Verbindung zum Herrgott unterbrochen wurde durch die satanische Macht. Um diese Verbindung wiederherzustellen, von dieser Glühbirne, damit sie ihren Zweck erfüllt, diese Unterbrechung wieder in Ordnung zu bringen, dazu bin ich imstande, genauso auch hier beim Menschen, damit er den Strom erhält, wie er ihn braucht, um leben zu können. Denken Sie nur etwas mehr darüber nach. Wie ist es möglich, dass die Natur, dass das Göttliche, all das Schöne für uns wachsen lässt? Es wächst, blüht und gedeiht. Wodurch kommt das? Nicht von allein.

*

Aber gehen wir jetzt noch mal zurück zur Glühbirne, die erst dann ihre Daseinsberechtigung hat, wenn sie den Strom erhält. Hier den Strom vom Elektrizitätswerk, Sie als Mensch genommen vom göttlichen Werk. Hier will ich auch nur die Verbindung wiederherstellen, die Verbindung zum göttlichen Werk, sodass Sie auch wieder den göttlichen Strom erhalten und ich vor den Menschen nur wie ein Transformator dastehe, der den Strom richtig zu verteilen weiß. Wie komisch das doch ist, dass Menschen, das heißt, Heilungssuchende, wie sie schon Jahre immer wieder und noch zu mir gekommen sind, mit einem Mal sagten: „Komisch, was ist denn das? Es rieselt ja ein Strom durch meinen Körper, den ich noch nie in meinem Leben verspürt habe." Das ist ein Zeichen dafür, dass der Mensch mit seinem menschlichen Schaltwerk, das heißt, mit seinen Organen wieder so geschaltet ist, dass er den natürlichen, den göttlichen Strom wieder empfangen kann. Genauso wie ich an jedes Krankenbett gehe und genauso wie kranke Menschen zu mir kommen und es mein größtes Bestreben ist, diese wieder aufzurichten, wieder gesund zu wissen, ihnen zu helfen, sie zu heilen. Nicht mit der menschlichen Kraft, nein, mit der göttlichen Kraft.

*

Denn Sie als Menschen, als Kinder Gottes erhalten tatsächlich vom Herrgott den Lebensstrom. Und wenn Sie diesen erhalten, dann können Sie erst Ihre Daseinsberechtigung behaupten, dann können Sie erst sagen, dass Sie an dem großen, an dem göttlichen Werk angeschlossen sind.

*

So Sie nun Ihrem Körper wirkliche Beachtung schenken, dann werden Sie in diesem Ihrem eigenen Körper nicht was, sondern das wahrnehmen, was sich gerade in diesem Augenblick in Ihrem Körper bemerkbar macht. Sie werden selbst sagen: „Das ist ein komisches Gefühl, das ist ein Gefühl, das ich noch niemals wahrgenommen habe. Es ist anders als bisher. Es überflutet etwas meinen Körper, es durchströmt etwas meinen Körper, es ist anders."

*

Und da nehmen Sie alles auf, und da nehmen Sie auch die Kraft auf, sodass hier die Störung aus dem Körper beseitigt wird. Wenn es nicht bei einmal reicht, zweimal genau gesagt, müssen Sie es immer tun, täglich.

*

Nicht die Hände in den Schoß legen und sagen: „Es wird schon kommen!" Oder wie wenn Sie Derartiges hören, Derartiges lesen oder dass Ihnen das sogar bildlich vorgeführt wird, dass Sie sagen: „Das ist schön, das ist herrlich!", sodass Sie gar nicht in den Glauben kommen, dass Sie es sind, der Anteil nehmen muss.

*

… taglich wie stündlich, jede Minute, dass Sie sich Ihres Körpers bewusst und auch bedacht sind und dass Sie ihm das Bedachte von Gott auch zukommen lassen!

*

Der Energieverschleiß ist sehr groß. Um nur einen Gedanken aufzunehmen, braucht der Mensch Kraft, braucht er Energien. Und daher muss er erst recht immer dafür sorgen, dass er täglich neue Energien aufnimmt.

*

Wenn der Mensch wüsste, über wie viel Kräfte er verfügt und wie er die Kräfte, die göttliche Kraft, für sich nützen könnte!

*

Und so Sie die Kraft aufnehmen, was glauben Sie, was Sie damit alles tun können!

*

Ich gebe nicht nur Kraft, sondern dies liegt auch im Menschen selbst. Oft gebe ich nur den Impuls, dass sich die Kraft entfalten kann.

*

Es ist kein Zauber, sondern es ist ganz natürlich, so hat Gott es bestimmt, das ist Sein Strom, Er sendet uns diese Seine Strahlen!

*

So wie Sie hier diesen Strom, diese Heilwelle erhalten haben, genauso erhalten Sie sie, gleich wo Sie gehen, gleich wo Sie stehen, gleich wo auf dieser Erde. Ich gebe Ihnen allen dieses mit auf den Weg für Ihr weiteres Leben, indem Sie alle, wie ich schon sagte, gleich wo Sie sich auf dieser Erde befinden, denselben Heilstrom erhalten werden. Wie Sie sich alle hierin zu verhalten haben, ist Ihnen jetzt soweit gut bekannt.

*

Mögen die Freunde weiterhin bemüht bleiben, den Heilstrom, der stetig gesendet wird, der zu manchen Zeiten intensiviert wird, aufzunehmen und ihn in sich wirksam werden zu lassen. Die großen Erfolge allüberall bestätigen es, dass die grenzenlos und unablässig schwingenden kosmischen Energien von jedem nutzbar gemacht werden können, wenn dies nur richtig gewollt wird und gekonnt ist. Ich vergesse niemanden, der mit mir einmal in Kontakt gekommen ist.

Vom Wert und der Bedeutung des Körpers

Ich weiß, dass es sehr schwer ist, so sehr schwer für den heutigen Menschen, mich zu verstehen. Ich weiß, dass Sie heute, wie Sie in dem Leben stehen, mit dem noch nichts anzufangen wissen. Ich weiß, dass Sie in das weltliche Leben so hineingezogen worden sind, sodass Sie sich selbst vergessen, sich selbst verlassen fühlen und heute nichts mehr mit sich selbst anzufangen wissen. Mich zu verstehen heißt, dass jeder Mensch sich erst mal selbst versteht, dass er weiß, wer er ist und dass er weiß, wozu er seinen Körper besitzt, wozu er den überhaupt erhalten hat für dieses, für sein Erdenleben.

*

Wie fühlen Sie sich in Ihrem Körper? Und das ist ausschlaggebend.

*

Erst muss ich diesem Beachtung schenken, diesem Körper, der mir für ein Erdenleben gegeben worden ist – das ist wichtig.

*

Wenn Sie jetzt die Ruhe, die Sie doch wirklich in sich aufgenommen, bewahren und dass Sie endlich einmal dazu übergehen, Ihrem eigenen Körper die dementsprechende Beachtung zu schenken, sodass Sie doch wissen müssten, was Ihnen dieser Ihr eigener Körper wert ist. Sie müssen

jetzt dazu übergehen, ihm Beachtung zu schenken. Nicht, was Sie jetzt unter Beachtung verstehen, dass Sie Ihren Körper zu betrachten haben, nein, einfach ruhig sitzen und Obacht geben, ohne dass Sie einen bösen Gedanken aufnehmen, das heißt – ich drücke mich deutlicher aus – dass Sie nicht die Krankheit verfolgen und dass Sie die Gesundheit nicht anzweifeln, denn Sie haben die Gesundheit! Ich will dies Wort Gesundheit und Krankheit nicht brauchen, aber Sie werden mich anders so leicht nicht verstehen, und daher muss ich dieses betonend sagen, dass Sie doch jetzt wissen müssten, dass Ihnen die Gesundheit doch das Wertvollste ist. Wo Sie immer so oft gesagt, Sie wollen die Gesundheit, Sie wollen gesund werden. Und ich gebe Ihnen zur Antwort: „Dann tun Sie es doch – das, was Sie wollen!" Und daher fasse ich mich kurz und sage es noch einmal: „Schenken Sie Ihrem Körper jetzt Beachtung, und Sie werden nicht was, sondern das feststellen, was sich in Ihrem Körper zeigt." Und dieses Zeigen, das ist ein Gefühl, das Sie jetzt wahrnehmen. Und verfolgen Sie das Gefühl, wie sich das in diesem Ihrem Körper ausbreitet. Verfolgen Sie jetzt aber nicht, wenn Sie Schmerzen gehabt, die Schmerzen, oder dass Sie womöglich die Krankheit äußerlich sehen oder dass Sie das ein und das andere Glied noch nicht frei bewegen können, nein, Freunde!
In der allergrößten Ruhe den Körper nur beobachten, was in ihm geschieht! Verlangen Sie nicht, dass gleich die Ordnung in ihm zustande kommt. Je größer die Unordnung, je mehr muss im Körper geschafft werden, und zwar so lange, bis die vollständige Ordnung eingetreten ist.

*

Also, schenken Sie jetzt Ihrem Körper Beachtung, nehmen Sie keinen Gedanken von außen auf, sondern gehen Sie dem Gefühl nach, wie es in Ihrem Körper wirkt. Denken Sie jetzt nicht an zu Hause, denken Sie nicht an Ihr Geschäft, denken Sie nicht an Ihren Betrieb, denken Sie nicht an Ihre Arbeit, nicht an Ihren Nächsten, nein jetzt sich selbst bedacht sein. Und jetzt, so Sie Ihrem Körper Beachtung schenken, werden Sie so viel Erkenntnis erhalten, dass Sie sich selbst sagen werden: „Ja, was er uns soeben gesagt, das stimmt, das stelle ich ja fest, das ist mir neu! Aber ich werde dem weiter folgen, denn ich will ja das Gute!"

Und ich weiß auch, dass Sie jetzt in diesem Augenblick das Gefühl dafür haben, dass sich in Ihrem Körper etwas regt und das bewegt, was Sie nie gefühlt, was Sie nie wahrgenommen haben. Aber so Sie jetzt das Rechte getan, so Sie Ihrem Körper wirkliche Beachtung geschenkt, so Sie die Ruhe in sich aufgenommen und auch bewahrt und dass Sie sich um diese Ruhe von keinem Ihrer Nächsten haben bringen lassen und dass Sie jetzt das taten, was Sie sich selbst und Ihrem Körper schuldig sind, sich auch in Ihrem Körper zeigt. Und so lange dieses nicht ist, wird der Mensch so leicht nicht glauben können, aber jetzt fühlt er es.

*

Was für ein Gefühl haben Sie in Ihrem Körper? Was ist das für ein Gefühl? Na?

*

Gott hat uns wirklich alles gegeben. Einen so wundervollen Körper, mit dem wir schaffen können, mit dem wir unser Hier auf dieser Seiner Erde so gut gestalten können, dass wir uns wirklich wie zu Hause fühlen und dass wir uns wirklich in diesem Leben freuen können.

*

Geben Sie Obacht, was in und an Ihrem Körper vorgeht.

*

Das müssen Sie selbst feststellen, um wirklich glauben zu können. Das ist das Wichtigste, Freunde! Ich frage Sie: Wie fühlen Sie sich jetzt?

*

Ich muss nicht für Sie glauben! Ich tue es aber. Weil ich aus dieser Erkenntnis herausgeh', dass ich sag': „Nun, was weiß der Mensch schon, wie gleichgültig ist er, was hat er schon hier von sich gehalten, von seinem Körper gehalten, wie viel Beachtung hat er ihm geschenkt?"

*

Frage: Sind Sie von sich selbst schon überzeugt? Haben Sie sich schon an Ihrem eigenen Körper überzeugt?

*

Fühlen Sie nicht erst was, sondern wirklich das, was sich in Ihrem Körper zeigt.
Das ist Wahrheit. Was nutzt all das Gerede, wenn Sie doch dabei nichts fühlen!

*

Wahrheit ist auch, dass Sie heute hier sind, dass Sie Ihren Körper hier bei sich haben und dass Ihnen hier die Gelegenheit gegeben worden ist, sich auf Ihren Körper zu besinnen, und dass ich Sie dahingehend auch angegangen bin, indem Sie Ihrem Körper auch Beachtung schenken sollen, da er ja ein göttliches Geschenk ist.

*

Ich weiß, die irdischen Geschenke, die stehen im Vordergrund, das göttliche Geschenk, der Körper, dem hat man kaum, eher keine Beachtung geschenkt. Da hat man Versuche angestellt. Und das ist das Beschämende vonseiten vieler Menschen.

*

Wie oft habe ich's Ihnen gesagt, dass Sie jedem Geschenk, das Sie von Ihren Mitmenschen behalten haben, Beachtung geschenkt haben, Sie haben es geschützt, Sie haben es geschont, Sie haben es laufend behandelt, das heißt, dass sich daselbst kein Schmutz dran- noch hineinsetzen konnte, dass der Dreck da nicht hineindrängen konnte. Sie haben, wie wenn dieses Geschenk mal nicht ganz in Ordnung war, wenn Sie das nicht selbst in Ordnung zu bringen gewusst haben, dann haben Sie einen Fachmann aufgesucht, der dieses wieder instand setzte – einen Fachmann, ja, einen Fachmann! Keinen Laien, keinen, der unwissend ist, sondern der wissend ist, der hierin Bescheid weiß, der da in dieser Fabrikation tätig war oder ist, oder dass es sogar sein Beruf ist, dass er hiervon nicht nur was, sondern wirklich das versteht, was hierzu notwendig ist, um dieses Geschenk wieder instand setzen zu können. Ja, liebe Freunde, immer zum Fachmann gehen!
Nun, das ist so das Irdische, und Sie wussten diese Geschenke anzunehmen. Sie wussten auch selbst zu schenken und waren erfreut darüber, wenn der Beschenkte sich gefreut und zeigten sich auch

dankbar dem Schenker gegenüber für das wundervolle Geschenk. Und Sie waren auch ihm gegenüber ehrlich, obwohl Sie es zuvor gar nicht mal so wollten. Aber er hat Ihnen nun mal das Gute geschenkt, und das vergessen Sie nicht, und Sie werden immer daran erinnert, so wie Sie sich damit befassen, mit diesem Gegenstand, mit diesem Geschenk. Nun frage ich Sie: Was ist denn Ihr Körper, wer hat Ihnen diesen geschenkt? Haben Sie den nur so ohne Weiteres bekommen? Ist er von Ihrem irdischen Vater, von Ihrer irdischen Mutter? „Es hat ja mit Gott nichts zu tun", in diesem Glauben leben Sie auch. Doch, meine lieben Freunde, dieser Ihr Körper ist ein göttliches Geschenk. Und Sie haben ihn auch immer bei sich. Sie wohnen doch in ihm, Sie nützen ihn doch. Und wenn in ihm eine Unstimmigkeit aufgetreten, so versuchen Sie, die Unstimmigkeit zu beseitigen. Aber Sie tun nie das, dass die Unstimmigkeit beseitigt wird; denn Sie wissen nicht die Ursache. Sie denken gar nicht so weit zurück; Sie befassen sich gar nicht damit; sie ist nun plötzlich da.
Aber müssten Sie nicht Ihrem Körper noch viel, viel mehr oder überhaupt nur Beachtung schenken, weil Ihnen dieser Ihr Körper doch das Wertvollste ist? Müssten Sie nicht wirklich alles dazu tun, sich diesen einen Körper zu erhalten? Denn Sie haben ihn doch dauernd bei sich! Doch in allem gesehen, was Sie tun und lassen, werden Sie nicht dabei erinnert an das göttliche Geschenk?
Alle anderen Geschenke, die Sie von Menschen erhalten haben – es ist nicht ein Stück, das sind mehrere, aber es sind einfach Geschenke, die Sie nicht so oft sehen, die könnten Sie mal vergessen. Aber dass Sie Ihren Körper in Vergessenheit gebracht haben und bringen konnten, das kann ich nicht verstehen.
Und doch muss ich's verstehen, weil ich weiß, worauf Sie eingestellt sind, dass Sie einer Macht verfallen sind, das ist die Macht der Gewohnheit, und dass Sie sich mit dem Wort „glauben" nur trösten, aber in Wirklichkeit nicht glauben können; denn Sie haben das Wort „Glaube" ja noch gar nicht beherzigt, Sie sind noch gar nicht zur Tat übergegangen! Also, meine lieben Freunde, es kann mir keiner sagen, dass man seinen Körper auch mal in Vergessenheit bringen kann.

Das liegt ja bei Ihnen selbst, Sie haben ihn doch immer bei sich. Also, wer sich selbst und seinen Körper vergisst, der ist weit genug ab.

*

Wer sich selbst in Vergessenheit bringt, wer sich selbst, das heißt, wer seinen Körper in Vergessenheit bringt, der hat Gott vergessen; der trägt Gott ja nicht mehr im Herzen.

*

Meine lieben Freunde, wir müssen viel, viel mehr auf uns selbst und so auch auf das göttliche Geschenk, auf unseren Körper, achten.

*

Nun aber glaube ich, dass auch Sie die Ordnung, das heißt Gott zu lieben beginnen. Die Liebe Gottes geht da erst in dem Menschen auf, wenn er, der Mensch, sich selbst, seinen Körper, auch gleich, in welchem Zustand er heute ist, zu lieben beginnt. Sich selbst lieben heißt Gott lieben. Und indem er seinen Körper nicht verächtlich macht oder machen lässt, und wenn er an seinem Körper keinen Versuch anstellt oder Versuche anstellen lässt, indem er seinen Körper, wo der Körper doch das göttliche Geschenk ist, seinem eigenen Körper Beachtung schenkt. Nicht immer das Böse verfolgen, wie Sie es bisher getan, im Gegenteil. Nur von dem Bösen lösen und das Gute aufnehmen.

*

Hier, liebe Freunde, genügt, wenn Sie hernach einen stillen Ort aufsuchen, ein kleines, einfaches, bescheidenes Zimmer, brauchen keine Möbel darin sein, vielleicht eine Sitzgelegenheit, dass Sie die Ruhe finden, die Ruhe aufnehmen. So Sie sie bejahen, nehmen Sie sie auf, dass Sie wirklich das dann da Ihrem Körper zukommen lassen können, was zu ihm gehört. Schenken Sie Ihrem Körper mehr Beachtung, jeden Tag, jede Stunde, jede Minute, jede Sekunde!

*

Ich habe dieses so oft heute hier wiederholt deshalb, Freunde, damit Sie es zu beherzigen wissen. Es wiederholt sich ja auch im Leben, sodass Sie immer Ihres Körpers bedacht sind, dass Sie immer dafür sorgen und dass Sie heute wissen, dass er, der Körper, nicht nur von Essen und Trinken besteht, sondern er braucht auch die geistige, die göttliche Kraft, er braucht Energien, die Gott für Sie, für Ihren Körper bestimmt hat.

*

Ich habe auch so einen Körper, genau wie Sie. So ich mich meines Körpers bediene, so ich die Verbindung zu Gott erhalte, so wird Gott sich meines Körpers bedienen. Er wird sich auch Ihres Körpers bedienen, so Sie wirklich in dem Willen Gottes leben. Ich will jetzt glauben, dass Sie wissen, was für Sie das Hiersein, was für Sie Ihr eigener Körper und das Erdenleben bedeutet.

*

Denn ich bin mir meines Hierseins, meines Erdenlebens bewusst, wie viele, die meisten Menschen hiervon nichts wissen. So sich jeder seines Hierseins, seines Erdenlebens auch bewusst ist, dann wird er wissen, wie er für seinen Körper zu sorgen hat, genau wie das Kleinkind, das neugeborene Kind, weiß, dass es seinem Körper Nahrung zu geben hat. Gott hat diese Bestimmung dem Menschen schon eingegeben, ohne dass er von Menschen belehrt wird. Das Göttliche steckt in ihm!

*

Der Körper ist unser Werkzeug, wie wir, im Ganzen gesehen, alle nur ein Werkzeug Gottes sind. Aber wir selbst haben auch ein Werkzeug, wir sind Gott gleich.
Und das erste Werkzeug, sage ich noch einmal, ist unser Körper. Und wir können mit diesem Werkzeug, mit unserm Körper, all das tun, was wir wollen.

Die körperliche Haltung

Wenn ich all meinen Mitmenschen immer dazu angeraten, dass er seinen Körper nicht lümmeln soll und dass er die Beine nicht zu überkreuzen hat, denn dazu hat Gott ihn nicht geschaffen. Denn hier will er doch das Wertvollste empfangen, so muss er mit offenen Händen frei dasitzen und auch einen Herzenswunsch haben, Gott darum bitten, dass Er ihm das gibt, was er für sich wirklich nötig hat. So Sie das jetzt tun, Freunde, werden Sie nicht nur wirklich was, sondern nur immer das empfangen, wie auch empfinden, was Ihr Körper benötigt.

*

Jeder kranke Mensch muss sich so setzen, dass sein Körper frei ist.

*

Die noch einen frei beweglichen Körper haben, die verkrampfen ihn so oft so gerne. Das ist auch die Macht, die Macht der Gewohnheit. Beine übers Kreuz, übereinandergeschlagen. Sicher kann er sich mal lümmeln, heißt seinen Körper mal ausaalen, aber nicht dann, wenn er das Gute, das Göttliche empfangen will. Da muss er frei sein, mit offenen Händen, mit leeren Händen muss er dastehen oder sitzen.

„Es gibt kein Unheilbar“

Diesem, dem rein Göttlichen, sind keine Grenzen gesetzt.

*

Es geschieht mehr, als Sie überhaupt sich denken können.

*

Ein kleines Sprüchlein: „Es gibt vieles, was nicht erklärt werden, aber nichts, was nicht geschehen kann.“ Damit hätte ich eigentlich alles gesagt.

*

Und niemals den Mut sinken lassen, wenn man Ihnen auch schon gesagt hat: „Da können wir Ihnen nicht mehr helfen.“ Da macht es mir am meisten Spaß, wo die Hilfe schon versagt hat.

*

Ich habe vor Ärzten bewiesen, was vielleicht noch nie da war. Es sind sogar Gebrechen geheilt worden, die von Geburt aus da waren. Ich vertrete überhaupt den Standpunkt, dass alle Krankheiten geheilt werden können, aber nicht an allen Menschen.

„Geben Sie mir Ihre Krankheiten, Sorgen und Nöte"

Da Sie alle zum größten Teil noch nicht so aufgeklärt sind und nicht wissen, wie diese Heilung überhaupt vor sich geht, warum, wieso, weshalb, so gebe ich Ihnen zu wissen, dass Sie die Angst und das Geld zu Hause lassen können, aber die Krankheit und Zeit immer mitbringen müssen.

*

Geben Sie mir Ihre Krankheit und Ihre Sorgen! Sie werden allein nicht damit fertig. Ich trage sie für Sie.
Aber geben Sie mir diese freiwillig, stehlen tue ich nicht.

*

Geben Sie mir Ihre Krankheiten, Ihre Sorgen und Nöte und alles Schlechte, ich nehme alles.

*

Ich glaube mit Bestimmtheit zu sagen, dass Sie all Ihre Sorge, all Ihr Leiden mir übergeben. Ja, Sorge auch. Wie ich damit fertig werde, ist meine Sache. Ich habe schon so viel aufgenommen und kann noch mehr dazunehmen. Und das ist auch erst der Anfang. Es sind ja so wenige Menschen, die zählen eigentlich noch gar nicht, das heißt, bei den Unzähligen, wie sie hier auf der kleinen, göttlichen Erde sind.

*

Jeder Heilungssuchende kann nur empfangen, wenn er sich von seinem Leiden frei macht. Von seinem Leiden frei machen heißt: Geben Sie Obacht, was in diesem Moment in Ihrem Körper geschieht. Lassen Sie bitte von Ihrem Leiden ab. Schenken Sie mir

Ihr Leiden. Ich nehme es. Horchen Sie in sich herein und dann haben Sie alles.

*

Ich darf nicht stehlen. Wer seine Krankheit liebt, hält sie fest. Wer sie vergessen kann, dem nehme ich sie, dass er sie freigibt – nicht nur in Gedanken, auch in Taten.

*

Ich will doch von Ihnen nichts, nichts weiter als die Krankheit, nichts weiter als die schlechten Gedanken, nichts weiter als das Böse überhaupt, das vorher über Ihnen stand.

*

Ich mache Sie auch darauf aufmerksam: Ihre Sorgen haben Sie mir auch gegeben. Belasten Sie sich bitte nicht, lassen Sie mir die Sorgen!

*

Wenn Sie die Krankheit freigeben, dann nehme ich Ihnen alle Leiden ab.

„Nicht verlangen, sondern erlangen"

Nicht den Gedanken führen: „Jetzt muss ich ihm alles sagen. Jetzt muss ich so tun, als ob – verzagen und klagen, damit ich Mitleid in ihm erwecke, und damit er mir wirklich hilft, damit ich wirklich gesund werde." Freunde, das ist ein ganz falscher Glaube. Das ist nicht der Glaube, den Sie zu beherzigen haben, nein.

*

Wenn Menschen glauben: „Ja, jetzt sind wir hier, jetzt muss er uns heilen" – oh nein! Das Recht räume ich keinem Menschen ein. Ich verlange ja von Ihnen auch nichts.

*

Sie haben nur zu erlangen, zu empfangen. Das ist etwas anderes, das steht Ihnen zu.

Und ich habe es auch nicht nötig, dass Menschen sagen: „Das und das kann er nicht!“ und dass Menschen einem vielleicht ein Muss auferlegen, dass ich es tun muss.
Nein, ein Mensch hat kein Recht, von mir Derartiges zu verlangen, dass ich ihm helfen und ihn heilen muss. Ein Mensch nicht. Dieses Verlangen habe ich. Ich verlange es selbst von mir, weil ich mich berufen fühle, Menschen zu helfen und zu heilen.

*

Meistens geht es [die Heilung] schnell. Aber wer sich darauf versteift, dass es schnell geht – das Recht steht keinem Menschen zu, Derartiges zu verlangen. Nur nicht drängen und verlangen; den Herrgott bitten und immer und immer dafür danken.

*

Was Sie versäumt haben, müssen Sie nachholen, das können Sie nicht ohne Weiteres verlangen. Und Sie können auch von Ihrem Nächsten nicht verlangen, dass er Ihnen das und das abnimmt. Nein, Sie können alles nur erlangen.

*

Viele sagen: „Ich habe nur den einen Wunsch, gesund zu werden!“ In Wirklichkeit haben sie aber tausend Wünsche. Sie möchten eigentlich nur rein weltlich tätig sein, Geld verdienen, Lustbarkeiten mitmachen, und was noch alles. Deswegen möchten sie gesund sein! Aber durch diese Nebenwünsche ist die Heilung schwieriger, wird aber in vielen Fällen immer noch gegeben.

*

Jeder hat so seine eigene Vorstellung. Der eine glaubt, ich müsste dieses, der andere glaubt, ich müsste das tun.

*

Es geht, so wie ich das bisher getan habe und auch weiter tun werde, besser, als wie Sie sich das überhaupt gedacht haben.

*

Wenn Sie irdische Güter, wenn Sie das irdisch Gute hier suchen, wenn Sie es einmal besitzen wollen, müssen Sie doch von sich aus all das dazu tun, um sich dieses erst zu erarbeiten, um dieses da dann in Ihren Besitz zu bringen. Aber das Gleiche ist auch hier, so der Mensch das Gute, wie er weiß, das Gute auch wirklich nötig hat, sich erst erarbeiten muss. Er muss erst viel dazu tun, er muss sich von dem Unrat befreien, er muss alles dazu tun, er muss selbst Hand anlegen, indem er jetzt für sich, für seinen Körper schafft, indem er die Zeit soweit für sich nützt wie auch die Gelegenheit wahrnimmt, wie sie ihm geboten ist, dass er daselbst dann die Verbindung zu Gott erhält und von Gott das Gebotene empfängt.

*

Gott gibt ihm ja alles, aber er zieht ja aus all dem dann keine Lehre, wenn Gott ihm gleich all das so geben würde. Er hat kein Recht, auch nicht das geringste Recht, nur das Geringste zu verlangen – erlangen kann er es nur. So er, der Mensch, sich vom Bösen löst, so er gewillt ist, das Gute, das Göttliche in sich aufzunehmen, dann tut er recht, dann wird er das auch an sich selbst, am eigenen Körper empfinden.

*

Sie brauchen nicht in dem Glauben leben, dass hier an Ort und Stelle gleich alles geschieht. Jetzt haben Sie gespürt, dass der Anfang der Gesundung eingetreten ist. Einer wie der andere, soweit er es wert ist, dass ihm geholfen wird, hat das in seinem Körper aufgenommen.

*

Nicht, dass Sie sich darauf einstellen und sagen: „Ich muss jetzt was verspüren." Nein, es liegt nur daran, wie der Mensch sich einstellt.

*

Menschen sagen: „Ich muss gesund werden." Sie müssen sagen: „Ich werde gesund."

*

Sie müssen selbst dazu beitragen, indem Sie sich regen und bewegen. Nicht mit Gewalt, immer sachte, denn es braucht alles seine Zeit.

Nichts verlangen, sondern erlangen. Der eine früher, der andere später.

*

Ich selbst bin nicht in der Lage, den einen oder anderen Heilungssuchenden gesundzusprechen, denn er soll ja empfangen, darf aber nichts verlangen.

*

Nicht ich heile, *es* heilt. Der Transformator leuchtet auch nicht. Die Glühbirne leuchtet, wenn sie angeschlossen ist.

*

Nun glaube ich, Freunde, werden Sie etwas mehr wissen. Stellen Sie sich in Zukunft nicht auf ein Verlangen ein, sondern erlangen Sie es. Ich stelle auch keinen Versuch, sondern ich ersuche Sie doch am Laufenden: dass Sie jetzt baldmöglichst den guten Weg einschlagen und dass Sie die Treue erst mal zu sich selbst halten und dass Sie wirklich all das tun, was Sie sich selbst versprochen und dass Sie auch an das glauben, was Sie für sich nötig haben und dass Sie sich wirklich auch an das Versprechen halten, wenn Sie sich von dem Bösen lossagen, dass Sie sich mit dem Bösen, mit diesem Übel nicht mehr vereinigen, sondern mit dem, was Sie wirklich zum Guten führt und was Ihnen auch guttut, damit Sie dieses Gute und die Güte Gottes in sich aufnehmen und dieses da dann auch weitergeben können an Ihren Nächsten. Nun glaube ich, mich so oft heute hier in Worten wiederholt zu haben, und immer wieder kann ich nur betonend sagen, es ist „Not-wendig", Freunde. Und wenn Sie es beim ersten, zweiten, dritten, vierten, fünften, sechsten, siebten, achten, neunten, zehnten nicht verstanden haben, dann sage ich das ein elftes, ein zwölftes Mal. Ich sage es 24-mal, ich sage es 48-mal, ich sage es nicht nur ein Jahr, ich sage es jahrein, jahraus, so lange ich hier sein darf, bis der Mensch es erfasst hat, bis der Mensch das Gute beherzigt, bis der Mensch es in sich aufgenommen, bis der Mensch das befolgt, was er zu befolgen hat, und bis er Dem folgt, Dem wir alle über kurz oder lang doch folgen müssen.

Oder wollen Sie haben, dass ich so Hokuspokus mache usw. und Ihnen etwas einrede, was in Wirklichkeit, in Wahrheit nicht ist, wollen Sie das so haben? – Was wollen Sie, Freunde? Verlangen Sie doch ruhig – ich tue es doch nicht! Das habe ich nie getan, wie ich in der Vergangenheit gewesen bin, das heißt in dem Leben zurück, so bin ich heute, und so wie ich heute bin, will ich immer sein. Mich können Sie nicht umkrempeln! Ich spreche mal so einfach, so primitiv, ich nehme mal auch diese Worte, wie ich sie von Ihnen schon mal aufgenommen hab', dann verstehen Sie mich.
Nein, dazu können Sie mich nicht verlocken und nicht verleiten, für kein Geld, für keine guten Worte, nicht für „Bitte-bitte-Machen" – nein – gar nicht. Was ich nicht tun darf, das tue ich nicht! Wenn ich auch als solcher rausgestellt, das heißt, dass alles entstellt wurde, ich tue es nicht, habe es nie getan – nicht zu meiner Entschuldigung – nein. Die Menschen verlangen nur, sie glauben, das wäre so richtig. Nein, das ist nicht richtig!

*

Und so Sie jetzt richtig folgen und dass Sie nichts verlangen, sondern wirklich all das erlangen, was für Sie bestimmt ist, dann werden Sie viel Gutes an sich selbst, viel Gutes an Ihrem eigenen Körper, auch viel Gutes an dem Körper Ihres Nächsten erfahren! Glauben Sie nur!

*

Mein Weg führt mich weiter. Ich muss auch weiter! Ich glaube, dass Sie das jetzt richtig erfasst haben. Und ich glaube, dass Sie sich jetzt nicht auf ein Verlangen einstellen, sondern dass Sie wirklich selbstständig werden, dass Sie erlangen. Überzeugen Sie sich selbst!

„Es liegt an jedem selbst"

Ja, Sie haben geglaubt, das ginge nur so: „Und jetzt kommt der Gröning!", wie Sie das gewöhnt sind von Menschen, wenn Sie zum Arzt, zum Heilpraktiker gehen. Der macht da so'n Hokuspokus und – fertig.

Nein, Freunde, so ist das nicht. Es kommt nicht auf Gröning, sondern es kommt auf Sie selbst an. Es nutzt ja gar nichts. Es kommt auch nicht auf Gott an, es kommt auf Sie an. Gott tut schon das Rechte. „Was kann er heilen?“ Nein, Sie müssen die Frage stellen: „Wen kann er heilen?“

*

Es ist Paracelsus, der da sagte: „Zu heilen sind alle Krankheiten, nur nicht alle Menschen.“

*

Es muss jeder von Ihnen selbst darauf achten und soll nicht sagen: „Herr Gröning, helfen Sie mir!“ Achten Sie bitte selbst, nehmen Sie die Gesundheit in Ihrem Körper auf. Dann ist alles geschehen. Es wird nicht einer, es werden nicht zehn, es werden Hunderte oder gar alle unter Ihnen sein, die geheilt sind, der eine früher, der andere später. Aber achten sie bitte selbst.

*

Ich habe gesagt, dass es am Menschen liegt, wem ich helfen kann, gleich, was für ein Leiden er hat.

*

Der Beweis ist schon lange da – nicht nur erst seit gestern und heute, nein, das liegt schon Jahre zurück, dass tatsächlich Menschen, die ernstlich krank waren, wieder gesund geworden sind. Und sie sind ja auch hier zum größten Teil nicht aus Neugier gekommen, sondern um gesund zu werden, um die Gesundheit hier zu finden. Und da liegt es nicht an mir, sondern da liegt es an jedem Menschen selbst.

*

Wenn Sie die Reife haben, werden Sie das erlangen, was Sie brauchen, um gesund zu werden.

*

Meine Hilfe kann dem Menschen nichts nützen, wenn er diese meine Hilfe nicht annimmt.

*

Es gibt ja auch Menschen, die die Krankheit suchen.

*

Ich sage: „Steh auf!“ Und Sie sagen: „Nein, ich stehe nicht auf.“ Und so können Sie trotzen, „nein“ sagen, „das tue ich nicht“. Ja, dann können Sie eben nicht gehen, müssen liegen bleiben.

*

Was nützt das, ich nehme Ihnen die Schmerzen ab, und Sie wissen überhaupt noch nicht, was Sie mit der Gesundheit machen sollen?

*

Wo ich weiß, dass der Mensch sich nicht ändert, ist nichts zu machen.

*

Es hat Menschen gegeben, die sich erdreisten wollten: „Der Gröning muss aus dem Haus kommen, er muss uns helfen, er hat die göttliche Kraft, er darf nicht drinbleiben.“ Auch gibt es Menschen, die einem nicht vom Leibe gehen und sagen: „Ich gehe nicht früher, bis ich gesund geworden bin.“ (...) Das darf und werde ich nicht tun.

*

Denn Sie wollen mir doch nicht weismachen, Sie wollen doch womöglich nicht sagen, wie viele Menschen von sich aus behaupten: „Hier kommt es auf den Gröning an, und der Gröning muss dieses, das so und jenes so tun, wie ich es will.“

*

Liebe Freunde, auch hier werden Sie wahrgenommen haben, dass es wirklich nur auf den Glauben ankommt, indem der Mensch das Gute für sich und für seinen Nächsten bejaht. Und dass er, um die Ordnung in seinem Körper zu erhalten, viel Kraft, viele Energien benötigt, brauche ich nicht noch groß zu betonen. Dafür aber habe ich viele, viele Fragen. Fragen, die dahingehend führen, ob Sie jetzt noch glauben, dass meine Anwesenheit, meine Person notwendig ist. Ich sage: nein.
Betrachten Sie, liebe Freunde, vorerst mal den Gröning nicht als

hauptsächlich, sondern als nebensächlich. Es kommt hier nicht auf Gröning, sondern es kommt hier auf Sie selbst an. Sie sind hauptsächlich. Sie haben das in der Hauptsache nötig, dass in Ihrem Körper wieder die Ordnung herrscht. Und daher sage ich mit Recht: Wo die Ordnung herrscht, da ist Gott. Und Gott will aufgenommen werden. Aber nie wird Er Aufnahme finden bei den Einzelnen, so der Mensch die Verbindung noch weiterhin zu dem Bösen hält.
Nun, liebe Freunde, stelle ich die Frage an Sie: Wie ist es da dann möglich, wenn ich Ihnen jetzt einzelne wenige Fälle aufzähle, wie Menschen wirklich die Ordnung in ihrem Körper zurückerlangt haben? Auch hier werden Sie bald wahrnehmen, worauf es ankam.

*

Und wenn Sie das Heil noch nicht erfahren, Freunde, schieben Sie es auf niemanden, auf keinen Ihrer Nächsten! Und beschimpfen Sie nicht Gott und sagen: „Ich kann nicht mehr glauben!“ Oder sagen womöglich: „Gröning kann es nicht!“ Nein, auf Sie selbst kommt es an, nicht auf Gröning! Und auf keinen Ihrer Nächsten, auf Sie selbst, immer Sie selbst.

*

Nun muss ich Sie bitten, jetzt mehr denn je in sich hineinzuhorchen und das aufzunehmen, was ich Ihnen zu geben beabsichtige. Machen Sie sich jetzt noch frei von all dem Schlechten und nehmen Sie das Gute auf, das hier die Heilwelle ist – nicht die menschliche, sondern die göttliche. Machen Sie sich frei von all dem Schlechten und fühlen Sie, was in und an Ihrem Körper vorgeht. Es ist nicht meine Schuld, wenn Sie nicht empfangen; es ist nicht meine Schuld, wenn Sie nicht gesund werden, es liegt an jedem Menschen selbst.

*

Viele Menschen begehen den großen unverzeihlichen Fehler, indem sie sich zum Zeitpunkt, wo sie Heilung erwarten, zu sehr mit ihrer Krankheit oder dem körperlichen Schmerz beschäftigen, sich keine Minute davon frei machen können, um, wie ich bitte, in sich

hineinzuhören und meine Heilwelle zu empfangen. Es ist mir dann auch nicht zu jeder Zeit möglich, diese Menschen von ihrem Leiden zu befreien.
Richtig ist, wenn der Mensch nur seinen Körper beobachtet, für einige Minuten von seinem Leiden ablässt, auch gedanklich ruhig und konzentriert ist und still auf den Empfang der Heilwelle wartet.

*

Als Sender kann ich niemals den Menschen das Recht einräumen, von mir etwas zu verlangen. Ich sende die Heilwelle, die auch der Kranke empfangen kann, auch ohne zu wissen, dass und was ich sende.

*

Es liegt aber an Ihnen selbst, wie Sie empfangen. Sie können genauso das Rundfunkgerät verstellen, dass Sie keinen reinen Empfang haben. Stellen Sie genau ein, horchen Sie hinein und dann empfangen Sie.

*

Und deswegen sage ich mit reinem Gewissen: Wenn der eine und der andere das Gute, das Göttliche noch nicht halten kann, wo ich die Verbindung hergestellt habe, dann kann ich ihm auch nicht helfen.

*

Wissen Sie jetzt, liebe Freunde, worum es geht? Wissen Sie jetzt aber, worauf es ankommt?

*

Auf Sie selbst, auf jeden Einzelnen kommt es an! Immer auf den, der es nötig hat.

*

Also, nicht verhandeln, sondern handeln, das ist das Richtige, liebe Freunde!

Nicht an das Leiden denken, sondern in den Körper hineinfühlen

Ich bitte Sie jetzt von ganzem Herzen: Horchen Sie in sich hinein. Denken Sie nicht dabei an Ihr Leiden, sondern fühlen Sie, was in und an Ihrem Körper vorgeht.

*

Ich weiß, der eine und der andere von Ihnen glaubt jetzt, dass ihm an Ort und Stelle geholfen wird. Schon gut, das soll geschehen. Es soll nur der eine oder andere seine Krankheit nicht festhalten, nicht so stark daran denken, sondern lockerlassen. Er soll fragen: Was geht in meinem Körper vor? Solange er an seiner Krankheit festhält, habe ich keine Berechtigung, daranzugehen.

*

Gehen Sie nur von praktischen Beispielen aus, nehmen Sie eine Schale, die gefüllt ist, gleich womit, meinetwegen mit Obst, das tagelang steht, das heißt, gestanden hat und keiner sich darum gekümmert und keiner wusste dieses zu behandeln, und es ist schlecht geworden. Sie können dieses Obst nicht mehr genießen, und da kommt jetzt jemand und will Ihnen neues, gesundes Obst geben. Da wäre es eine große Dummheit, wenn man das gute, das neue, das gesunde Obst auf dieses schlechte legen würde, denn dieses gute würde auch in denselben Zustand übergehen wie das schlechte schon ist. Wenn Sie das gesunde Obst haben wollen, so müssen Sie doch erst das schlechte, das ungesunde, das nicht mehr genießbare beiseite schütten. Aber nicht nur das alleine, sondern diese Obstschale als solche auch säubern, um dann das gesunde zu empfangen. Vergleichen Sie dieses, die Schale, mit Ihrem Körper und das Obst mit Ihren kranken Organen, und das Gesunde ist das, was sie sich erhoffen. Aber es ist unmöglich, wenn Sie das Schlechte nicht abwerfen können – und „nicht abwerfen können" heißt in diesem Falle, wenn sie sich mit Ihrer Krankheit beschäftigen.

*

Und auf der anderen Seite stehe ich da wie ein Mechaniker, der die Verbindung zu dem Göttlichen wiederherstellt, zu diesem wahren göttlichen Strom, den der Mensch braucht, um die Hilfe, die Heilung zu erhalten. Er kann sie aber nur erhalten, wenn er an das Schlechte, Schmutzige, an die Krankheit nicht mehr denkt, sondern sich fest entschließt, den neuen, den wahren göttlichen Weg zu gehen.

*

Ich bitte Sie, in aller Zukunft nicht mehr an Ihr Leiden zu denken, sondern ich bitte Sie, Ihren Körper zu beobachten, was in und an Ihrem Körper geschieht. Und dabei werden Sie alle die Feststellung machen, dass die bisher kranken Organe wieder lebendig geworden sind, wieder gesund geworden sind.

*

Aber ein Fehler wird immer gemacht, wenn man an die Krankheit denkt. Denken Sie nicht an die Krankheit, nicht an das Vergangene.

*

Und wenn er sich mit seinem Leiden beschäftigt, ist es unmöglich, dass er überhaupt empfängt, denn er ist ja belastet.

*

Wer seine Krankheit liebt, hält sie fest.

*

Ich sage: Wer sich mit seiner Krankheit beschäftigt, der hält sie fest. Wer sie aber loswerden will – und das wollen Sie wohl alle – der möge nicht daran denken, sondern seinen Körper beobachten, was so alles darin vorgeht.

*

Ich bitte Sie, sich von jetzt ab nicht mehr mit Ihrem Leiden zu beschäftigen. Wer sich damit beschäftigt, beschäftigt sich mit dem Satan. Er hat es nicht nötig. Geben Sie Obacht, was in und an Ihrem Körper sich Neues bemerkbar macht.

*

Und wenn Sie zu Hause sind, können Sie sich auch einschalten. Aber dabei dürfen Sie nicht an Ihr Leiden denken, sondern an das, was schon lange Ihr herzlicher Wunsch war: einmal gesund sein.

*

Jetzt, liebe Freunde, sind wir daraufhin gekommen, dass ich Ihnen den einen guten Rat dafür gebe, dass Sie doch ein wirklich wahres göttliches Geschöpf sind, und dass Sie sich wert sein müssen, endlich mal Ihrem Körper wirklich wahre Beachtung zu schenken. Nicht will ich damit sagen, dass Sie Ihren Körper mit den Augen zu betrachten haben, nein. Beachtung schenken heißt: Wählen Sie einen Platz, ob Sie Ihren Körper setzen oder ob Sie ihn hinlegen oder ob er steht – nur eines, dass Sie wissen: „Hier bin ich geschützt, hier kann ich die Ruhe in meinem Körper aufnehmen, hier will ich die Ruhe bewahren. So ich jetzt meinem Körper Beachtung schenke, stelle ich fest, dass in ihm die Ruhe eingetreten ist." So geht es nun weiter, wenn Sie Ihrem Körper weitere Beachtung schenken, werden sie nicht erst was an Ihrem Körper feststellen, sondern wirklich nur das, das sich an Ihrem Körper zeigt, das Sie in und an Ihrem Körper fühlen, denn darauf kommt es an. Was für ein Gefühl haben Sie jetzt in Ihrem Körper?

*

Was Sie nicht sehen, das fühlen Sie, deswegen haben Sie mehr Sinne in Ihrem Körper erhalten, aber diese müssen Sie kennen, von diesen müssen Sie Gebrauch machen!

*

Bei vielen oder Einzelnen ist der Gefühlsnerv so weit herunter, dass sie es nicht verspüren. Aber dass die Heilung vor sich geht, ist mir klar. Viele kommen, haben überhaupt nichts verspürt, kommen nach Hause, und alles ist verschwunden.

*

Und gerade deswegen, liebe Freunde, sind Sie ja heute beisammen gekommen, um nun endlich einmal die Wahrheit zu hören. Aber ich greife ja weiter! Nicht nur, dass Sie die Wahrheit hören, sondern dass Sie sie auch fühlen, dass Sie sie wahrnehmen, wahrnehmen am eigenen Körper.

*

Aber immer wieder muss ich sagen, erst da dann, so Sie Ihrem Körper wirkliche Beachtung schenken, so Sie achtgeben, was in ihm geschieht, noch viel weniger um ihn, sondern nur in ihm, in Ihrem eigenen Körper, so Sie von der Umwelt, Ihrer Umgebung abgelenkt werden, dann schließen Sie einfach die Augen und verlangen Sie nicht, jetzt müsste sich dieses, das und jenes Gefühl bemerkbar machen. Nein, Freunde, so ist dem nicht! Sondern so Sie Ihrem Körper Beachtung schenken, stellen Sie nicht was, sondern wirklich das fest, was sich in Ihrem Körper zeigt, so Sie es fühlen. Und das müssen Sie doch endlich einmal für wahr annehmen, das müssen Sie doch auch beherzigen, und das ist das, was ich schon sagte, dass Sie sagen: „Das ist mir ein fremdes, das ist mir ein komisches Gefühl!" Ja, es ist komisch, dass Sie das jetzt anders tun sollen, wie Sie es bisher getan haben. Nur so, ja, liebe Freunde, nur so und nicht anders ist es möglich!

*

Und deswegen diese meine Frage, wie Sie sich fühlen, und auch was Sie fühlen, ob Gutes oder Böses.

*

So der Mensch es tut, so wird er doch bald wahrnehmen, dass er, so er sich auf dem Weg schon befindet, sich immer wohler fühlt, sich immer freier fühlt, sodass er hernach ein wirklich lebensfroh bejahender Mensch ist.

Der Regelungs- bzw. Reinigungsvorgang im Menschen

Genau, wie wenn die Mutti zu Hause säubert. Dann gibt es eine Bewegung in dieser Bude. Aber nachher, wenn es fertig ist, dann sieht kein Mensch, dass da gearbeitet wurde. Es ist reine Luft, es ist sauber, der Mensch fühlt sich wohl. Genauso hier der Regelungsschmerz. Es ist nicht angenehm, es wirft einen Menschen manchmal auch ins Bett – einige Tage. Es gibt auch Menschen, die dann schimpfen: „Das hatte ich davon, dass ich zum Gröning ging!“ Aber dass er nachher sich wieder frisch, froh und frei fühlt, dafür kann ich nichts. Aber die Unwissenheit dieses Menschen, wenn das an ihn herantritt, die Unwissenheit der Angehörigen!

*

Prima! Regelungsschmerz! Denn in Gliedern und Organen, die bisher tot waren, wo das neue Leben hineinkommt, muss es sich ja bemerkbar machen.

*

Deswegen mache ich sie aufmerksam, wenn der Regelungsschmerz kommt, das zu erdulden. Es passiert nichts Schlimmes, sondern nur, dass der Mensch gesund wird. Denn jedes bedarf doch seiner Regelung.

*

Es gab Störstellen, an denen gearbeitet wird. Bitte, nehmen Sie nicht gleich den Gedanken auf, indem Sie sich selbst sagen: „Ja, das schmerzt ja wieder“ oder „das ist so warm“ oder „es brennt“ oder „es wird noch übler, als es hier zuvor gewesen.“
Nein, Freunde, bewahren Sie die Ruhe, geben Sie acht, und ich sag's Ihnen gleich: Es ist nicht das gleich schmerzende oder warme Gefühl, wie es einst war, als der Körper, die Organe noch gestört gewesen, sondern Sie werden bald feststellen, dass es ein ganz anderes Gefühl ist als das, wie es bisher immer gewesen ist.

*

Denn da muss es ansprechen, das muss jetzt durchgehen, um auf das Organ zu wirken, und in diesen kranken Organen bzw. Gliedern muss etwas vorgehen. Sie können von einem Kindlein, das neugeboren wird, nicht gleich verlangen, dass es sich selbstständig macht, dass es steht, geht oder alles tut, was ein erwachsener Mensch macht.

Es braucht alles seine Zeit. Auch hier die Umwandlung in Ihrem Körper, was Sie jahrelang in Ihrem Körper gehabt haben. Menschen denken, es muss gleich verschwinden.

*

Der Regelungsschmerz muss sein. Es befürchteten oft einzelne Menschen, wenn der Regelungsschmerz einsetzte, dass ein Rückfall eingetreten sei. Sie bekamen Furcht.

*

Und wenn Sie zu Hause sind und mal hier und dort Schmerzen bekommen, wie Sie sie noch nie gehabt haben, so fürchten Sie nichts, denn das sind die Schmerzen, die Regelungsschmerzen. Regelungsschmerzen deshalb, weil tatsächlich an kranken oder gar schon abgestorbenen Gliedern wieder das Leben einzukehren versucht. Da, wo alles in Unordnung war, muss die Gesundheit sich auch diesen Weg erkämpfen und so lange daran arbeiten, bis das eine oder andere Organ, das heißt, das kranke Organ, wieder in Ordnung ist. Nichts fürchten, lassen Sie das über sich ergehen, es ist das Gute, das Göttliche.

*

Beobachten Sie bitte Ihren Körper, was da vorgeht, und Sie werden mehr oder weniger bestimmt feststellen, dass der Schmerz verschwunden ist. Wenn Sie glauben, dass Sie den Schmerz noch in oder an Ihrem Körper haben, so werden Sie feststellen, dass es nicht mehr derselbe, sondern schon der Regelungsschmerz ist.

*

Wenn der eine oder der andere vorher nicht so große oder überhaupt keine Schmerzen gehabt hat, darf er nicht schimpfen, im Gegenteil, er wird es selbst verspüren, dass der Schmerz ein anderer ist, mit Wärme durchzogen, das heißt durchblutet, das ist der Regelungsschmerz. Wenn dieser vorüber ist, dann geht die Gesundung an.

Die Verantwortung, eine erlangte Heilung zu behalten

Aber Sie wissen ja nicht, wie Sie die Gesundheit behandeln sollen. Es kommt nicht von mir, will ich betonen. Wenn ich Sie mit diesem Geschenk beschenke, müssen Sie vorsichtig damit umgehen. Die Gesundheit ist wie ein Gegenstand, der leicht zerbrechlich ist – Porzellan – er hat eine so unsichere Hand, er lässt es fallen – in Scherben. Er kann auch hier, wenn er die Gesundheit erhalten hat, unvorsichtig sein. Oder auch mit schlechten, teuflischen Menschen zusammenkommen – dann kann er seine Gesundheit wieder verlieren.

*

Halten Sie sich nie im Kreise ungläubiger Menschen auf, denn das hindert Ihren Heilungsprozess.

*

Aber lassen Sie sich bitte dann, wenn Sie tatsächlich die Gesundheit voll erhalten haben, nicht von diesen satanischen Menschen verführen und wieder abziehen.

*

Denn vereinzelt wird von Schmutzfinken immer wieder behauptet: „Das ist nur Einbildung, die sind gar nicht gesund, der Gröning hat sie nur hypnotisiert, die fallen ja doch wieder zurück.“ Jawohl, verfallen tut ein Mensch wieder, wenn er den Glauben verliert, wenn er dem Teufel wieder verfällt, dann ist er es nicht wert, die Gesundheit in seinem Körper zu behalten, denn der Teufel will nichts als wieder das Schlechte vom Menschen.

*

Er hat ein Gelübde abgelegt, indem er Gott versprochen hat, jetzt immer ein guter Mensch zu sein. So er jetzt dazusteht, wird es bleiben. So er aber wieder dem Bösen verfällt, so er wieder auf das Böse hört, so er böse Gedanken in sich aufnimmt, so wird er nach und nach das Gute wirklich wieder verlieren.

Über Ihre Heilung entscheiden Sie letztlich selbst. Sie selbst können es auch hinterher abwerfen.

*

So er das Gefühl, das Neue, das Gute, das Wohlwollen, das wohltuende Gefühl spürt, wird er selbst zu Gott sprechen und sagen: „So müsste es immer sein, so möchte ich es haben. Es ist ganz anders als zuvor.“ Also, jetzt muss der Mensch weiter nichts als nur das tun, dass er weiterhin das Gute in sich behält. Und dieses wird da dann auch nur möglich sein, wenn er immer wieder bestrebt ist, um sich die Ordnung beizubehalten, dass um ihn die Ordnung nicht schwindet.

*

Aber wie bös' ist es doch für den Menschen, der das Heil erfahren, so er den Weg gefunden, und der nicht zu seinem Wort steht: das Gute, wie er es doch nötig hat, wieder in Vergessenheit bringt, wieder ein Luderleben führt, wieder auf Menschen hört, sich wieder von Menschen verzerren lässt! Und dass er dann hernach sagt: „Ja, der und der und der, die haben ja recht, das bleibt nicht lange, das hält nicht lange an.“ Wer ist schuld? Der Mensch, um den es geht, ist selbst schuld. Liebe Freunde, streichen Sie dieses nicht, unterstreichen Sie dieses Wort, dass er selbst schuld ist. Wie ein anderer für ihn nicht essen kann, damit er seinen Hunger stillt, so kann ein anderer für ihn auch das nicht aufnehmen, wenn er nicht gewillt ist, das Gute, wie er es nötig hat, für seinen Körper selbst aufzunehmen.

*

Sie mussten erst wissen, was los ist. Sie mussten erst die Reife haben und Sie mussten erst aufgeklärt werden. Deshalb habe ich nichts unversucht gelassen, Ihnen das alles mit auf den Weg zu geben, damit Sie wissen, wie Sie sich zu Hause – für alle Zukunft, so lange Sie leben, zu verhalten haben. Schlagen Sie den neuen Kurs ein, gehen Sie den wahren göttlichen Weg, und dann werden Sie laufend das empfangen, um Ihre Gesundheit zu erhalten und sich überhaupt gesund weiter zu halten.

Hilfe auch für Angehörige

Ich will Ihnen nicht das Leben schwer, sondern leicht machen. Sodass sogar Menschen, die gesund sind, in der Lage sind – wenn sie den Weg zu mir gefunden und gebeten haben um ihre Bekannten und verwandten Kranken – auch die Gesundheit mit nach Hause zu nehmen. Ich bitte Sie, an diese Kranken einen herzlichen Gruß von mir zu bestellen, und ich wünsche ihnen dasselbe, was ich Ihnen schon von ganzem Herzen gewünscht habe.

*

Natürlich geschieht dieses nur da dann, so Sie selbst, wie viele Menschen es auch getan haben, indem Sie die Ruhe in sich aufgenommen, zu diesem dann so viel Kraft und Energien aufgenommen, indem Sie das Selbstvertrauen und auch den Glauben hatten, dass Sie Ihren Nächsten helfen konnten und sich hernach, nach dieser Einstellung, nach diesem Empfang gewundert, indem Sie sagten: „Ich habe für ihn geglaubt, ich habe für ihn gebetet, und tatsächlich ist an diesem meinem Nächsten ein Wunder geschehen, er ist wirklich gesund geworden."

*

Jeder weiß doch, wo einer ist – einer Ihrer Nächsten ist, dessen Körper nicht mehr in der göttlichen Ordnung ist, der in vollständiger Unordnung – „krank", Sie würden sagen „der krank ist". Oder glauben Sie nicht, dass Sie helfen können? Wenn ich ja sage und Sie wirklich glauben, aber wirklich, dass Sie mit dem ganzen Herzen dabei sind, dass Sie wissen, wozu Ihr Herz schlägt – Sie können helfen!

*

Sie haben hier schon zu wissen bekommen, dass die Heilung mitgenommen werden kann für Ihre Angehörigen. Deshalb sind Sie auch hier, indem Sie auch diese Gelegenheit ausnützen wollen, um die Gesundheit für Ihre nächsten Mitmenschen mit nach Hause zu nehmen. Ich gebe Ihnen zu wissen, dass alle Ihre Wünsche, wie Sie jetzt stehen, erfüllt werden können. Ich wünsche Ihnen von Herzen alles Gute und beste Gesundheit.

Sie selbst sind auch in der Lage, die Gesundheit für Ihre kranken Angehörigen, Verwandten und Bekannten mit nach Hause zu nehmen. Hat es auch noch nie gegeben.
Unzählige solcher Bestätigungen liegen vor, heute erst wurden mir viele dieser Dinge vorgetragen. Und es geht so jeden Tag, indem Menschen an mich herangetreten sind und sagten: „Herr Gröning, ich danke Ihnen!" Ich sage: „Nein, mir sind Sie nicht zu Dank verpflichtet, danken Sie dem Herrgott!" Jetzt will ich Ihnen mit auf den Weg geben, wie ich zuvor schon sagte, für die Kranken, für die Sie gekommen sind, mit dem Gedanken, für sie Hilfe zu holen. Auch ihnen ist zu helfen. Einen recht herzlichen Gruß von mir. Sie kommen nach Hause oder Sie kommen dort zu dem Kranken, und Sie werden sehen, dass eine Besserung eingetreten ist, sehen Sie auf die Uhr.

*

Also muss auch der Nächste für seinen Nächsten bitten und das Gute für ihn erlangen, ihm dieses, das Gute, das der Mensch, sein Nächster, nötig hat, zu übergeben.

*

Hier muss man nicht reden, sondern einfach das tun, was ein Nächster nicht mehr tun konnte, und für ihn glauben, woran er nicht mehr glauben konnte.

*

Nicht immer gedanklich mit dem Leid beschäftigen und den Nächsten bemitleiden: „Wenn ich ihm nur helfen könnte!" Du kannst ihm helfen, glaube nur! Aber tu alles dazu, dass du deinen Nächsten helfen kannst – habe ich schon gesagt. Dann ist es recht.

*

Haben Sie Vertrauen und glauben Sie, auch Sie können helfen.

*

Die Hilfe kann jedem Menschen zuteilwerden. Und wer für einen Menschen gekommen ist, der soll die Hilfe mit nach Hause nehmen, indem er von mir einen schönen Gruß bestellt. Ich selbst wünsche Ihnen das Allerbeste und vor allen Dingen Gesundheit.

*

So der eine oder der andere Ihrer Nächsten nicht mehr glauben kann, weil er, der Körper des Nächsten, zu sehr vom Bösen erfasst ist, dass er nicht mehr über die Energien verfügt, dass sie für ihn eintreten, indem Sie ihm helfend zur Seite stehen, das ist Ihre Pflicht. Das ist Ihre Mission, das ist Ihre Berufung, Ihrem Nächsten dahingehend soweit zu helfen, sodass er das Heil, das Allerheiligste am eigenen Körper erfährt. Glauben Sie für ihn, wie Sie für sich auch zu glauben haben oder wie Sie für sich selbst für Ihren Körper geglaubt haben.

*

Nun, glauben Sie, dass Sie schon Ihren Nächsten helfen können? So Sie nicht gottergeben sind, können Sie nicht helfen. Aber so Sie das Göttliche schon in sich aufgenommen haben, können Sie helfen.

*

Selbstvertrauen und Glauben, dass Sie, im Einzelnen gesehen, auch für Ihre Nächsten das Gute empfangen werden, empfangen können.

*

Auch das möchte ich nicht verfehlen, und ich habe Ihnen schon richtig gesagt, diese Fernheilung als solche – für einen andern Kranken oder Verwandten zu Hause mitzunehmen, und dass ich sie gar schon per Luftpost nach Hause schickte; nennen wir es meinetwegen so. Und wenn Sie mit dem Wunsch hierhergekommen sind und wenn Sie nicht so egoistisch sind und sagen: „Wie ich, so soll auch mein Mitmensch zu seinem Glück kommen." Nehmen Sie es mit! Bestellen Sie diesem Verwandten einen schönen Gruß von mir! Denn: Reich sein, heißt gesund sein. Und dieses Reichsein wünsche ich Ihnen von ganzem Herzen.

*

Aber nicht nur für Sie, sondern auch für all Ihre Nächsten, auch für die, für die Sie heute hier einen Herzenswunsch haben, indem auch Sie für Ihren Nächsten an das Gute, an das Göttliche glauben.

*

Und das Gleiche geht dann weiter, indem er da dann das auch an all seine Nächsten, von denen er umgeben, unter denen er sich bewegt, unter denen er lebt, das so wiederzugeben, wie er es selbst an sich, an seinem eigenen Körper erfahren hat.

*

Und zum Schluss will ich nicht verfehlen, auch diesen Menschen zu helfen, wenn es Ihr Wunsch ist, wenn Sie mit dem herzlichen Wunsch hierhergekommen sind und denken: „Anstatt ich – der Kranke zu Hause wartet auch auf Heilung! Er kann nur nicht kommen." Und ich kann auch nicht zu jedem Menschen gehen. Ich habe nicht die Möglichkeit, zu diesen einzelnen Kranken zu gehen. Aber ich mache es wie üblich: Wenn es Ihr herzlicher Wunsch ist, dass einer oder der andere Ihrer Angehörigen und Bekannten, dass Sie ihm die Gesundheit von ganzem Herzen wünschen, so soll auch dieses geschehen, wenn es Ihr herzlicher Wunsch ist. Ich bitte den Kranken zu befragen, was sich in dieser Minute in seinem Körper bemerkbar gemacht hat. Ich habe es nicht nötig, Ihnen zu erzählen, was schon in dieser Minute geschehen ist. Es liegt an Ihrem Glauben, dass Sie mit dem göttlichen Glauben leben.

*

Und doch müssen wir sie [die Menschen] in unserem Herzen tragen, und doch müssen wir ihnen das zukommen lassen, was sie für ihr weiteres Erdenleben benötigen, auch wenn sie von der bösen Seite angegangen werden, dass auch sie sich frei fühlen, dass sie sich nicht alleine fühlen und dass ihnen geholfen werden muss.

*

Auch Sie können die göttliche Kraft weitergeben, wenn Sie sich darauf einstellen; ich helfe dann mit.

Was die Heilung gefährden oder stören kann

Wie ist es überhaupt möglich gewesen oder wie kann es überhaupt möglich sein, einmal, dass Menschen krank werden, und das andere Mal, wenn sie die Heilung erhalten haben, dass sie auch zu einem gewissen Teil wieder in ihr altes Leiden verfallen? Die Ursache ist die: Einmal, weil der Kranke nicht genügend informiert ist; weil der Mensch die Krankheit, die er in seinem Leibe hat, in seinem Körper festhält.

*

Gestört werden kann nur ein Mensch, wenn er die Regelungen nicht überwindet und sich von diesen teuflischen Menschen irreführen lässt, das heißt, dass er diesen Menschen verfällt, indem er ihnen Glauben schenkt und mir das größte Misstrauen entgegenbringt. Da sage ich, der Mensch ist es dann nicht wert, dass ihm geholfen wird. Wer aber von dem Glauben an unseren Herrgott nicht nachlässt und mir das größte Vertrauen entgegenbringt, wird seiner Gesundung entgegengehen.

*

Ich gebe Ihnen zu wissen, dass die Presse, wie sie bisher schmutzig ist und dreckig ist, von diesem kleinen Mann, den Sie hier vor sich stehen haben, geschrieben hat. Erschüttert mich nicht. Aber ich weiß, dass sie eine große Schuld dazu beiträgt, dass Menschen, die schon geheilt sind – vereinzelt, ganz wenig, wie ich schon festgestellt habe – wieder in ihr Leiden zurückgefallen sind. (...): „Wir könnten doch einem Betrüger, einem Lügner oder sonst einem in die Hände gefallen sein, dann sind wir ja nicht geheilt." Meine Schuld ist es nicht.

*

Schmerzen können immer weg sein, so soll es sein, das heißt, es kommt immer darauf an, wie der Mensch empfängt. Aber dann kommen Sie mal mit einem schlechten Menschen zusammen, und es kommt wieder. Haben Sie Umgang mit guten Menschen, dann bleibt es weg.

So sah das auch hier aus mit Menschen, die an Geheilte herangetreten sind und gesagt haben: „Du wirst nicht geheilt." Und das ist das Schlimmste hierbei: Wenn man dauernd auf einen Menschen einwirkt, dass er wieder in ein neues seelisches Leid hineinfällt.

*

Und bei den meisten ist es immer so: Hier ist's gut – sind sie daheim, ist's wieder schlecht. Das hätte er bei Weitem erkennen müssen, dass um ihn doch das Böse ist, sogar in der eigenen Familie, in dem eigenen Verwandten- und Bekanntenkreis.

*

Sie nehmen ein Ei; nehmen es in die Hand, halten die Hand zu und sagen zu den anderen Menschen: „Ich habe ein Ei!" Jetzt kommen Sie in Zank und Streit. Die anderen, die davor stehen, sagen: „Du hast doch kein Ei!" „Doch, ich habe ein Ei!" So verteidigt er den Gröning nachher. Im Eifer des Gefechts drückt er das Ei kaputt, und er hat ein Ei gehabt. So können Sie dieses mit der Gesundheit vergleichen. Der Geheilte schreit herum: „Ich bin gesund, ich bin gesund!", und die anderen lachen ihn aus: „Wir sehen doch nichts, dass du gesund geworden bist!" Weil aber die andere Seite in der Mehrheit ist, sagt er nachher, wenn er zur Ruhe kommt: „Die mögen doch recht haben, vielleicht bildest du dir das bloß ein!" Und schon verfällt er in ein neues seelisches Leiden und tatsächlich, er holt die Krankheit wieder zurück, denn zu einem Heilungsprozess kann es überhaupt nicht kommen.

*

Es kommt ganz darauf an, in welche Umgebung, in welche Hände man sich begibt.

*

Der Neid ist groß, und das spielt hier eine ganz, ganz große Rolle. Und gerade deswegen, weil es so ist: Äußern Sie von all dem nichts!

*

Aber wie gesagt, dann kamen die Verlockungen, die Verleitungen, und schon kam etwas anderes. Und schon haben Sie nach und nach das Gute aus Ihrem Körper wieder verloren.

*

Ich schalte den Hebel auf den richtigen Weg, und wenn der Mensch ihn von sich aus wieder zurückschaltet und wenn er immer wieder zurückgeht zu den Schlechten, zu den Bösen, so ist es auch nicht meine Schuld.

*

Aber wer nicht hören will, muss fühlen, dann ist es nicht meine Schuld. Wenn ich einen Menschen warne und er dennoch nicht hören will, da muss er fühlen.

*

Wer seine Krankheit liebt, hält sie fest; wer sie sucht, wird sie finden. Das stimmt, Sie schalten sich dann automatisch wieder auf die Krankheit, das heißt, auf das Leiden zurück.

*

Zuruckgefallen deshalb, weil so Einzelne da waren, die es so schön verstanden haben, den Menschen von diesem Guten, von der Gesundheit wieder abzubringen.

*

Wenn ein Mensch eine schlechte Umgebung hat, das heißt, wie ich diese Menschen kenne, die nichts anderes können als schlecht leben und schlecht handeln, dann ist es selbstverständlich, dass der Kranke, der die Gesundheit erhalten hat (...), dass er tatsächlich mit einer Leichtigkeit sein altes Leiden wieder zurückerhält. Und zwar dann, wenn diese satanischen Menschen an diesem Menschen bohren und sagen: „Quatsch, glaube doch nicht dran. Das hält doch nicht lange an. Das ist doch alles Lug und Trug." Wenn der eine das nicht schafft, dann kommt der andere und bohrt, und so bohren mehrere Menschen an diesem vormals kranken Menschen. Und sie lassen diesem Gesundgewordenen keine Ruhe und bohren so lange, bis er tatsächlich wieder in sein altes Leiden zurückgefallen ist. Ich sage

Ihnen das alles nicht deshalb, um für mich Propaganda zu machen oder Sie vielleicht zu halten, dass Sie wiederkommen sollen. Nein, ich will von Ihnen nichts. Sie wollen von mir etwas, und ich habe nun gerade die Vermittlungsstelle, ich kann Ihnen das vermitteln. Ich kann Ihnen unzählige Fälle beweisen und werde auch neues Material zusammentragen lassen, dass viele Menschen ihr altes Leiden nicht mehr zurückerhielten, weil diese Menschen sich abgesetzt haben und diese satanischen Menschen sich vom Leibe gehalten. Und jetzt sind sie ganz fest. Sie wissen die Gesundheit zu halten, sie verstehen auch mit der Gesundheit umzugehen.

Dem Arzt Vertrauen schenken

Es wäre unrichtig – und ich habe es bis zum heutigen Tage noch nicht getan – ein Schimpfwort über die Ärzte zu sagen, im Gegenteil: Ich habe in Herford schon gesagt, die Heilungssuchenden sollten doch nicht auf den Arzt schimpfen. Denn bisher waren sie gut, und deswegen sollen sie nicht über ihn schimpfen, im Gegenteil: Ich habe immer wieder gesagt, auch in Heidelberg: „Sie sollen doch ihrem Arzt Vertrauen schenken!"

*

Ein Kranker, der den Arzt aufsucht und nicht daran glaubt, dass er Hilfe findet, kann nicht gesund werden. Ebenso wenig kann ein Arzt einem Kranken helfen, wenn er nicht davon überzeugt ist, dass seine Methode und die verschriebene Medizin hilft. Ein Vorhaben kann nur mit Erfolg zur Ausführung kommen, wenn der Ausführende an den Erfolg glaubt. Ein Bauer würde keine Saat ausstreuen, wenn er nicht daran glauben würde, dass sie auch aufgeht.

*

Wenn ich von Kranken angegangen werde, weise ich sie darauf hin, dass sie zu ihren Ärzten Vertrauen haben sollen und dass sie, wenn sie dieses haben und behalten, schon mindestens 60 Prozent gewonnen haben.

Genauso, wie ich Ihnen oft gesagt habe, wenn Sie vom Arzt ein Medikament verschrieben erhalten haben: Glauben Sie doch wenigstens, dass es hilft. Haben Sie doch Vertrauen zu Ihrem Arzt.

*

Vertrauen zu Gott, zu sich selbst und zu dem Arzt, der helfen will. Diese Grundlage muss immer zuerst geschaffen werden.

*

Wenn sich ein Kranker durch die Annahme meiner Lehre wieder gesund fühlt, dann bitte ich ihn, sich dies vom Arzt durch eine gründliche Untersuchung bestätigen zu lassen. Ich halte niemand davon ab, einen Arzt zu Rate zu ziehen, im Gegenteil: Ich rate immer, Ärzte aufzusuchen und Vertrauen zu haben.

*

Wenn ein Kranker zu seinem Arzt Vertrauen hat, ist sowohl dem Kranken als auch dem Arzt geholfen.

*

Ich habe diesen Menschen ersucht und auch gebeten, herzlich darum gebeten, sich nach wenigen Tagen zum Arzt zu begeben, der dann nicht nur was, sondern das feststellen wird, dass das Übel aus dem Körper verschwunden ist.

*

Ich bitte Sie nach wie vor: Gehen Sie zu Ihrem Arzt oder in eine Klinik, wenn Sie ein organisches Leiden gehabt haben und lassen Sie sich nach wenigen Tagen untersuchen. Und all dies schicken Sie mir dann ein.

*

Vor- und Nachuntersuchung soll sein, damit Sie auch die Garantie haben, dass Sie geheilt sind.

*

Haben Sie jemals erfahren, dass ich hier oder in einem anderen Freundeskreis Krankheiten behandelt habe? Sie wissen genau, Sie haben sich darüber gewundert, dass Sie über Krankheit nicht sprechen dürfen. Anleitung von mir haben Sie immer erhalten, zu Ihrem Arzt zu gehen.

„Reich sein heißt gesund sein"

Nie neidisch sein! Der eine hat und der andere hat nicht. Das Beste und Größte, was Reichtum ist, ist ja nicht das Geld, wie Sie dachten. Reichtum ist Gesundheit, Gesundheit ist alles, mehr als Geld. Und deswegen haben Sie keine Berechtigung, über den anderen Menschen, der etwas mehr Geld hat, zu sagen, dass er reicher ist. Nein, der ist an der Gesundheit ärmer, als der Arme an Geld ist.

*

Empfangen sollen Sie das, wie es Ihnen zusteht. Geben Sie nur acht, denn Sie alle müssen wissen, was Ihnen, wo Sie arm geworden sind, die Gesundheit wert ist.

*

Reich sein heißt gesund sein. Den größten Reichtum, den der Mensch nur besitzen kann, ist und bleibt die Gesundheit. Geld ist Macht, Gesundheit ist Allmacht.

*

Aber schon viel früher, da konnte ich damals schon viele Menschen aufweisen, die mir ihr Hab und Gut geben wollten, ihr ganzes Besitztum, weil sie wussten, der Tag ist gekommen, den er sich nicht ersehnt, der Tag des Ablebens auf dieser Erde. Jetzt erst hat dieser reiche Mensch eingesehen, dass sein Schaffen und sein Raffen nur nach Geld, Gold und Besitztum doch nichts genutzt hat. Und jetzt wollte er das alles wieder abgeben, um nur gesund zu sein. Ich sagte damals ganz kurz zu vielen dieser Menschen: „Reich sein heißt gesund sein."

*

Dazu hat Gott Ihnen ein Erdenleben hier nicht geschenkt und dazu auch nicht Ihren Körper. Was haben Sie, wenn Sie viel irdische Güter besitzen? Dann geht es Ihnen so, wie vielen dieser, die heute zu den Reichsten der Reichen zählen: Das Gute, das Göttliche können sie sich mit Geld, mit Gold, auch Brillant, mit sonst was, was Sie haben, nicht erkaufen. Wenn Sie die ganze Welt bereisen müssten, das können Sie, aber die Gesundheit erkaufen nicht. Geld ist Macht, Gesundheit ist Allmacht. Und das ist das größte Reich, und das verstehe ich unter reich sein. Wer ein anderes Reichtum bevorzugt, wer da glaubt, dass ihm das mehr sagt und mehr gibt – dann bitte!

*

Deswegen bin ich hier und habe Ihnen wenige Worte mit auf den Weg gegeben. Und so wünsche ich Ihnen für Ihr weiteres Leben alles Gute! Nicht an materiellen Dingen! Nein, ich sage: Reich sein heißt gesund sein.

*

Die Gesundheit ist und bleibt das Wertvollste; das Wertvollste aller Menschen. Wenn er dieses besitzt, ist er der reichste Mensch, dann kann er stolz und froh sein und sich auf dieser großen, göttlichen Erde wohlfühlen und von all dem genießen, was der Herrgott für uns Menschen geschafft.

*

Der Arzt aller Menschen ist und bleibt unser Herrgott. Wer mit Ihm lebt, der hat alles. Er wird reich werden, reich an Gesundheit, und das ist wohl das größte Glück, das einem Menschen von unserem Herrgott gegeben werden kann.

*

Das beste und größte Geschenk in diesem Erdenleben ist nicht Reichtum, nicht das Geld, sondern die Gesundheit, die mehr wert ist als alles Gute der Erde.

*

Und das Größte, was ein Mensch besitzen kann, ist und bleibt die Gesundheit. Wer gesund ist, hat alles.

*

Damit will ich mich von Ihnen verabschieden, indem ich Ihnen allen nur das Beste wünschen kann. Das Beste, was der Mensch besitzen kann, ist nun mal die Gesundheit. Reich sein heißt gesund sein.

Fünftes Kapitel

Bruno Grönings Wesen

Mein Leben heißt helfen

Bruno Grönings Selbstverständnis und Bestreben

Jeder sieht das an einem Ding, was er sehen will, nämlich von seiner Seite aus und so, wie er befähigt ist. So glauben auch von mir viele Einzelne etwas anderes. Ich selbst glaube aber von mir nur, dass aus mir eine seltene Kraft wirkt, weil ich dies an mir erfahren musste.

*

Während meiner Kindheit und Jugendzeit machte ich immer mehr die Feststellung von sonderbaren Fähigkeiten, die – von mir ausgehend – dazu angetan waren, beruhigend oder heilenden Einfluss auf Menschen und Tiere auszuüben. Bereits als Kleinkind wurden in meinem Beisein kranke Menschen von ihren Beschwerden frei, und Kinder wie auch Erwachsene wurden bei Aufregung und Streit durch einige Worte von mir völlig ruhig. Ich habe auch als Kind die Feststellung machen können, dass Tiere, die für gewöhnlich scheu waren oder auch als bösartig galten, sich mir gegenüber gutmütig und zahm zeigten. Mein Verhältnis zum Elternhaus war daher sonderbar und gespannt. Ich strebte bald nach völliger Selbstständigkeit, um aus der Umgebung des Missverstandenseins meiner Familie herauszukommen.

*

Schon seit meiner Kindheit machte ich die Feststellung, dass der gute göttliche Weg fast leer war. Hin und wieder traf ich einen guten Menschen an. Dieses machte mich sehr stutzig.

*

Aus dem Körper einiger Tiere ist doch die Krankheit verschwunden, als ich leise vor mir hersagte: „Liebes Tierlein, du wirst bald wieder einen gesunden Körper haben."
Und so geschah es dann auch. Beim Menschen ist es doch nichts anderes. So wurde ich laufend von Kranken direkt angezogen, zu denen ich immer wieder nur sagte: „Du bist doch nicht mehr krank." Oder aber, wenn einige von diesen sagten: „Er wird sterben", sagte ich kurz: „Nein, der stirbt noch lange nicht. Gesund wird er werden."
Es ist nicht meine Kraft, weil ich sie vermittelt bekomme, sondern tatsächlich eine göttliche. Denn wenn ich das von Menschen erlernt hätte, dann wäre es nicht so. Aber ich habe bis zum heutigen Tage, vor allem hierin, keine menschliche Lehre angenommen. Ich bin im Lauf der Jahre so nachgegangen und habe vieles festgestellt, wie man den Menschen helfen kann. Es kann keiner leugnen, denn es sind zu viele Fälle da von Geheilten. Und deswegen ist es richtig.

*

Ich bin mir meiner Mission, ich habe schon oft gesagt, ich bin mir meiner Berufung, ich bin mir meines Hierseins, meines Erdenlebens bewusst. Und ich stehe immer wieder vor einer Frage, warum all meine Mitmenschen dieses nicht mehr wissen. Aber auch das habe ich verstanden: Weil Sie ja nie den Weg gegangen, von dem ich überzeugt bin, den Sie lange und immer hätten gehen müssen.

*

Ich weiß nicht viel, liebe Freunde, ich weiß weiter nichts als nur das, was Menschen heute nicht mehr wissen. Gerade deshalb sehe ich mich nicht nur veranlasst, noch viel weniger gezwungen, sondern ich sehe dieses als meine Pflicht an, jeden Menschen soweit dahingehend zu belehren, zu Wem er gehört, was für ein Geschöpf er ist und wie er die Schöpferkraft in sich aufnehmen kann, um auch Herr seines Körpers zu werden.

*

Ich suche keine Anhänger. Ich möchte niemand haben, der sich an mich hängt.

Wenn Sie sagen: „Ich habe Vertrauen zu Ihnen, ich glaube", gut. Selbstverständlich, Vertrauen muss sein. Aber ich möchte mich nicht von Menschen behängen lassen. Dieses geht zur Gewohnheit über. Aber dafür zeige ich Ihnen nun einen neuen Weg, und das ist zurzeit – die große Umkehr!

*

Wir alle haben nur einen Vater. Ich sage immer: Nur Er kann helfen! Wir Menschen haben alle das Haus, das göttliche Haus verlassen – und weil wir es verlassen haben, haben wir Gott verlassen. Und ich will den Menschen nur zurückführen zu unserem göttlichen Vater. Nur Er kann helfen! Ich kann sagen, ich vermittle Ihnen die göttliche Kraft zur Gesundung. Die Krankheit kann ich dem Menschen aber erst nehmen, wenn er sie freigibt. Die Seele muss rein sein! Sie darf nicht befleckt sein! Und wenn sie es ist, so muss man sich frei machen von all dem Unrat, den böse, satanische Menschen gesät haben. Und dadurch ist unsere Seele befleckt. Wir brauchen sie nur reinigen zu lassen. Und das ist das, was ich will. Denn die satanische Macht ist auch eine Macht, und ich glaube mit Recht sagen zu können: Weil wir Kinder Gottes sind, gehören wir ins göttliche Haus zurück, von dem die Menschen ganz abgekommen sind. Mehr will ich nicht und damit geschieht alles.

*

Mein Glaube an das Gute gab und gibt mir die Kraft, den Menschen zu helfen. Mit diesem übernimmt der bisher noch Ungläubige den Glauben an seine Gesundheit, was ja nur in Wirklichkeit die göttliche Ordnung ist. So er weiterhin in der göttlichen Ordnung lebt, wird er sich immer frei von jeglichen Beschwerden fühlen und ist somit ein lebensfroh bejahender Mensch. Das heißt, er bejaht das Gute, Gott selbst. Es wird ihm in Zukunft ein Leichtes sein, jegliche Beschwerden, für die der Körper anfällig ist, abzuwehren.

*

Ich weiß, dass, wie hier und überall auf dieser Erde, es Menschen gibt, die sich die Gesundheit schon lange ersehnen. Nur war kein

Mensch bis dato in der Lage, überhaupt den Menschen das zu geben, um tatsächlich ein gesundes, glückliches und gesegnetes Leben zu führen. Ich will nichts unversucht lassen, Ihnen allen dieses mit für Ihr weiteres Leben auf den Weg zu geben. Und deswegen bitte ich sie alle, ich bitte Sie sogar von ganzem Herzen: Nehmen sie das als ein Geschenk Gottes hin. Das ist das Schönste, das Beste, was ich Ihnen als Vermittler Gottes mit auf den Weg für Ihr weiteres Leben geben kann.

*

Aber nun, meine lieben Freunde – bin ich derjenige welcher, der sich nur von Menschen umgeben lässt, die da sagen: „Ich bin dein Freund." Nein! Ich gehe zu dem, der heute noch nicht zu meinen Freunden zählt. Denn hier habe ich nicht was, sondern das zu vollbringen: dem Menschen klarzumachen, was er in Wirklichkeit, in Wahrheit ist und was jeden Menschen, was für jeden Menschen von Gott so bestimmt ist.

*

Ich verabscheue entschieden das Böse und glaube fest an all das Gute im Menschen – auch für denjenigen, der heute noch nicht glauben kann oder will. Daher sehe ich hierin eine, meine große Lebensaufgabe, für all die zu beten, die es nicht können, und werde es so lange tun, bis sie selbst dazu in der Lage sind.

*

Ich will den Menschen gesund wissen. Ich will ihn gut wissen.

*

Ich werde mich nicht von dem abbringen lassen, was ich schaffen muss, schaffen will und auch schaffen muss.

*

Damit sage ich, dass Sie mich bei Weitem noch nicht erkannt, dass ich nur das weiß, wozu ich auf dieser Erde bin, dass ich hier weniger Wert auf einen Beruf lege, sondern dass ich hier nur eines zu erfüllen habe: Das ist eine, meine Mission – nicht mein Beruf, sondern meine Berufung – meinem Nächsten zu helfen! Ich weiß, liebe Freunde, dass hier viele sagen werden: „Ja, was heißt, sich um den Nächsten kümmern?

Jeder ist sich selbst der Nächste. Ich habe mit mir selbst, mit meiner Familie, mit meinen Nächsten so viel zu tun, was soll ich mich noch um andere kümmern?" Dieses alles, liebe Freunde, ist mir sehr gut bekannt.

*

Ich will bei meinen Vorträgen nichts anderes erreichen als das, dass meine Mitmenschen erkennen, dass es zuallererst an ihnen selbst liegt, in ihr Inneres Ordnung zu bringen. Fast alle Menschen müssen einsehen lernen, dass sie den göttlichen Kräften gegenüber blind geworden sind. Daher mache ich alle meine Zuhörer auf die in uns wohnenden natürlichen Kräfte aufmerksam. Bei in Freiheit lebenden Tieren und wildwachsenden Pflanzen ist die Naturverbundenheit noch vorhanden.

*

Die Ärzte fragten mich, wie ich es mache. Ich sagte, das kann ich schwer beantworten, denn ich brauche zum Heilen eigentlich kein Hilfsmittel und kein Instrument. Ich mache es ganz anders: Es lebt einfach etwas in mir, was ich auf die anderen übertragen kann.

*

Mir ist völlig gleich, ob jemand arm oder reich ist. Ich frage auch nicht nach seinem Beruf und seinem Stand. In mir lebt nur der Wunsch, den Menschen zu helfen, wenn sie meine Hilfe suchen.

*

Ich bin nur Werkzeug, ich bin nur ein Leiter, ich bin nur ein Wegweiser, ich bin einer von denen, der das transformiert und den Menschen das so zu geben weiß, wie er es benötigt.

*

Ich will ja weiter nichts, als mit dieser göttlichen Kraft dem Menschen das wiederzugeben, was er verloren hat.

*

Ich bin nicht dazu da, Menschen zu überzeugen; ich fühle mich verpflichtet, Menschen zu helfen und zu heilen.

Ich bin nicht da, um große Reden zu halten, sondern ich fühle mich verpflichtet, Ihnen zu helfen, zu heilen, das heißt, die Heilung zu übermitteln.

*

Reden allein machen es auch nicht. Trotzdem ist es mein größtes Bestreben überhaupt, jeden Menschen richtig aufzuklären, damit er weiß, wie er sich hierin zu verhalten hat, um tatsächlich das zu empfangen, wonach er sich schon seit Jahren gesehnt hat.

*

Das, was man lieb gewonnen, muss man nicht nur erhalten, sondern auch fördern. Denn die Eltern, die ihr Kind lieb gewonnen haben, lassen auch nichts unversucht, diesem Kind das Schönste und Beste zu bieten. Sie geben acht auf das Kind, dass ihm kein Unrecht geschieht, sie geben acht, dass es den guten Weg geht und sorgen und plagen sich, aus diesem Kind mehr zu machen als das, was sie selbst waren. Alles opfern sie aus Liebe zu ihrem Kind.
Und Sie wissen, was gut und schlecht ist, und Sie wissen, was falsch und echt ist. Und gerade aus diesem Grunde tun Sie es. Wenn Sie gleichgültig wären, dann würden Sie es nicht tun, dann würden Sie das Kind ruhig laufen lassen, und wenn es auch in den Abgrund stürzt. Aber hier darf man es so weit nicht kommen lassen. Ich kann auch nicht sehen, wie Sie selbst ebenfalls nicht, dass ein Kindlein irgendwo herumirrt und nicht nach Hause weiß, dann zeigen Sie diesem Kindlein den Weg, den es zu gehen hat, oder nehmen es gar bei der Hand und bringen es nach Hause. Da tun Sie es. Nur im Großen konnte es noch keiner tun, im Großen hat es noch keiner gewagt.

*

Ich könnte Ihnen so viel erzählen, dass ich in vier, in acht, in zwölf Monaten noch lange nicht fertig würde. Aber ich glaube, dass Sie mich mit diesen kurzen, wenigen Worten gut verstanden haben. Wenige Worte, dafür aber viele Taten. Mein Geben ist ein geistiges Geben.

*

Ich vermittle ihnen den Weg des Emporsteigens, wie es auch manche andere tun; dadurch allein wird dem Menschen wirklich geholfen. Das Fundament von allem soll Suchen der Gottesnähe sein!

*

Ich erwecke in den Menschen das Selbstvertrauen, den Glauben an sein Ziel.

*

So Sie heute noch nicht glauben können, will ich so lange für Sie glauben. Und so Sie nicht mehr bitten und beten konnten, will auch ich dieses für Sie tun. Ich glaube für Sie. Ich bete für Sie. Und ich weiß, dass Gott mir alle meine Bitten, alle meine Herzenswünsche erfüllen wird. Und ich weiß, dass Er diese meine Herzenswünsche hört und dass Er das gibt, wie er, der Mensch, es nötig hat.

*

Jetzt ist es so weit, dass durch die Schule, die ich gegangen bin, ich auch ein wahrhaftig, guter Diener des Menschen sein kann.

Der Brückenbauer

Ich will nichts von Ihnen als Ihnen das Schlechte abnehmen und das so nach und nach, bis Sie über diese Brücke gegangen sind, die ich wieder neu gebaut habe – die große Umkehr auf dem wahren göttlichen Weg.

*

Ich will den Menschen auf den wahren göttlichen Weg zurückführen. Die Brücke zu diesem Weg habe ich gebaut. Diesen Weg können Sie alle gehen. Wenn Sie diesen Weg gehen, dann haben Sie alles. Deshalb mein Wirken hier auf dieser Erde.

*

Denn als der Satan den Menschen von diesem Weg lockte, hat er hinter sich die Brücke zersprengt, die zu diesem Weg führte. Und folglich hat es nur einzelne wenige gegeben, die den wahren göttlichen Glauben beherzigen, und die anderen sind jetzt auf dem Irrwege gefangen. Es gab und gibt auch heute noch ein großes Durcheinander. Damit Sie mich verstehen – ich gebe Ihnen so viel darüber nachzudenken, wenn ich Ihnen sage, die Brücke zu diesem göttlichen Weg habe ich wieder errichtet, und Sie können wieder zurück.

*

Und weil der Mensch nie mehr auf den eigentlichen, auf den göttlichen Weg zurückkonnte, weil die Brücke, die zu diesem führte, gesprengt war. Und er war zusammengepfercht auf einem Häuflein und irrte nur so umher.
Die Brücke zu diesem wahren göttlichen Weg habe ich gebaut, habe ich wieder aufgerichtet, und wenn Sie diese Brücke benutzen, wenn Sie darübergehen, kommen Sie auf den Weg, auf den göttlichen Weg, wo selbst Sie dann die Verbindung zu dem großen, einzigen göttlichen Werk haben, wo Sie dann den wahren, den echten, den richtigen, den göttlichen Lebensstrom erhalten, um dann weiter gut, vor allen Dingen auch gesund, Ihr Leben fristen können. Ich rufe Sie ja nur zurück, dass Sie diesen Weg, den Sie bisher gegangen sind, nicht weitergehen sollen. Sie sollen zeigen, dass Sie Menschen sind, und nicht zu vergessen, dass wir Menschen tatsächlich nur Kinder Gottes sind. Und wer über diese Brücke geht und den wahren göttlichen Weg weiterschreitet, der wird ein ganz anderes Gefühl bekommen, der ist erstaunt über all das, was es da gibt, was er hier bisher noch nicht erkennen konnte. Dort selbst erhalten Sie tatsächlich erst den Anschluss an das göttliche Werk. Sie können die Glühbirne auch nicht in eine Blumenvase stecken oder in eine Milchkanne oder vielleicht in einen Wassereimer oder ins Bett legen. Dort wird sie nicht leuchten, sie muss tatsächlich an das Stromnetz angeschlossen werden.

*

Heute ist es schon so weit, dass diese Brücke wieder hergestellt ist, das heißt, ich habe Jahre daran gearbeitet.

*

Heute können Sie über diese Brücke gehen. Und die Brücke ist seit dem Tage da, an dem ich, obwohl ich es nicht wollte, in die Weltöffentlichkeit gezerrt wurde. Ich habe den Menschen dieser Erde wieder die Brücke, die seinerzeit zerstört war, hergestellt. Und Sie können über diese Brücke gehen.

*

Die Brücke ist da. Die Brücke hält. Das kann schon keiner mehr bestreiten. Und wenn Sie diesen Weg gehen, so nach und nach werden Sie das erhalten, was Sie als Mensch auch wert sind. Dann wissen Sie, dann weiß der Herrgott auch, dass die Verbindung zum Herrgott, die der Mensch nicht mehr gehabt hat, wieder hergestellt ist. Und Er sagt: „Jetzt sorge ich für den Menschen, nicht früher." Genauso kann die Birne nicht brennen, wenn sie keinen Anschluss zum Werk hat. Genauso schaffe ich die Verbindung wieder, und Sie können leben, Sie erfüllen dann Ihren Zweck als Mensch.

*

Und diese Brücke ist fertig, dass Sie darüber auf den göttlichen Weg kommen. Der Kranke steht unter meinem Schutz. Der Kranke steht unter göttlichem Schutz – soweit er Hilfe und Heilung haben will.

Der Wegweiser

Ich will den Menschen, wie er heute vor dem Abgrund steht, nur zurückrufen und ihm nur sagen, er soll nicht weitergehen, da Gefahr droht, und er möge den wahren göttlichen Weg wieder beschreiten.

*

Und so rufe ich Ihnen, so rufe ich jedem zu: Halt, so du wahrgenommen, dass dieser Weg, den du eingeschlagen, dass dieser Weg nicht der richtige, niemals der gute, sondern nur der ungute ist, dann halt, dann gehe nicht weiter diesen Weg!

*

Ich sage: Auf zur großen Umkehr! Also, den bisher falsch gegangenen Weg wieder zurückgehen und so weit gehen, bis du an dieser Stelle anlangst, wo du vom guten Weg abgegangen bist.

Gehen Sie auf diesen Weg, auf dem Sie noch nicht sind, den Sie aber einzuschlagen gedenken, und bleiben Sie darauf!

*

Wenn Sie gut leben wollen, wenn Sie einen neuen Weg einschlagen wollen, dann gehen Sie den Weg, den ich Ihnen zu zeigen und zu sagen gewusst habe. Das ist der Weg Gottes.

*

Wenn der Mensch den ersten Schritt zu Gott tut, damit wird ihm geholfen.

*

Ich stehe vor Ihnen nur wie ein Wegweiser. Ob Sie sich zu diesem guten Weg entscheiden, ist nicht meine Angelegenheit. Das ist jedes Menschen eigene Sache.

*

Ich führe ihn [den Mensch] auf einen Weg, wo er sein weiteres Leben und sein gutes Leben und das natürliche, das göttliche Leben findet.

*

Und da kann ich das wohl mit Recht für mich in Anspruch nehmen, wenn ich sage: „Ich bin allen Menschen Vorbild, indem ich es durch Taten beweise, dass ich mich auf dem göttlichen Weg befinde und dass es mein Wunsch ist, alle Menschen auf diesen Weg zu führen." Und somit bin ich ein Wegweiser.

*

Ja, und das ist der Weg, den ich Sie wieder führe, Freunde, von dem Sie abgekommen sind, da ist Ihre Gesundheit zurückgeblieben, und da können Sie sie wieder in Empfang nehmen, so Sie auf diesem Weg bleiben.

*

Deswegen muss ich dem Menschen diesen Weg zeigen, den er zu gehen hat, um schnell zu seinem Ziel zu kommen. Mehr bin ich nicht. Und mehr wollte ich nie sein.

Denn ich möchte nicht als Wegweiser von Menschen behängt werden, dann würden ja andere Menschen den Weg nicht mehr finden. Ich muss sie vorüberziehen lassen, indem ich so dastehe und sage: „Dort ist der Weg.“ Wie hier, wie ich Ihnen diesen Weg in Worten gezeigt habe. Ich habe Ihnen diesen Weg so gut gedeutet und dass dieses nur der einzig richtige Weg ist.

*

Ich stehe vor den Menschen nur da wie ein Wegweiser, der sich aber nicht behängen lassen kann und auch nicht versetzen lassen kann.

*

Denn all das, was ich tue, ist nicht für mich, das ist vorerst alles nur für den armen kranken Menschen, um den Menschen auf diesen Weg zu bringen, auf den Weg der Gesundung, auf den Weg, den wir alle hätten gehen müssen, und das ist der göttliche Weg.

*

Das ist der Weg, den ich Sie wieder führe, Freunde, von dem Sie abgekommen sind. Da ist Ihre Gesundheit zurückgeblieben, und da können Sie sie wieder in Empfang nehmen, so Sie auf diesem Weg bleiben. Gehen Sie von diesem Weg wieder ab, dann verlieren Sie wieder das Gute.

*

Ich habe nur eine einzige Pflicht: dem Menschen das verloren gegangene göttliche Gut wiederzugeben und ihn auf den Weg zurückzuführen, von dem er abgegangen ist.

*

Der Weg für Sie war versperrt mit Dornengestrüpp, den habe ich Ihnen frei gemacht. Gehen Sie ihn jetzt!

*

Von Heilung will ich heute nicht sprechen. Ich habe nur mal den Weg gezeigt. Dieser Weg, das ist der neue Weg, das ist die große Umkehr, und das ist die Zukunft für alle Menschen, für alle Lebewesen dieser Erde.

Ich rede nicht, um für mich Propaganda zu machen, um Anhänger zu werben, nein, ich stehe nur da wie ein Wegweiser, der Ihnen den guten Weg zeigt, den Sie in aller Zukunft zu gehen haben und wo Sie einen freien, glatten Weg finden.

*

Wer leben will und wer weiß, dass es einen Herrgott gibt, wer einen kleinen Funken noch in sich hat, der weiß diesen Weg auch wieder zu gehen. Und wer diesen Weg geht, der geht den richtigen Weg, der geht den Weg des Friedens.

*

Wer diesen Weg nicht scheut zu gehen, der erhält das, was er braucht, was er sich schon seit Jahrzehnten ersehnt, und das ist die Gesundheit. Dann wird auch sein Geist gesund sein.

*

Der Weg zu Gott beginnt bei uns, aufhören tut dieser bei Gott selbst. Aber wie gesagt, liebe Freunde, dieser Weg ist sehr weit.

*

Und wem es nicht passt, diesen Weg einzuschlagen, der braucht ja nicht zu kommen, der bleibt eben zu Hause.

*

Ich hoffe, dass Sie diesen Weg eingeschlagen, den ich Ihnen empfohlen habe, denn es ist der einzige Weg, wie wir Menschen wieder wie früher werden und Heilströme empfangen können.

*

Es ist ein Glück für Sie, dass Sie den Weg hier fanden – ein guter, göttlicher Weg.

Der Transformator

Ich stehe wie ein Transformator, indem ich die Kraft vom Herrgott erhalte und diese an den einzelnen Menschen abgebe, das heißt, durch diese Kraft entsteht die Gesundheit.

*

Ich stehe vor Ihnen wie ein Transformator und verteile den Strom, der alle Ihre kranken Stellen im Körper so beeinflusst, dass die kranken Stellen, die Krankheit überhaupt, verschwinden muss.

*

Ich bin bereit, ihnen das zu vermitteln, wie mir die Kraft gegeben ist – nicht vom Menschen, sondern tatsächlich vom Herrgott, um Menschen helfen und heilen zu können. Sagen Sie bitte niemals, dass ich Sie geheilt habe. Nein! Der Glaube an Gott, die Verbindung zum Herrgott, das ist die Heilwelle, die Sie empfangen haben, die über meinen oder durch meinen Körper geht. Ich bin nur ein kleiner Vermittler, mehr nicht, ein winziger Transformator. Von mir können Sie den Strom haben, und es liegt ganz an Ihnen selbst, wie Sie diesen empfangen.

*

Es genügt, wenn Sie auf sich selbst verbleiben und sich nicht im Allgemeinen auf Gröning stützen, indem Sie sagen: „Der wird es schon tun!" Nein, da vergleichen Sie mich hier nur mit einem Transformator. Ich habe auch, wie ich schon sagte, weiter nichts, als hier nur eine, meine Mission, nur eine, meine Berufung zu erfüllen: Ich bin nur Werkzeug. Ich bin nur ein Leiter. Ich bin nur ein Wegweiser. Ich bin einer von denen, der das transformiert und dem Menschen das zu geben weiß, wie er es benötigt.

*

Vergleichen Sie auch dieses hier mit dem Elektrizitätswerk, mit dem Transformatorenhäuschen und den einzelnen Brennstellen. Dann haben Sie alles.

Es ist kein Unterschied, man braucht nur etwas darüber nachzudenken, und somit ist es eine Selbstverständlichkeit. Tatsächlich empfängt der Mensch auch Strom, was ich schon hundertfach in der kurzen Zeit unter Beweis gestellt, (...) dass jeder Mensch, der gekommen ist, diesen Strom empfangen hat. Eine Entfernung spielt auch hier keine Rolle.

*

Die Glühbirne muss, um ihren Zweck zu erfüllen und ihre Daseinsberechtigung zu beweisen, an ein Kraftwerk und dessen Strom angeschlossen sein. In diesem Fall ist es nun ein Elektrizitätswerk. Und nun kann von bösen Händen an irgendeiner Stelle eine Unterbrechung geschaffen werden, und die Glühbirne ist dann zwecklos. Und wenn keine Möglichkeit besteht, dass die Glühbirne ihren Strom kriegt und wieder ihre Daseinsberechtigung hat, können Sie sie wegwerfen. Vergleichen Sie sich bitte mit der Glühbirne. Und auf der anderen Seite stehe ich vor Ihnen wie ein Transformator, da ich den Strom verteile, den ich vom Werk erhalte. Den Strom verteile ich an die Menschen, dass sie eine Daseinsmöglichkeit haben, denn sie wollen an das Werk angeschlossen werden wie die Glühbirnen.

*

Man kann aber auch diesen Weg vom Werk zur Glühbirne unterbrechen durch einen von Menschen angebrachten Schalter, indem er von sich aus ab- und auch wieder einschalten kann. Aber es gibt auch böse Menschen, die nichts unversucht lassen, diese Verbindung zu unterbrechen. Und ich kann nicht dafür, dass ich diese Verbindung immer finde, dass ich diese Verbindung wieder herstellen kann, sodass diese Glühbirne ihren Zweck erfüllt und somit ihre Daseinsberechtigung hat, im anderen Fall wäre sie wertlos. Vergleichen Sie die Glühbirne mit einem Menschen.

*

Ich bin ja nur ein kleiner Transformator, der Ihnen den Strom vermittelt. Entscheiden soll sich jeder selbst. Wie er sich bettet, so liegt er.

Aber hier stehe ich als einziger Transformator auch von Ihnen, der den göttlichen Strom erhält und ihn rechtmäßig verteilt, so wie ihn Menschen brauchen, um wieder geheilt zu werden. Denn der Mensch ist ein Wesen der Natur, und er kann sich diesem nicht entziehen.

*

Der kleine Transformator, der bin ich, und ich gebe Ihnen ja auch den Strom, den Sie brauchen, um sich wieder als vollwertiger Mensch behaupten zu können. Die höchste Zeit war es, dass ich tatsächlich an die Weltöffentlichkeit gezerrt wurde, obwohl ich es nicht wollte.

*

Wenn einer fragt, ob ich geheilt habe; ich sage nach wie vor: „Ich nicht, das habe ich noch nie getan. Ich habe nur den Heilstrom richtig verteilt, wo ich wusste, dass es für den Körper in Ordnung war, dass er aufnahmefähig war. Dann erhielt er den Strom. Von Heilen keine Spur. Ich? Nie!“

Der Sender

Der Sender sendet. Ich sagte schon, ich stehe wie ein kleiner Transformator hier auf dieser kleinen göttlichen Erde. Und ich komme deshalb auf den Rundfunk zu sprechen:
Ich bin der Sender, der die Heilwelle sendet, Sie sind Empfänger, der die Heilwelle empfängt. Rundfunk, heute eine Selbstverständlichkeit, vor 30 Jahren nicht.

*

Wenn ich vor dreißig Jahren Ihnen erzählt hätte vom Radio, dass es eine Kiste gibt, und wenn jemand irgendwo spricht, in Berlin oder im Ausland, so kann man das irgendwo hören. Da hätte es geheißen: „Bei dem knallt‘s.“ Heute ist es eine Selbstverständlichkeit für alle. Aber hat jemand schon die Welle gesehen, die Radiowelle? Keiner. Aber doch ist es eine Selbstverständlichkeit. Hier sieht es nicht anders aus. Die Heilwelle sieht auch keiner, die Heil- und Peilwelle.

Genauso wie Sie die Radiowelle über Ihr Radiogerät empfangen, genauso empfangen Sie hier, zu Hause oder gleich, wo Sie sich befinden, die Heilwelle. Geht auch drahtlos.
Denn die Drähte sind ja erst von Menschenhand geschaffen, die brauchen wir nicht. Wir sind vom Herrgott geschaffen ohne Drahtverbindung.

*

Das ist die Heilwelle. Ich brauche Sie deswegen nicht zu berühren. Wenn manch einer denkt: „Der hat sich ja mit mir gar nicht unterhalten. Ich hätte ihm gerne mal die Hand gegeben." Aber es gibt ja Menschen, die ein Verlangen haben. Es ist vielen Menschen auch geglückt, dass sie einen Körperteil von mir berührt haben oder nur ein Kleidungsstück. Aber notwendig ist das nicht. Wer das Vertrauen hat, bei dem geschieht das auch so.

*

Sie sehen die Welle nicht, aber Sie bekommen und erhalten sie. Das ist das größte Geschenk.

*

Und wenn ich so Fernheilungen ausführe – der Kranke hat ja nichts gewusst, dass einer um Heilung für ihn gebeten hat. Nichts hat er gewusst. Und es hat genau auf diese Zeit gestimmt. Und das ist das Schöne, und das ist immer wieder der Beweis. So könnte ich Ihnen Tausende von Beweisen aufzählen.

*

Und was sollte ich Ihnen noch mehr solcher Fälle aufzählen von Menschen, die bereits Hilfe und Heilung erhalten haben, ohne mich vor Gesicht zu bekommen, ohne mit mir überhaupt gesprochen zu haben. Ich sehe hier den Herrn, ich sehe hier die kleine Dame. Auch solche Menschen haben Hilfe erhalten, und ich konnte nichts dafür, dass sie eingetreten ist, dass die Knochen sich wieder reckten und streckten.

*

Damit habe ich Ihnen einen der besten Beweise dafür gegeben, dass Sie mit Ihrem Körper sein können, wo Sie wollen, auch wenn dieser sich in einem kleinen, einfachen, bescheidenen, wenn auch dunklen Kämmerlein befindet. Auch daselbst wird er die göttliche Sendung empfangen, denn diesem sind keine Grenzen gesetzt. Es muss nicht sein, dass Sie sich mit Ihrem Körper in Deutschland aufhalten, nein, gleich, wo Sie sich auf dieser Erde mit Ihrem Körper befinden.

*

Damit wir uns noch ganz richtig verstehen, stelle ich noch eine Frage: Ist es notwendig, dass man mit dem Radiogerät zum Sender geht, um ihn zu hören? Nein, man bleibt zu Hause oder gleich wo, man hört die Sendewelle, wenn man sich auf den Sender einschaltet, direkt von dem Sender, auf den Sie den Apparat eingeschaltet haben. Man empfängt von diesem Sender. Und genauso empfangen sie zu Hause diese Heilwelle. Viele von Ihnen werden es schon wissen, dass es auch den Tatsachen entspricht. Und so bitte ich Sie, zu Hause genau dasselbe zu tun, wie Sie es hier getan haben.

*

Die Zeit und mit ihr die Häufungen der Heilungen machten mich zu einem „Großsender". Immer mehr Menschen empfingen die Heilwelle. Ich glaube von mir aus behaupten zu können, dass jeder eine Empfangsstation für diese Welle besitzt, nur muss der Mensch wissen, was er empfangen will.

*

Und ich hoffe und wünsche nur, dass Sie nicht jetzt auf den bösen, den falschen, auf den verlockenden, auf den verführenden Sender hören, an dem womöglich mit guten Worten geschmust und an dem nichts Wahres ist. Diesen Sender dürfen Sie nicht hören! Sondern hiermit haben Sie wirklich die Verbindung zu Gott – so Sie gewillt sind, die Verbindung zu Gott zu erhalten.

*

Und so sende ich Ihnen hiermit die Heilwelle. Nehmen Sie sie auf, und wenn es so weit durch den Körper gefahren ist, beobachten Sie Ihren Körper weiter, was weiter geschieht. Lassen Sie mehrere Tage verstreichen. Horchen Sie in Ihren Körper rein, konzentrieren Sie sich darauf, was in Ihrem Körper geschieht. Ich weiß, dass die Heilung auch hier über den Äther [Radiosendung] zu einem vollen Erfolg werden kann. Es gibt vieles, das nicht erklärt werden, aber nichts, das nicht geschehen kann.

*

Dieser Sender sendet nur die Heilwelle und steht Ihnen aber auch mit Rat und Tat zur Seite, genauso wie Sie auch im Radio Ratschläge hören können. Wie das Radio die Welle auf dem künstlichen Wege sendet, sende ich die Heilwelle auf dem natürlichen Wege.

*

Und wie Dr. T. schon sagte: „Wer will der Sonne verbieten, dass sie strahlt und wärmt? Das geht nicht." Und wenn ich ausstrahle und dem Menschen so viel mit auf den Weg gebe, dass er dadurch gesund wird, dafür kann ich nicht.

*

Es ist auch recht, dass die Sonne über Heilstrahlen verfügt, dass die Luft heilt, dass der Mond scheint. Der Mond hat auch Heilstrahlen. Und so kann ich nichts dafür, für meine Ausstrahlung.

*

Wie immer, ist es ja so, dass Menschen, die sich in meiner Umgebung befinden, schon die Hilfe erhalten können.

*

Ich bin nun eben einmal für Sie da, um Ihnen allen zu helfen und Sie zu heilen.

„Ich bin hier und überall zugleich"

Das Eigentliche, wozu ich imstande bin, wozu ich überhaupt hier auf dieser Erde bin, das haben die Menschen zum Größten noch nicht erfasst, auch nicht erfassen können und wollen, weil sie zu materiell eingestellt sind. Deswegen sage ich: „Was weiß der Mensch von meinem Tun und

Wirken, von meinem Hiersein oder Dasein?“ Denn wenn ich sage: „Ich lebe hier und dort, ich bin überall zugleich“, dann stimmt das auch.

*

Fräulein Ludewig hat von mir den Auftrag, dieses von mir übergebene Tonband mit Gerät allen Freunden der Gemeinschaft (…) zu hören zu geben. Von diesem Tonband werden Sie das Weitere hören, dass ich trotz Abwesenheit meines Körpers voll und ganz dabei bin.

*

Ich kann schon überall sein, aber nicht als Mensch, sondern nur im Geiste, wie ich die geistige Arbeit hier auch vollziehe. Aber als Mensch kann ich nur auf einer Stelle sein.

*

Ich habe immer wieder gesagt: „Ich bin hier und überall zugleich.“ Ich will damit nicht gesagt haben, dass ich der Herrgott bin, nein! Ich bin nur ein kleines, winziges Werkzeug Gottes. Aber ich will dem Menschen mit Rat und Tat zur Seite stehen und ihm den guten Weg zeigen. Und so brauchen auch Sie mich nur zu rufen, und ich bin sofort da bitte nicht die Vorstellung zu bekommen, persönlich da, sondern im Geiste.
Wenn Sie irgendwann mal Schmerzen haben, so rufen Sie mich, und es geschieht, was geschehen soll.

*

Ich weiß, es gibt hier und dort immer wieder Menschen, die haben so ihre eigenen Vorstellungen und glauben, ich müsste dieses so und so tun. Nein, ich brauche nicht einmal vor Ihnen zu stehen.

*

Es sind kranke Menschen zu mir gekommen, die mir berichteten, dass sie mich im Rundfunk sprechen hörten und nur, indem sie meine Stimme hörten, von ihrer Krankheit, die sie schon jahrelang in ihrem Körper verborgen gehalten hatten, befreit worden sind. Es gibt auch viele Menschen, die tatsächlich gesund wurden, wenn sie nur aus der Zeitung oder sonst irgendwie etwas über mich gelesen haben. Dasselbe geschah auch schon bei Menschen, die nur im Begriff waren, ein Bittgesuch an mich zu schreiben. Ein Mensch schrieb einen Brief mit der Bitte, ihm zu helfen. Als er diesen Brief fertig hatte, war er gesund.

*

Eine Frau war sehr krank, und ihre Schwester kam zu mir. Ich bat diese Schwester, vor allem den Mund zu hüten, denn sie sprach zu viel, wie ich leicht feststellen konnte.
Ich empfahl ihr, künftig sich aufs Schweigen zu verlegen und nun auf sich wirken zu lassen, was ich sage. Ich sagte nämlich: „Wenn Sie heimkommen, ist Ihre Schwester gesund." Die Frau war sehr überrascht und sofort voller Glaube, und ihre Schwester war zur gleichen Stunde gesund. Ist es nicht eine rätselhafte Kraft, die da wirkt?

*

All denen, die für ihre erkrankten Angehörigen zu mir kamen, will ich sagen: „Ich bin schon bei ihnen! Wenn Sie nach Hause kommen, werden Sie feststellen, dass der Kranke nicht mehr genau derselbe ist, als den Sie ihn verlassen haben!"

*

Und so brauchen auch Sie mich nur zu rufen, und ich bin sofort da – bitte nicht die Vorstellung bekommen, ich wäre persönlich da – nein – im Geist.

*

Ich bin hier und überall zugleich.

*

Mit herzlichen Grüßen bleibe ich in naher Verbundenheit euer Bruno Gröning.

„Ich sehe, höre und fühle alles"

Ich geben Ihnen zu wissen, dass Sie mir das größte Vertrauen entgegenbringen müssen und den Glauben an unseren Herrgott mehr stärken denn je. Es ist Ihnen wohl nicht unbekannt, dass viele blinde Menschen schon das Augenlicht wieder zurückerhalten und dass viele Gelähmte wieder gehen können. Ich sage, Blinde sehen und Krüppel gehen. Ich kann mich nicht mit Einzelnen unterhalten, denn sonst komme ich gar nicht durch. Ich sehe, ich höre und fühle alles. Sie alle sind nur so eingestellt, dass Sie an sich und Ihre Angehörigen denken. Ich aber denke an Sie allein. Ich lebe für die Menschheit, um ihr zu helfen.

*

Meine lieben Heilungssuchenden! Wie jeden Tag, so auch heute, finden sich Menschen hier ein, arme und gequälte Menschen, die Heilung suchen und auch finden werden, aber auch solche, die reine Neugierde hierhertrieb; Einzelne, die es selbst wissen, dass sie Skeptiker sind. Ich fühle das ganz genau, und ich bitte Sie, Ihre Gedanken mehr abzudecken und sich erst von den Tatsachen zu überzeugen. Es handelt sich hier nicht um Schaukünste und billige Vorführungen von Wundern, dazu ist die Stunde zu ernst und das Leid der Menschen um mich herum zu groß. Ich habe niemanden hierhergerufen, im Gegenteil, ich habe Sie gebeten abzuwarten, bis zu dem Tage, wo Ihnen die Hilfe in geordneten Verhältnissen zuteilwerden kann.

*

Es gibt auch Fälle, dass Ärzte gekommen sind mit der Bitte um Hilfe für schwer kranke Patienten. Und ich habe ihnen gesagt, was für Krankheiten der eine oder andere gehabt hat, und habe gesagt, dass sie auf die Uhr schauen sollen, dass von dieser Stunde an der Kranke seine Gesundheit erhalten hat. Dies ist mir von Ärzten bereits vielfach bestätigt.

*

Es ist nicht notwendig, dass der eine oder andere mir seine Leiden aufzählt. Ich weiß viel, viel mehr, als überhaupt ein Mensch nur denken kann. Wenn der eine oder andere den Weg zu mir gefunden hat und um Hilfe für seine Angehörigen bittet, ohne mir zu sagen, wer dieser Kranke ist, wo er wohnt, was für ein Leiden er hat, so war ich in der Lage und bin es auch weiter, ihm diesen Kranken genau mit seinen kranken Stellen zu beschreiben. So wie ich auch in der Lage war zu sagen, was für ein Menschenkind er ist, mit seinen ganzen Vorleben bis zu dieser Stunde. Alles habe ich sagen können und habe auch diesen Menschen die Krankheit auf dem Fernwege abgenommen, indem ich sagte: Gehen Sie ans Telefon oder versuchen Sie die Verbindung mit diesem Kranken schnellstmöglich aufzunehmen. So wurde der Kranke gesund. Dazu aber muss mir das größte Vertrauen entgegengebracht werden.

*

Es ist nicht notwendig, dass man mir ein Bild von einem kranken Menschen gibt. Notwendig ist, dass der Hilferuf ausgestoßen wird, dass der Mensch weiß, wonach er kommt, wonach er sich sehnt.

*

Auch muss ich Ihnen zu wissen geben, dass Sie, wenn Sie mich um Hilfe für einen Kranken bitten, mir nicht den Namen, nicht die Wohnung, auch nicht die Krankheit sagen brauchen. Ich weiß, dass mich die Eingebung so weit bringt, dass ich zu allem in der Lage bin, Menschen zu helfen und Menschen zu heilen.

*

Es braucht mir auch keiner von den anwesenden Kranken zu sagen, mit was für einem Leiden er behaftet ist. Ich weiß das auch so, ohne dass Sie mir etwas sagen.

*

Sie brauchen mir auch nichts zu erzählen, zählen Sie mir ja nicht Ihre Leiden auf.

*

Er braucht mir nicht zu sagen, was für ein Leiden er hat. Nein, das weiß ich selbst und ich weiß mehr, als Sie denken können. Deswegen will ich mich nicht erheben. Aber wenn ich dazu die Befähigung habe, dann können Sie mir das Vertrauen schenken.

*

Doch ist es bisher immer so gewesen, dass Menschen, die sich in meiner Nähe befanden, schon gesundet sind. Sie brauchen mir Ihre Leiden nicht aufzuzählen, ich sehe durch Sie hindurch und weiß alles von Ihnen.

Ich bitte Sie, hier nicht mit Einzelfällen zu kommen, ich bitte Sie, hier nicht um Ihr Leid zu klagen. Ich gebe Ihnen zu wissen, dass ich zu viel, viel mehr in der Lage bin.
Ich gebe Ihnen zu wissen, dass ich, ohne einen Menschen zu sehen oder zu wissen, wie er heißt, wo er wohnt oder was für eine Krankheit er hat, dessen Krankheit genau schildern und ihm diese Krankheit abnehmen kann, gleich, wo er sich befindet.
Die Hauptsache ist, dass man mir als dem kleinen Menschen hier auf dieser großen Erde das größte Vertrauen entgegenbringt und den Glauben an unseren Herrgott mehr stärkt denn je. Deshalb bitte ich Sie, nicht einzeln herauszutreten, es hat keinen Zweck. Hören Sie, was gesagt wird. Nehmen Sie den Glauben an unseren Herrgott, wenn Sie ihn bereits verloren haben, wieder ganz in sich auf.

*

Und deswegen nutzen Sie diese wenigen Minuten aus, um die Gesundheit in sich aufzunehmen und nicht abzuwerfen durch Gedanken, indem Sie glauben, ich muss dem Gröning das jetzt sagen. Damit Sie mich richtig verstehen, damit Sie wissen, wie weit die göttliche Kraft geht; es ist nicht nötig, dass mir der eine oder der andere das erzählen muss. Ich weiß mehr, als der Mensch sich vorstellen kann.

*

Ich bitte Sie, davon Abstand zu nehmen, mir Ihre Leiden einzeln aufzuzählen. Sie brauchen mir von Ihren Leiden nichts zu erzählen. Ich bin imstande, Menschen das zu sagen, was sie haben, das heißt, was sie an Krankheiten haben. Ich bin imstande, Ihnen noch viel mehr zu sagen, vielleicht auch das, woran Sie bisher noch gar nicht denken konnten.

*

Wenn Sie zu mir kommen, offenen Herzens müssen Sie sein, Sie dürfen mich nicht belügen. Tun Sie das, dann lasse ich von Ihnen ab und sage: „Er muss erst ein guter Mensch werden." Wenn ich einem Menschen mal eine Frage stelle und er sie mir lügnerisch beantwortet, sage ich: „Du kannst nicht anders, warten wir ab." Dazu benütze ich die göttliche Kraft. Dazu bin ich in der Lage, jedem Menschen genau ins Herz zu schauen, ob sein Tun und Wirken falsch oder echt ist.

*

Ich sehe nicht nur den Menschen, ich sehe auch, was weiter zurückliegt; Vergangenheit, Gegenwart, Zukunft, alles, was um und an ihm ist.
Aber nicht nur vom Menschen, ich spreche vom Leben auf dieser Erde.

*

Ich sehe mir nur so einzelne Menschen an oder kurz gesagt, ich peile sie nur mal an und ohne ihn zu sehen, weiß ich auch, was er tut und was er lässt – auch nicht zu vergessen: was er denkt. Es gibt vieles, das nicht erklärt werden, aber nichts, das nicht geschehen kann.

*

Wenn Sie traurig sind, bin ich auch traurig. Wenn sie fröhlich sind, bin ich auch fröhlich.

„Danken Sie nicht mir, danken Sie dem Herrgott“

Und wenn Sie die göttliche Hilfe erhalten haben, dann will ich nicht den Dank. Der Dank gehört nicht mir, er gehört dem Herrgott. Dem allein sind Sie zu Dank verpflichtet.

*

Ich sagte schon, einen persönlichen Dank für mein Tun und Wirken, das kein menschliches, sondern nur ein göttliches ist, habe ich als Mensch nicht verdient und ich nehme keinen persönlichen Dank an. Der Dank gehört allein unserm Herrgott.

*

Jeder Mensch rege und bewege sich. Das sieht so aus, als wenn ich Ihnen ein Geschenk mache, ein Päckchen. Der Anstand verlangt es doch – und damit Sie Ihren herzlichen Dank aussprechen können – öffnen Sie dieses Päckchen, das ich Ihnen eben als Geschenk gebracht habe. Und dann kommt diese innere Freude, dieser Dank kommt zum Ausdruck. Sie sagen: „Das habe ich nicht erwartet, aber ich danke Ihnen!“ Das kommt aber vom Herzen heraus. Nicht anders sieht es hier aus. Wenn Sie dieses Geschenk [Heilung] erhalten, seien Sie doch neugierig! Versuchen Sie doch, was Sie bisher nicht konnten, ob Sie es auf einmal können. Wenn Sie sich nicht regen und bewegen konnten, ob das jetzt auf einmal geht. Ich habe Ihnen dieses Geschenk nur vermittelt, der Dank gehört nicht einmal mir. Und wenn Sie mir den Dank aussprechen, so werfe ich ihn soweit ab, indem ich sage: Er gehört nicht mir, er gehört dem Herrgott. Und wenn es sich manchmal nicht anders machen lässt, so nehme ich diesen Dank soweit an und danke dafür dem Herrgott, dass Er mir die Kraft vermittelt, um Menschen helfen zu können. Aber zu eigen machen darf ich mir das nicht, dass ich sage: „Ich habe den Dank verdient.“ Nichts habe ich verdient. Ich tue nur meine Pflicht und fülle den Platz aus, wo ich vom Herrgott hingestellt bin und lasse mich von diesem Platz von keinem Menschen abbringen.

*

Nicht mir gebührt der Dank, sondern dem Schöpfer dort oben, Der mir die Kraft gab, heute früh beim Telefongespräch mit Ihrem Gatten diese Heilung einzuleiten, die Gott im Augenblick Ihres Eintreffens ohne mein Zutun vollendete. Ihr Glaube hat Ihnen geholfen, gnädige Frau!

*

Der Dank gehört nicht mir, der Dank gehört unserm Herrgott. Danken Sie bitte nicht einmal, danken Sie immer, Ihr ganzes Leben. Beweisen Sie es, dass Sie tatsächlich ein gut gottgläubiger Mensch sind.

*

Ich danke Gott immer dafür, dass ich das tun darf, dass ich Ihm dienen darf, dass ich Sie wirklich auf den Weg führe, das heißt, dass ich Sie Gott näherbringe. Wie Sie sich Gott gegenüber dankbar zeigen, das belasse ich Ihnen selbst.

Aber von Ihnen will ich hierfür keinen persönlichen Dank. Ich wiederhole noch einmal: Dieser Dank sind wir – wenn Sie auch schon heute sich zu dem Wir zählen, dann ist's gut – sind wir Gott zu großem Dank verpflichtet, indem wir uns zur Tat bewegen, indem wir das tun, was wir uns selbst und unseren Nächsten schuldig sind.

Der „kleine Gröning"

Ich weiß, dass Menschen hier sagen: „Was will der kleine Kerl? Der ist irrsinnig, wahnsinnig." Das schadet nichts. Tausende und Abertausende von Menschen sind schon gesund geworden, was mich nicht schwächt, im Gegenteil, was mich stärkt.

*

Ich habe immer wieder gesagt: Ich bin nicht stolz. Ich bin der kleine, einfache Mann.
Ich will keinen Titel haben, wie man ihn mir schon vonseiten der Regierung angeboten hat, nein, ich will keinen Titel, ich will nur Menschen helfen, Menschen heilen. Ich will diese göttliche Kraft erhalten, um Derartiges weiter tun zu können, was ich bis zum heutigen Tage getan habe.

*

Ich habe Ihnen das aber nicht erzählt, um zu prahlen. Ich bleibe nach wie vor der kleine Gröning.

*

Nun möchte ich auf den Punkt zurückkommen, wie das nur möglich ist, dass der Mensch hier die Heilung durch diesen kleinen Menschen, wie Sie ihn hier in Lebensgröße sehen – 1,68 (cm) größer bin ich nicht – empfangen kann.

*

Es ist mir tatsächlich nichts unmöglich, und trotzdem bleibe ich für Sie alle nur der kleine Gröning; nicht der große, nicht der erhabene, nicht der eingebildete. Es müssen sich Menschen doch mal an den

Kopf fassen und die Frage stellen: „Warum tut dieser Mensch das eigentlich? Das hätte er doch nicht nötig."

*

Ich hätte auch schon schöne Titel haben können, Geld und alles andere. Nichts will ich. Ich bleibe nach wie vor für jeden Menschen der kleine Gröning.

*

Ich habe ja so viel zu sagen, und werd' auch so viel niederschreiben, dass ich den Menschen damit überschütte, dass sie sich selbst sagen und fragen werden: „Wie ist das nur möglich, dass ein Mensch wie Gröning, der von Beruf doch nur Zimmermann ist, so viel Erfahrungen gesammelt, dass er über ein so großes Wissen verfügt?"

*

Stellen Sie jetzt Gröning ganz beiseite, lassen Sie ihn ganz außer Acht, denn Gröning ist nur ein Name. Und der Körper, der hier Gröning heißt, ist genauso irdisch gebunden wie auch der Ihrige.

*

Ein großer Freund mit 'nem kleinen Körper!

„Ich lebe nicht für mich, ich lebe für die Menschheit"

Mein Leben gehört den kranken Menschen auf dieser Erde.

*

Ich nehme mir nicht einmal die Zeit, einen Happen in Ruhe in den Mund zu stecken oder eines von den Hunderten von Angeboten anzunehmen, wo Menschen mir ein paar frohe Stunden bieten wollen – nein – dies will ich auch nicht. Eines will ich, und davon gehe ich nicht ab: Ich will Sie alle gesund und glücklich wissen.

*

Mein Wunsch ist es von jeher gewesen, nicht nur einem Menschen zu helfen, sondern allen Menschen, die auf dieser großen göttlichen Erde leben, soweit sie es verdient haben, dass ihnen geholfen wird.

*

Ich muss beweglich sein, ich muss unterwegs sein, ich will keinen Weg scheuen. Wenn Sie mich unterwegs sähen, was ich alles daransetze, um Ihnen helfen zu können: Nichts ist mir zu viel.

*

Denn bis jetzt kann mir keiner, auch wirklich nicht einer sagen, ich hätte nicht zu meinem Wort gestanden, ich hätte mein Wort nicht eingelöst. Ich habe es eingelöst, und wenn ich auf allen vieren dorthin kam, an Ort und Stelle hat niemand was gemerkt, was noch vor wenigen Minuten gewesen ist. Niemand. Ich habe mein Wort eingelöst und habe damit meine Pflicht erfüllt. Ich scheue keinen Weg und die Zeit erst recht nicht, die ist für uns bestimmt. Die Zeit sind wir selbst, und diese müssen wir auch nützen.

*

Es ist eine Selbstverständlichkeit, dass ich mich durchsetzen musste, um Ihnen allen, die Sie schon jahrelang auf Heilung warteten, die Heilung von unserem Herrgott und durch unseren Herrgott zu übermitteln. Ich habe, kurz gesagt, keine ruhige Stunde gehabt, und ich verzichte auch für mein weiteres Leben darauf. Ich bin nun eben einmal dazu da und fühle mich verpflichtet, mein ganzes Leben für Ihre Gesundheit einzusetzen.

*

Ich bin 43 Jahre alt. Mein ganzes Leben besteht nur daraus, Menschen zu helfen. Diese Kraft, diese göttliche Kraft wurde mir in die Wiege gelegt. Ich war ein kleiner Knabe und habe nichts unversucht gelassen – nicht diesen Dingen nachzuforschen, nein – Menschen und Tieren zu helfen.

*

Und ich habe Ihnen schon zu wissen gegeben, dass ich mich verpflichtet fühle, allen Menschen zu helfen, alle Menschen gesund zu wissen. Von der amerikanischen Zone ging ich in die englische, um dort dem Hilferuf kranker Menschen nachzugehen und Menschen die Gesundheit wiederzugeben, was ich Ihnen an Tausenden von Fällen aufzählen könnte. Mein Leitsatz heißt: Blinde sehen, Krüppel gehen. Es hört sich sehr schlecht an, wenn ich eben gesagt habe „Krüppel". Sie können nicht dafür, einer wie der andere, der jahrelang das Bett hüten musste, dass sie steif da lagen und sich nicht rühren konnten. Und ich habe von Jahr zu Jahr, Tag um Tag, Nacht um Nacht Menschen das neue, gesunde Leben wiedergegeben.

*

Das Leben gehört nicht mir, sondern mein Leben gehört Ihnen allen, um Ihnen allen helfen zu können.

*

Ich gebe mein Leben, damit die Menschheit leben kann und will nichts unversucht lassen, das der Menschheit mit auf den Weg zu geben, dass sie leben kann. Ich fühle mich verpflichtet, den Menschen aufzuklären und lasse nichts unversucht. Und wenn einer von euch sagen will: Es gibt keinen Herrgott, so lasse ich mich dafür in Stücke reißen. Ich gehe von meinem Glauben nicht ab.

*

Mein Leben schenke ich allen Menschen dieser Erde, und alle sollen sie erfahren, alle sollen sie es wissen, warum und wieso und weshalb ich dieses tue. Kurz gesagt, es ist mein größtes Bestreben, Menschen, die vom wahren göttlichen Glauben abgekommen sind, wieder auf diesen Weg zu führen.

*

Ich habe den Menschen zu wissen gegeben, dass ich mein Leben den Menschen dieser Erde schenke, dass ich ihnen das voll und ganz zur Verfügung stelle.

*

Ich will nichts für mich – alles für den Menschen, der tatsächlich Hilfe und Heilung braucht.

*

Am ehesten kommt das Böse immer bei dem Menschen, der vom Bösen umgeben ist. Und das Böse tut von sich aus zielbewusst immer das, den einzelnen Guten mit Bösem zu überschütten, um ihn hernach dem Bösen ganz ausliefern zu können. (...) Heute ist es dieser, morgen jener, übermorgen kannst du es sein! Und wie wäre es in dem Falle, wenn du plötzlich zu diesen Betroffenen zähltest und ich deinen Ruf nicht höre und das nicht tue, was ich hier zu tun habe, was doch einem großen Teil des gesamten Freundeskreises bekannt sein müsste?

*

Mein Leben ist dein Leben. Mein Leben ist euer Leben. Ich lebe für Sie.

*

Ich lebe, damit die Menschheit wird weiterleben können.

*

Mein Leben heißt Helfen.

„Ich lebe nicht davon, sondern dafür"

Warum tue ich das überhaupt, dass ich mich für den Menschen so einsetze, vor allen Dingen vorerst, ich betone es ausdrücklich, vorerst für den Kranken einsetze? Was will ich von dem Kranken? Was will ich überhaupt? Will ich Geld verdienen? Will ich ein reicher Mann werden? Oder will ich dem Menschen helfen? Oder will ich ihn gar verrückt machen? Ich glaube nicht nur, sondern ich kann vieles unter Beweis stellen, obwohl ich Derartiges nicht nötig habe, dass ich keinen Menschen gedenke, verrückt zu machen, sondern ihm tatsächlich die Hilfe und Heilung zu geben, so wie er sich gerade darauf einstellt. Und reich werden, ja, wenn behauptet wird, oder wenn Menschen glauben, dass ich das deshalb tue, um reich zu werden, reich an Geld und Besitztum, so könnte ich Ihnen etwas anderes beweisen, das heißt, das Gegenteil von all diesem. Aber dass ich reich geworden bin, will ich nicht bestreiten. Das gebe ich Ihnen mit auf den Weg, dass ich tatsächlich in dieser kurzen Zeit, seit ich an die Weltöffentlichkeit gezerrt wurde, ein reicher Mann geworden bin. Trotzdem nicht groß, nicht erhaben, aber reich. Reich an Kraft, um Menschen helfen und heilen zu können.

*

Liebe Freunde, es geht hier nicht um ein Leben, um das Leben, um das Leben Grönings. Denn dieser, wie ich es in diesem Fall bin, lebt nicht davon, sondern dafür – das heißt, dem Menschen das mit auf seinen Lebensweg zu geben, das ihn zur Ordnung, das ihn, den Menschen, zu Gott führt.

*

Ich hoffe auch, dass Sie mich verstanden haben, was mein Wille und was mein Weg ist. Ich tue dies nicht, um hieraus ein Geschäft zu machen und um hierdurch vielleicht mal ein reicher Mann zu werden.

*

Aber wo Menschen glaubten – vielleicht, weil sie nur von sich ausgehen und weil sie selber das größte Bestreben haben, nur Geld zu verdienen – ich wollte auch Geld verdienen, so haben sie sich hier in diesem Falle geirrt. Wenn ich das gewollt hätte, dann zählte ich heute schon zu den reichsten Menschen dieser Erde, reich an Geld und Besitztum. Ich bräuchte mich gar nicht mit den armen Kranken herumzuärgern noch behängen zu lassen, noch bräuchte ich den Ärger aufnehmen, wo man nichts unversucht lässt, mich auf die Knie zu zwingen. Aber doch bin ich auf der anderen Seite ein reicher Mann geworden. Reicher, als Sie alle zusammen sind. So einen reichen Menschen wie mich gibt es keinen zweiten. Das kann ich hier ehrlich sagen und mit Bestimmtheit. Reich aber an Kraft, um Menschen helfen und heilen zu können.

*

Ich glaube mit Bestimmtheit sagen zu können, dass das mehr ist, und da ich Letzteres für das Richtigere halte, deswegen sage ich: „Komme, was da wolle, ich gehe von meiner Berufung nicht ab."

*

Jeder von Ihnen wird sich auch fragen: „Ja, warum tut der Gröning das? Um vielleicht Reichtümer sich zu beschaffen?" Und es gibt viele, die glauben, ich arbeite nur deswegen, um mir einen guten Namen zu verschaffen, um ein berühmter Mensch zu werden. Ich wollte es gar nicht und wurde es doch. Das andere Mal ist es nicht richtig, dass ich deswegen den Menschen helfen und heilen will, um etwas zu verdienen. Mich können Sie jeden Tag auf den Kopf stellen, ich habe keinen Raum oder irgendetwas, wo ich das Geld oder sonstige Werte beiseitelege; ich habe auch nichts in der Tasche.
Ich möchte das trotzdem richtigstellen: Aber, wie ich schon sagte, ob ich reich werden will oder nicht, reich bin ich tatsächlich geworden, reicher, als Sie sich alle überhaupt nur denken können, nur mit dem Unterschied: nicht an Geld und Besitztum, sondern an Kraft, um Menschen helfen und heilen zu können. Das ist der Unterschied.

*

Nicht ich heile, sondern *es* führt den Menschen durch meine Glaubenslehre zu seinem Heil, und zum anderen lebe ich nicht davon, sondern dafür.

*

Denn ich verlange vom Menschen auch nichts, ich will weder Geld noch gute Worte.

*

Fragen Sie mal irgendeinen Menschen, ob ich nur einmal gebeten habe, mir irgendeinen Pfennig zu geben.

*

Ich fordere auch kein Honorar, weil ich meinem inneren Auftrag folge – ich nenne es den „göttlichen Auftrag". Liebesdienst ist gesetzlich nicht gebunden.

Ich lebe nicht von den Menschen, sondern für die Menschen.

*

Was können die Menschen mir geben? Was sie besitzen! Und das ist schließlich alles nichts. Was kann ich ihnen geben? Was ich besitze!

*

Warum setze ich mein Leben dafür ein? Um Gelder zu verdienen, um reich zu werden? (...) Die Einladungen fliegen nur so herein: „Hier können Sie bleiben, hier haben Sie Ruhe." Ich will ja keine Ruhe. Sie wissen ja gar nicht, was ich suche. Ja, reich geworden bin ich, reicher als ich schon war. Viel reicher geworden, steinreich noch nicht, das kommt erst noch, aber sehr reich an Kraft, um Menschen helfen und heilen zu können, dass sie tatsächlich wieder der Mensch werden, dass sie tatsächlich wieder Mensch sind, das heißt, ihnen diesen alten, den eigentlichen menschlichen Instinkt wiederzugeben.

*

Ich habe jedem Menschen immer wieder zu wissen gegeben: Wer den Weg zu mir gefunden, der soll die Angst und vor allen Dingen das Geld zu Hause lassen. Was er mitzubringen hat, ist allein seine Krankheit und außerdem die Zeit, die Sie ja alle immer wieder am laufenden Band zu opfern gewusst haben. Jeder, der gewartet hat, weiß, dass er immer noch gesund geworden ist.

*

Da Sie ja nicht aufgeklärt sind, gebe ich Ihnen zu wissen, dass Sie die Angst und das Geld zu Hause lassen können, aber die Krankheit und die Zeit immer mitbringen müssen, um die ich Sie dann „beraube".

*

Ich nehme ja kein Geld, da kann ich mich hierüber mehr freuen, wenn ich die Heilungen von Geheilten dokumentiert bekomme und diese Dokumente festhalten kann. Denn das ist mein Lohn.

Ich selbst habe immer wieder zu verstehen gegeben, dass ich alle Arten der Geschäftemacherei ablehne, keine Propaganda wünsche, mir keine Reichtümer verschaffen möchte, sondern, wie schon wiederholt erwähnt, in geordneten Verhältnissen wirken wollte.

*

Ich habe ja nichts zu verlieren. Und das ist schön: Ich hänge an nichts, an nichts Materiellem.

*

Mein Leben soll nicht daraus bestehen, aus dieser Heilung oder überhaupt aus Heilungen, wie ich sie bereits an Tausenden von Menschen vollzogen habe, einen Verdienst herauszuschlagen. Ich bin ein armer Mensch, geldlich gesehen, gewesen und will dieses auch bleiben. Dies soll auch ein Gelöbnis für alle Menschen, für Menschen dieser Erde sein.

*

Ich weiß, dass Menschen heute sagen: „So was hat es ja noch nicht gegeben! Das ist Quatsch, dass der erzählen will, er nimmt kein Geld, er braucht kein Geld oder will vielleicht kein Geschäft damit machen. Ganz umsonst arbeiten, für den Menschen sich einsetzen, so was hat es noch nicht gegeben!“ Hat es auch noch nicht gegeben. Das gibt es ganz selten. Wenn, dann nur in einem kleinen Kreis, dass es Menschen gibt, die auch wissen, dass der Mensch, der daneben sitzt oder steht, auch ein Mensch ist, und dass er sich schon verpflichtet fühlt, ihm zu helfen, wenn er Hilfe braucht.“

Bruno Grönings Unkäuflichkeit

Dass sich kein Mensch die Gesundheit erkaufen kann, ist tausendfach bewiesen. Ich will von Ihnen nicht einen einzigen Pfennig.

*

Und ich bin stolz, dass ich mich nicht habe verführen lassen, ich lasse mich nicht in Versuchung führen, und Sie können mich für Geld auch nicht erwerben und können auch von mir für Geld nichts haben.

Der Mensch glaubt reich zu sein, wenn er Geld und Besitztum hat. Nein. Dafür ist er auch reich, auch sehr reich, auch sehr, sehr reich, man kann auch sagen steinreich – an Krankheit. Gott sei Dank ist es im Leben so, dass dieser Mensch sich die Gesundheit auch nicht einmal für Geld kaufen kann. Und wenn Menschen geglaubt haben, wenn sie zu mir kommen und sich die Gesundheit kaufen können, wenn sie sich in ihrem Leben noch nicht geirrt haben – dann dieses Mal.

*

Aber die Gesundheit kaufen, nein, es ist ja auch nicht möglich, dass Sie die Gesundheit von einem Arzt sich geldlich erwerben können.

*

Bei mir gibt es auch keinen Unterschied, ich frage ja keinen Menschen, alle werden sie genommen, wie sie kommen, und zwar gleich, ob arm, ob reich. Einen Unterschied gibt es nicht. Und verlocken lasse ich mich auch nicht.

*

Das müssen sich die Menschen mal vor Augen halten, was man mir persönlich für Angebote gemacht hat. Wenn ich die angenommen hätte, wäre ich heute schon ein sehr, sehr reicher Mensch. Aber weil ich das nicht getan habe, bin ich das sowieso geworden, nur mit dem Unterschied: reich an Kraft, um Menschen helfen zu können. Das Letzte ist mir sehr lieb.

*

Denn Sie können kommen, woher Sie wollen, ich frage keinen Menschen nach seiner Religion noch nach seiner Nation, wenn er die Hilfe braucht, das heißt nicht nur die Hilfe allein, sondern auch die Heilung. Aber er kann nicht kommen und sagen: „Hier haben Sie ein paar hunderttausend Mark und jetzt heilen Sie mich!“ Dann tue ich weiter nichts, dann sage ich ihm das, was ich zu sagen habe, wozu ich mich verpflichtet fühle, und es kann vorkommen, wie es auch schon oft vorgekommen ist, dass ich ihm die Tür gewiesen habe: „Hier sind Sie falsch am Platz!“ Denn ich sehe diese Menschen als die schlimmsten an, die hier gerade nichts unversucht ließen, sich die Gesundheit für Geld zu erkaufen. Das gibt es nicht. Es stört mich nicht, wenn Menschen etwas besitzen, im Gegenteil, ich freue mich mit den Menschen, die etwas besitzen, aber sie dürfen nie vergessen, dass sie auch nur Menschen sind. Denn bei mir gibt es keinen Unterschied, mir ist der Arme genauso lieb wie der Reiche und der Reiche genauso lieb wie der Arme. Es gibt keinen Unterschied.

*

Aber für Geld die Gesundheit kaufen, ist auch hier ausgeschlossen. Und das werden Sie nie im Leben finden.

*

So hat es auch Menschen gegeben, die nichts anderes zu tun hatten: „Herr Gröning, wenn Sie mich heilen, ich bin sehr bekannt dort, wo ich wohne, und wenn die Menschen dieser Stadt es erfahren, dass Sie mich geheilt haben, ist das für Sie die größte Propaganda!" Ich sagte: „Entschuldigen Sie, Sie sind falsch, Sie sind nicht richtig hier, dort ist die Tür!" Ich suche keine Menschen, die für mich Propaganda machen, im Gegenteil. Das ist ein Druckmittel. Genauso wie der andere kommt und sagt: „Ich biete Ihnen 100 000 Mark, kommen Sie extra runter, und ich gebe noch 100 drauf, ich stelle Ihnen alles zur Verfügung, ich habe alles, nur Heilung möchte ich haben!" So etwas hat's auch noch nicht gegeben, dass ein Mensch sich die Gesundheit erkaufen konnte, nicht einmal von einem Arzt, und es ist gut, dass es so eingerichtet ist, und hier bei mir erst recht. Denn Sie werden verstehen, dass ich mit dieser göttlichen Gabe kein Geschäft machen darf und es auch nicht wage, und ich will es auch nicht. Menschen sagen: „Wie wollen Sie denn leben?" So bleibe ich eben Almosenempfänger.

*

All mein Tun und Wirken können Sie nie bezahlen. Ich mache Sie darauf aufmerksam, dass es so etwas noch nie hier auf der Erde gegeben hat, dass ein Mensch sich seine Gesundheit kaufen konnte.

Es hat sogar Menschen gegeben, die sich Derartiges erdreistet, indem sie sich sagten: „Ich gebe Hunderttausend!“, und was weiß ich oder drei Millionen Dollar oder gar sechs. „Ich will den Menschen sehen, der Wunder wirkt auf dieser Erde, ich kann es mir ja leisten.“ Diesen Menschen habe ich nur sagen lassen: „Ich lasse mich für Geld nicht sehen, denn ich bin kein Ausstellungsstück.“ Diese Menschen sollen sich Derartiges nicht erdreisten, indem sie glauben, wenn sie Geld haben, können sie sich alles leisten.

*

Aber wenn Menschen es wagen und glauben, sich mit ihrem Geld alles leisten zu können – sie können sonst alles kaufen, was von Menschenhand geschaffen, werden sich aber nie das erwerben können, was von Gottes Hand kommt. Die Gesundheit kann man sich nicht kaufen. Das ist das, was ich von vornherein ablehne. Und wer glaubt, dass er ein Anrecht hat, der irrt sich.

*

Da gibt es einen Obstgarten. Wer schon das Glück hat, in diesem Obstgarten zu sein, dem wird es wohl auch gestattet sein, von dieser natürlichen, von dieser göttlichen Frucht zu essen. Wer aber sagt: „Ich habe keine Zeit dahinzugehen, ich kann hier mehr und besser verdienen, ich werde sie mir nachher kaufen“, dieser hat sich geirrt.
Er soll ruhig da bleiben, wenn er glaubt, dass er den richtigen Weg geht. Das Obst, das Gute, das Göttliche gibt es nicht zu kaufen, wie hier die Gesundheit. Wer gesund und wer gut werden will, muss schon von dem Segen Gottes Gebrauch machen. Er holt sich dieses Obst selbst.

*

Geld ist Macht, Gesundheit ist Allmacht.

*

Was Menschen, kranke Menschen, Menschen, die reich sind, reich an Geld, auch an Krankheit, was diese für Geld geben möchten, um sich mit diesem Geld die Gesundheit zu kaufen! Fragen Sie bitte nicht! Ich könnte Ihnen viele dieser Menschen aufzählen. Aber ich gehöre nicht zu den Waschfrauen, dass ich mit dem Finger auf Menschen zeige. Ich sage nach wie vor: „Diese Menschen können nicht dafür, man kann es ihnen auch nicht verübeln." Die Hauptsache ist, dass ich keinem dieser Menschen die Gelegenheit gegeben habe, sich für das Geld – woher sie das haben ist gleich, sie besitzen viel – die Gesundheit zu kaufen.

*

Gott sei Dank kann tatsächlich kein Mensch sich mit diesem Geld die Gesundheit erkaufen. Nein, Freunde, die Gesundheit kann sich keiner erkaufen, so viel Geld gibt's ja gar nicht, denn das Geld, das ist ja Erde, das ist ja auch von Gott so geschaffen, dass wir ein Zahlungsmittel haben, ein Gestein, Erde, die wir haben, die selten ist, und das ist die Währung, das ist die Deckung des Geldes, wo das Geld doch nur ein Zahlungsmittel ist. Also, mit Gott selbst zwei Geschäfte machen, Ihm dafür dieses Geld, Sein Besitztum, zu geben: „Da hast Du alles, und jetzt gib mir meine Gesundheit!" Glauben Sie das, Freunde, dass Gott das so will? Ja? – Nein? Ich nicht.
Aber wehe dem, der dieses Geld annimmt und sagt: „Gut, ich gebe dir die Gesundheit, dafür gib mir das Geld!" Natürlich kriegt er sie nicht, die Gesundheit. Das Geld ist er nur los. Und der andere hat's Geld. Was ist das für eine Tat? Das ist nicht teuflisch, sondern satanisch!

*

Für keine Milliarden, nicht für das ganze Geld bin ich käuflich zu erwerben.

*

Denn Sie werden verstehen, dass ich mit dieser göttlichen Gabe kein Geschäft machen darf und es auch nicht wage, und ich will es auch nicht. Menschen fragen: „Wie wollen Sie denn leben?" Dann bleib ich eben Almosenempfänger.

*

Wenn ich auch arm geblieben bin, so bin ich doch der glücklichste Mensch auf Erden, weil ich helfen kann.

Gotthörig und natürlich bleiben

Ich bin nicht menschenhörig, in bin nur gotthörig, mehr nicht. Ich habe mich von Menschen nicht verbilden lassen, weil ich auf sie nicht gehört, sondern ich höre nur auf Einen, auf Gott selbst.

*

Ich bin auch weiter nichts als nur ein ganz natürlich gebliebener Mensch. Und das Natürliche, das fehlt den Menschen. Ich weiß, Freunde, Sie glauben, ich weiß viel. Nein, ich weiß nicht viel. Das Wissen erhalte ich auch nur von Zeit zu Zeit, so wie es notwendig ist. Und was ich weiß? Was ist das? Ich sag's Ihnen, Freunde: Ich weiß weiter nichts als nur das, was Menschen heute nicht mehr wissen. Mehr weiß ich nicht. Und das ist das, was den Menschen fehlt. Leider weiß der Mensch nichts mehr von sich und erst recht nichts von seinem Leben. Viel weniger noch von seinem Körper, wie er sich, wie er seinen Körper beherrschen kann, was er nötig hat.

*

Ich höre ja auf keinen Menschen. Ich habe wirklich nicht mal auf meine leiblichen Eltern gehört, dass sie sagten, ich sollte dies, das und jenes tun. Wenn sie ungerecht gewesen, habe ich gesagt: „Nein, das tu ich nicht." Natürlich gab es Ohrfeigen! Macht nichts. Aber ich sträubte mich immer und auch heute noch und werde es auch immer tun. Ich tu nie das, was Menschen wollen. Sie müssen mir das auch nicht sagen, erst recht nicht verlangen von mir. Nein, tu ich nicht! Denn ich bin ja gar nicht menschenhörig. Bin nur gotthörig! Mehr nicht.

*

Ich bin kein studierter Mensch. Ich bin weder belesen noch habe ich eine menschliche Lehre angenommen, nein. Ich bin meine eigenen Wege bis zum heutigen Tage gegangen und werde sie auch weiter zu gehen wissen. Ich nehme keine menschliche Lehre an. Ich fürchte auch niemanden. Ich fürchte keinen Menschen. Ein Mensch hat auch nicht das Recht, mir den Mund zu verbieten noch meine Kraft, das heißt, die göttliche Kraft, abzunehmen. Für mich bestehen keine menschlichen Gesetze, für mich bestehen die rein göttlichen Gesetze. Komme, was da wolle.

*

Ich bin nicht belesen, habe auch bis zum heutigen Tage keine menschliche Lehre angenommen und denke auch für alle Zukunft nicht daran, mich von Menschen belehren zu lassen. Ich habe auch sonst keine Bildung, das heißt, keine Einbildung.

*

Ich bin und bleibe ein Kind. So! Ich werde mich nicht ändern. Nein. Und Sie alle und jeder kann glauben, was er will. Ich bin und bleibe ein Kind, bin nur ein Kind Gottes, mehr nicht; bilde mir nichts ein, nein, bin auch nicht feige, es zu sagen, weil ich weiß: Ich bin nur ein Kind. Aber viele Menschen sind kein Kind mehr, weil sie erwachsen sind.

*

Ich habe meine Prüfungen – ich kann es sagen – mit „gut", vielleicht auch mit „sehr gut" bestanden. Aber das darf ich mir nicht zulegen. Damit Sie mich nicht verkennen: So leidend wie Sie heute noch sind, noch leidender bin ich selbst gewesen. Sie konnten noch hierherkommen, nach hierher kommen. Das konnte ich nicht. Und wenn ich sage, ich habe alle Krankheiten durchgemacht und habe nie an Gott gezweifelt. Nein, mit Seiner Hilfe bin ich gesund geworden! Und weil ich diesen Weg gegangen bin, habe ich Ihnen empfohlen, nicht an der göttlichen Macht zu zweifeln.
Und mir ist es tatsächlich verlockend, weil mir die göttlichen Kräfte in die Wiege gelegt worden sind, und bin deswegen das, was ich heute bin. Und ich wurde Prüfungen unterzogen, bin aber nie von dem geraden Weg abgegangen. Ich habe nie gezweifelt, habe mich nie abziehen lassen. Deswegen wurde ich von Menschen ohne mein Dazutun in die Öffentlichkeit gezerrt.

*

Gott, Der unser Vater ist, na, hat uns so vieles mitgegeben. Wir hatten alles in uns.

Ich hab's noch, ich hab mich um das Natürliche, um das Göttliche, nicht bringen lassen. Deswegen gehorch' ich keinem, deswegen höre ich auch auf keinen Menschen.

*

Aber es geht um so vieles, vieles, vieles mehr, meine lieben Freunde, was wirklich viele noch nicht gewusst haben. Ich selbst habe nie auf Menschen gehört.

*

Ich gehe meinen Weg, ich gehe davon nicht ab. Ich bin und fühle mich verpflichtet, Menschen zu helfen und Menschen zu heilen, und dieses geschieht nur im Namen Gottes.

*

Ich betone noch einmal, ich sage noch einmal: Ich bin nicht menschenhörig, ich bin nur gotthörig.

*

Ich füge mich in allem in das, was Gott will!

*

Ich bin keineswegs menschenhörig und werde nur immer Dem folgen, auf Den zu hören ich alleine mich verpflichtet fühle. Gott ist für uns alles, und was sind wir ohne Ihn? Ich sage überzeugenderweise – ein Nichts. Wer dieses nicht glaubt, dem ist auch nicht zu helfen. Ich folge Dem, Dem alle, aber auch alle Menschen zu folgen haben. Dem ich folge, ist und bleibt Gott allein.

*

Mein Leben ist dein Leben, das ist euer Leben. Ich lebe für Sie. Und ich habe all das nur getan, was ... woran Menschen nicht mehr gedacht, wo Menschen schon für sich selbst keine Zeit mehr hatten, wo Menschen sich selbst in Vergessenheit gebracht. Und daher sage ich mit Recht: Ich bin nicht menschenhörig, ich bin weiter nichts als nur gotthörig. Ich tue nicht erst was, sondern ich tue nur das, was der Mensch nötig hat; was der Mensch schon lange abgelegt, was er verloren hat, was ihm wirklich verloren gegangen ist, und er heute nicht mehr hier in der göttlichen Ordnung lebt. Dass ich ihn da wieder zurückführe und ihm das klarmache, wer er ist, wer ihn geschaffen und zu wem wir alle gehören: Gott gehört nicht zu uns – wir gehören zu Gott.

*

Ich darf nicht so gleichgültig sein. Ich darf nicht auf Menschen hören. Ich muss gotthörig bleiben. Und das bleibe ich auch. Brauch ich Ihnen gar nicht zu versprechen.
Ich bin Ihnen hierin keine Rechenschaft schuldig. Rechenschaft sind Sie sich selbst schuldig. Aber ich tue es einfach. Ich bin Ihnen ein kleines Vorbild.

„Ich helfe weiter"

Was immer mein Wunsch gewesen ist und auch immer bleiben wird: Menschen gesund, gut zu sehen, Menschen auf den guten Weg zu führen. Dieser gute ist der göttliche Weg.

*

Ich sehe, wie jetzt die Not und das Elend aller Menschen ist: Die Krankheit ist überall zu Hause. Und da will und werde ich helfen.

*

Ich bin nun einmal dafür da, allen Menschen zu helfen. Mein Kampf gilt nicht dazu, um ein Nutznießer dieser Sache zu sein; mein Kampf galt und gilt auch weiter, Menschen zu helfen, Menschen zu heilen.

*

Die Zukunft wird es auch lehren, dass ich nicht mehr anwesend bin, das heißt, nicht mehr dort sein brauche, wo kranke Menschen zusammenkommen, um sich auf irgendeiner bestimmten Stelle die Gesundheit zu holen. Das heißt, um wieder frisch und frei und froh zu werden von allen Sorgen, von allen Lastern.

*

Ich will weiter für Sie glauben, wie ich für Sie bitte und bete, dass auch Sie so bald als nur möglich das Heil erfahren!

*

Allen meinen Freunden versichere ich, dass ich weiterhin helfen werde, sooft man mich ruft und benötigt. Trotz aller großen Widerstände und Hindernisse werde ich Sie niemals im Stich lassen. (...) Bei diesem Wirken, Menschen zu helfen, geht es nicht um die Person Bruno Gröning, sondern um jeden, der es nötig hat.

*

Die Wahrheit siegt! Ich habe es nicht nötig, Menschen zu belügen noch Menschen zu betrügen. Was ich nötig habe und immer für nötig halte, ist, den Menschen zu helfen.

*

All meinen Freunden versichere ich, dass ich weiterhin helfen werde, sooft man mich ruft und benötigt. Trotz aller Widerstände und Hindernisse werde ich Sie niemals im Stich lassen.

*

Wenn Sie irgendwann mal Schmerzen haben, dann rufen Sie mich, und es geschieht, was geschehen soll.

*

Ich vergesse niemanden, der mit mir einmal in Kontakt gekommen ist.

*

Ich glaube sagen zu können, dass Sie eher erfreut sein werden, dass ich Sie nicht vergesse und auch keineswegs im Stich gelassen habe noch jemals im Stich lassen werde.

*

Und ich schenke mein Leben allen Menschen dieser Erde und helfe ihnen, wo ich nur helfen kann, soweit sie bereit sind, meine Hilfe anzunehmen.

*

Aufzuhalten ist es nicht. In der ganzen Welt soll sich die Heilung vollziehen.

*

Vertraue nur, es wird schon werden, was du nicht mehr kannst, werde ich für dich tun.

Keine Behandlung

Also, wie ich mich von Menschen unterscheide, indem ich doch mit dem Bösen nichts gemein habe und das Böse auch nicht behandle. Auch hier werden Sie sagen: „Ja, was redet der immer wieder da von dem Bösen?" Ja, Sie meinen die Krankheit oder bezeichnen das Böse als Krankheit.

*

Aber grundsätzlich betone ich noch einmal, dass Sie ja nicht wieder in den Glauben verfallen, dass ich die Krankheit behandle.

*

Gott hat so viel für uns bestimmt, und der Mensch nimmt es nicht in sich auf. Er quält sich lieber, er gibt sich lieber mit dem Bösen ab. Er beschäftigt sich tagein, tagaus. Er behandelt sogar das Böse, statt er mal gotthörig wird und jetzt wirklich Gott folgt und sich wirklich von Gott führen lässt und auch das tut, was Gott für ihn bestimmt hat und was Gott ihm immer wieder sagt.

*

Ich habe mit dem Bösen nichts gemein. Und das ist das Sündhafte, dass der Mensch sich immer wieder mit dem Bösen abgibt, immer wieder das Böse verfolgt.

*

Ich behandle keine Krankheiten! Krankheit ist Unordnung. Kommen Sie mit sich selbst und Gott in Ordnung.

Keine „Wunder“

Glauben Sie an Wunder? Glauben Sie an Wunder? Ja, Sie müssen glauben. Ich glaube nicht an Wunder. Es ist kein Wunder, es ist Gott selbst.

*

Das alles hat mit Wundern nichts zu tun. Man hat mir den Namen „Wunderdoktor“ zu Unrecht gegeben. Ich bitte den Herrn vorher um Hilfe und danke Ihm auch dafür.

*

Jeder will sofort gesund werden. Ich sage aber: Innere Schulung tut not! Ich versuche darum immer, in knappen Worten oder Beispielen den Heilungssuchenden zu schulen. Aber es geschehen oft geradezu Wunder, auch ohne dem. In solchen Fällen sind es umso größere Gaben von oben!

*

Und alles das müssen Menschen auch wirklich als Wunder bezeichnen, denn es sind Wunder für den Menschen. Weil die Menschen ja nicht Gott selbst sind, sondern nur göttlich sind. Aber ich sage, es gibt kein Wunder. Es gibt nur eines, und das ist Gott selbst. Gott ist das Wunder. Gott kann all das. Wir können nichts ohne Ihn, gar nichts. Kein Leben ohne Gott.

*

Was ist ein Wunder? Es gibt viele Wunder. Alles ist ein Wunder. Und so Neues für den Menschen erscheint – er spricht von Wunder. Wie Menschen so oft sagen: „Das ist das größte Wunder, das je geschehen ist.“ (…) Nicht mal die sogenannte exakte Wissenschaft, nicht einmal die Medizin, gleich wer – die Menschen stehen vor einem Rätsel. „Es ist ein Wunder.“

*

Man spricht hier von einem Wunderdoktor. Es ist weder das eine noch das andere richtig. Es ist kein Wunder, und ich bin kein Doktor. Wunder gibt es überhaupt keine. Es ist nur ein Wundern.

Wenn oft davon die Rede ist, dass ich „Wunderheilungen" vollbracht haben soll, so muss ich hierzu erklären, dass die Menschheit für solche Vorgänge heute keinen anderen Ausdruck mehr als das Wort „Wunder" hat.

*

Meine Heilungen beruhen auf einer innerhalb der göttlichen Ordnung der Natur liegenden Kraft und nicht auf einer Durchbrechung von Naturgesetzen. Man darf sie folglich auch dann nicht als Wunder ansprechen, wenn man sie nach dem derzeitigen Stand der Wissenschaft nicht oder nur schwer erklären kann.

*

Ja, Ärzte sprechen von Wunder: „Sagen wir Wunder." Glauben können sie es nicht, erklären können sie es nicht.

*

Ich frage Sie, Freunde, Sie haben hier und dort gehört bzw. auch schon gelesen, wie Menschen diese wundervolle Heilung – ich sage dazu Heiligung – empfangen haben.
Wie Menschen so plötzlich von dem Unheil, Sie würden sagen von einer Krankheit befreit wurden, die von Menschen als unheilbar erklärt wurde. Und wie oft haben dann Menschen gesagt: „Ja, da ist ein Wunder geschehen." Ärzte würden sagen: „Ja, wir stehen vor einem Rätsel, da ist ein Wunder geschehen." Dieses habe ich so oft gehört, und ich weiß, dass Menschen ja bisher gar nicht daran glauben konnten.

*

Ja, liebe Freunde, was glauben Sie, wer diese Wunder bewirkt?

*

Sehen Sie, und hernach bezeichnet der Mensch das, wie oft er sagt: „Da sind Wunder geschehen." Ja, das ist ein Wunder. Und dieses Wunder ist Gott selbst. Das wird für Sie immer ein Wunder sein. Immer. Weil Sie das Auffassungsvermögen noch nicht haben, weil Sie sich selbst noch nicht erkannt und darum auch Gott nicht erkennen konnten. Und deswegen wird es immer für Sie ein Wunder sein. Und

Sie werden immer von Wunder sprechen. Wer kann diese Wunder bewirken? Glauben Sie, ein Mensch? Ich sage Nein! Das kann nur Einer, nur Gott selbst. Aber das Wunder kann genauso auch an Ihrem Körper geschehen.

*

Wir, jeder Mensch, ist ein göttliches Wunder.

Kein Heilversprechen

Ich stelle keine Diagnosen. Ich untersuche niemand. Ich frage ihn nicht nach seiner Krankheit, nicht nach den Beschwerden und wie sie sich entwickelt haben. Das alles will ich nicht wissen! Mehr noch: Ich halte auch keine Sprechstunden. Ich gebe keine Verhaltensmaßregeln, verordne nichts und – verspreche auch keine Heilung. Ich verbiete niemandem den Rat des Arztes. Im Gegenteil.

*

Nicht den Menschen Versprechungen machen! Denn es kommt ja auf ihn selbst an, ob er, ob und inwieweit er es annimmt für sich, auch für seine Nächsten, darauf kommt es an.

*

Ich wünsche Ihnen alles Gute für Ihr weiteres Leben. Lassen Sie bitte von sich hören. Und nicht Köpfchen verlieren. Köpfchen schön hochhalten, stark bleiben, trotz allem.
(Mutter eines Kindes wirft ein: „Ich darf schon zuversichtlich sein?")
Ich verspreche nichts. Verstehen Sie mich bitte nicht falsch; nicht, dass ich eine Ausrede gebrauche, dass ich das umgehen will, nein, das ist nicht meine Art.

Keine Suggestion, keine Hypnose

Suggestion. Ich habe auch mit diesem nichts zu tun. Erst recht nicht mit Hypnose.

Viele sagen: „Was der Gröning tut, kann nur Hypnose sein. Bei Massenheilung ist es meist Hypnose." Auf der anderen Seite sagt man, es wäre Suggestion. O nein, ich suggeriere keinem Menschen etwas ein. Ich verdumme auch keinen Menschen, denn durch Hypnose wird verdummt.

*

Sie sind ja schon alle in einem hypnotischen Zustand, weil Sie den menschlichen Instinkt verloren haben.

„Ich bin nichts – der Herrgott ist alles"

Diese Hilfe, diese Heilung geschieht nur im Namen Gottes. Nicht ich – ich bin nichts – der Herrgott ist alles.

*

Das war nicht ich, der den Menschen gesund gemacht hat, das war der Allmächtige, das war der Herrgott. Denn das ist Sein Werk, nicht mein Werk.

*

Wenn sich bei diesen unzähligen Menschen Besserungen zeigten und wenn solche Menschen auf wunderbare Weise von den Leiden, von denen sie bzw. ihr Körper behaftet waren, erlöst wurden, so sind dies nicht meine, sondern ihre Erfolge. Darüber bin nicht nur ich, sondern in erster Linie die Betroffenen glücklich.

*

Aber hier, liebe Freunde, geht es ja um mehr. Hier geht es nicht nur, einen Menschen zu hören, wie womöglich nur den Gröning zu hören, sondern hier geht es nur darum, dass Sie alle nur Einen hören, zu Dem Sie gehören, das heißt, dass Sie Gott hören!

*

Ich bin nicht der Heiler selbst. Ich bin genauso Mensch wie Sie aus Fleisch und Blut. Es ist nicht meine Kraft, keine menschliche, es ist die göttliche.

Ich stelle nur die Verbindung wieder her, sodass Sie tatsächlich wieder vom Herrgott geführt werden. Denn ich sage nach wie vor: „Der größte Arzt aller Menschen ist und bleibt allein unser Herrgott."

*

Und es ist die Kraft Gottes, die diese Wunder bewirkt. Einem Menschen ist es nicht gegeben, dass er Wunder wirken kann.

*

Viele halten zu vieles auf meinen Körper, aber im inneren Vertrauen und in der geistigen Würde liegt die Kraft. Diese dringt erst dann in den Körper ein. Denn heilen kann keiner, aber auch nicht ein einziger Mensch, zu dem auch ich nicht befähigt bin, den Menschen zu heilen, sondern ich verpflichtet bin, den Menschen zu helfen, ihm die Wahrheit zu sagen, und dies allein führt den Menschen zu seinem Heil.

*

Von oben aber wird alles überstrahlt, und die innere und äußere Gesundung kommt von oben. Ich möchte aber auch so sagen: Der äußere Mensch muss mehr beiseitegelassen werden, und man darf auch mich nicht verehren. Je höher er steigt, je mehr kann die geistige oder göttliche Kraft bewirken, und alles Gute bewirkt doch Gott!

*

Ich kann auch nicht heilen. Aber ich kann Sie, ich kann jeden Menschen zum Heil führen.

*

Und damit will ich mich von Ihnen verabschieden und will Ihnen das Aller-, Allerbeste auf den Weg geben: die Gesundheit. Und dieses geschieht und kann nur geschehen im Namen Gottes.

Die Lehre

Diese meine Lehre ist eine ausgesprochene Lebensweisheit, nach der schon viele meiner Freunde leben und damit Erfolg hatten. Durch die

Annahme dieser Lehre kam eine vollkommene Umstellung zustande, die sogar in vielen Fällen zu gesundheitlichem Erfolg führte.

*

Dass meine Lehre einen guten Sinn und Zweck hat, ist doch dadurch erwiesen, dass dadurch viele auf den rechten Weg gelangten.

*

Es gibt Tausende von Menschen, die mir in den vergangenen Jahren bestätigten, dass sie durch die Annahme meiner Lehre, durch das Anhören meiner Vorträge, durch den Kontakt mit mir, eine ganz andere Lebenseinstellung eingenommen haben und sich im „Kranksein" auf „Gesundsein" umgestellt haben.

*

Um noch eines zu erwähnen, was die Wissenschaft jetzt gerade beschäftigt, erinnere ich an die Lebenswahrheiten (...) von dem Amerikaner Norman Vincent Peale: (...)

„Langweile dich nie", „Erkenne deine Schuld", „Habe nie Angst", „Handele aus Überzeugung", „Ruhe dich aus", „Du musst glauben", „Suche innere Harmonie", „Überwinde alle Schwierigkeiten", „Glaube an deinen Erfolg", „Besinne dich auf dich selber", „Denke gute Gedanken", „Meditiere in der Stille", „Glaube an die Menschen", „Sende positive Gedanken aus", „Sei dankbar und zuversichtlich", „Wähle das Glück", „Bleibe jung", „Glaube an dein Glück", „Sei gut gelaunt", „Es ist schön zu leben", „Sei liebenswürdig", „Denke an andere", „Sei glücklich", „Du musst glauben", „Geistige Kraft", „Jeder Tag ist ein guter Tag, wenn du es willst. Über Glück oder Unglück entscheidest du allein, denn Glück ist erreichbar, der Weg dorthin steht jedem offen. Halte dein Herz frei von Hass, deinen Geist frei von Angst und Sorge, lebe Einfalt, erwarte wenig, gib viel, erfülle dein Leben mit Liebe, verbreite Fröhlichkeit. Streite dich nicht, damit vergeudest du unnütz deine Kraft. Richte all dein Streben auf harmonische und fröhliche Aufgaben." „Suche inneren Frieden. Lausche der Natur. Finde Stille. Rudere langsam. Besiege dich selbst. Erkenne deine Schwächen." „Was du tust, tue ganz. Sei großzügig und freund-

lich. Folge deinem Herzen." „Du wirst dein Ziel erreichen. Der Erfolg ist da. Wirf deine Sorgen fort." „Glaube an dein Gelingen."
„Setze dir ein Ziel, und du wirst es erreichen. Glaube an deinen Erfolg und er wird nicht ausbleiben. Habe Mut und Vertrauen. Ich habe in meinem Leben eine Menge Hindernisse aus dem Weg geräumt. Mit allem bin ich fertig geworden, da ich es wollte. Versuche die Angst aus deinem Leben zu verbannen, sie macht dich krank und unglücklich. Tritt ihr mit Mut und Zuversicht entgegen. Glaube daran, dass jeder Schmerz verschwinden kann. Verzweifle nie und verliere nie die Hoffnung. Vertraue auf deine Kraft." Ich möchte damit sagen, dass sich meine Lehre auf den gleichen Grundsätzen aufbaut.

„Angesprochen"

Das Kügelchen, das Sie erhalten haben, dient als Antenne für den Empfänger der Heilwelle. Dazu können Sie mich noch geistig rufen, dann geschieht genau dasselbe wie hier, gleich wo Sie gehen, gleich wo Sie stehen, überall empfangen Sie die Heilwelle.

*

Sie brauchen es [die Kugel] nicht immer zu halten. Es genügt, in den ruhigen Minuten, wenn Sie nicht gestört werden, wenn Sie auf dem Stuhl sitzen oder wenn Sie liegen, in der rechten Hand halten, die Wirkung macht sich bemerkbar.

*

Mit den Kügelchen, das habe ich schon früher als kleiner Knabe getan. Und wem ich es damals gab – sie haben es mir gezeigt, es war kein Papier mehr, sondern ein Papiermehl. Und sie haben sich dadurch so ihr Leben erhalten, wie sie es sich's seinerzeit gewünscht haben.

*

Ich habe Ihnen allen ein Kügelchen geben lassen. Dieses Kügelchen bitte ich sorgfältig aufzubewahren, das ist der Halt, der Halt, wo Sie gleichzeitig den Empfang haben, den Empfang für die Heilwelle.

Der Strom geht durch alles, was Sie besitzen. Wenn Sie nur mal fühlen, was mit Ihren Stöcken los ist. Fühlen, was los ist. Tue ich das jetzt einmal, dann muss Herr Günzel dauernd die Stücke einsammeln, die ich Ihnen anspreche. Solange hier das gute Wollen besteht, Menschen zu heilen, so sollen all die Gegenstände, Stühle usw. angesprochen werden. Es darf nur kein Geschäft daraus gemacht werden.

*

Und wie vor einigen Tagen, da sagte auch eine Frau: „Ich habe die Kugel bei einem Menschen gesehen, und ich möchte auch eine haben!" Ich habe gesagt: „Was habe ich schon? Was haben Sie hier?"
„Das ist meine Handtasche."
„Ja, von Ihnen aus gesehen. Das ist was anderes, nehmen Sie." Und dann sagt sie: „Was machen Sie!?"
„Ich? – nichts", sage ich. „Verzeihung, ich habe Ihre Tasche befühlt, Entschuldigung! Aber ich habe meine Hände gewaschen, sind sauber. Sie werden keinen Fleck finden."
„Aber – nein, was ist das?"
„Das fragen Sie sich selbst!" Da spürte sie eine Kraft, die durch ihren Körper drängte. Und danach sagt sie:
„Ich bin so frei, ich fühle mich wie neugeboren. Ich habe Kraft, ich kann frei aufstehen, ich kann alles!"
Ja, so ist es. Wie ist das möglich? „Ach, Sie glaubten, Sie hätten ein Recht, von mir eine Kugel zu verlangen? Nein", sag ich, „muss nicht sein, kann sein. Wenn Sie eine haben, brauchen Sie nicht die Handtasche nehmen, das verstehe ich sehr gut."

*

Lassen Sie die Handtasche nun weiter von Hand zu Hand wandern, denn nun ist es keine Handtasche mehr, sondern eine Heiltasche. Und passen Sie auf, dass Sie nicht auf die Anklagebank kommen – Vergehen gegen das Heilpraktikergesetz! Es ist strafbar, Menschen zu helfen!
Was meine Freunde damit machen, bleibt ihnen selbst belassen. Zum Teil tragen sie diese Kugel stets bei sich, wie andere Bünde oder Vereine eine Nadel oder ein Abzeichen oder Ähnliches im Knopfloch

tragen, so tragen bzw. besitzen meine Freunde ihre Kugel. Einem Symbol liegt ein Sinn zugrunde: Die Kugel ist das Sinnbild höchster Geschlossenheit, höchster Kraft.

*

Es gibt viele Menschen in meinem Bekanntenkreis, von denen ich weiß, dass sie diese Blättchen wie ein Heiligtum hüten, nicht anders verhält es sich mit den Fotos von mir, die ich immer verschenkt habe. Die Blättchen tragen stets eine mit meiner Unterschrift versehene Widmung, und ich gebe sie meinen Freunden als Gruß oder Andenken an unsere Zusammenkünfte. Zweifellos wird damit auch in manchen Fällen erreicht, dass die Beschenkten meine Lehre in Erinnerung behalten und die ihnen von mir gelehrte Lebensweise befolgen. Wenn dies beim einen oder anderen zu einem Erfolg führte, dann ist dies doch nur zu begrüßen. Viele, insbesondere ich, sind über solche Erfolge sehr glücklich. „Es gibt mehr Dinge im Himmel und auf Erden, als eure Schulweisheit sich träumen lässt“ (*Shakespeare – Hamlet*)

*

Ich habe auch viele Fernheilungen per Telefon, ohne selbst mit den Kranken gesprochen zu haben, ausgeführt. Nicht anders ist es, wenn ich mal über etwas Zeit verfügte, dass ich ab und zu den Brief eines Heilungssuchenden zur Hand nahm und denselben – um mit meinen Worten zu sprechen – „angesprochen“ habe. Später stellte sich dann heraus, dass genau zum Zeitpunkt des Ansprechens des Briefes die Heilung vor sich ging.

*

Ich will nichts Neues bringen, sondern nur den Fall von gestern Abend auch, wo ein Kindchen, das ich noch nicht gesehen, noch nicht zu Gesicht erhalten habe, einen vollgelähmten Körper hatte. (...) Es hatte nur von einem Mädel, ich fasse mich kurz, von einer Französin, eine Kugel verabreicht erhalten. Der Name „Gröning“ ist nicht gefallen. Dieses Mädel hat diesem Kind die Kugel gegeben: „Mein liebes Kind, glaubst du, dass Gott dir die Gesundheit wiedergeben wird, dass du wieder gesund wirst?“

Ja, Tante, daran glaube ich!"
„Komm, hier hast du eine Kugel, und verlier sie nur nicht!"
„Nein, oh, das kitzelt, oh, das wird warm, oh, sieh mal Tante, wie die Beine schon sind, ja, ich glaube – sieh mal, wie die Beine sich schon bewegen!"
Und so fing das Kind gleich zu strampeln an, weil es das Leben bejahte, das nicht mehr in dem Körper, nicht mehr in den Gliedern vorhanden war. Das ist Glaube!
Ja, die Eltern hatten es aufgegeben, deshalb, weil die Ärzte sagten: „Da können wir nichts machen." Aber dies Kind zeigte es ja und wollte nur mit dieser Tante, mit diesem Mädel alleine sein und zeigte diese Abwehr, weil das Kind fühlte, die Eltern stören nur. Und so ging es rapide, es ging sehr schnell, und das Kind war auf den Beinen! Und es wurde gesund. Es ist noch gar nicht lange her, im Frühjahr war ich dort, im März hat das Kindchen die Kugel gekriegt, und kurz darauf ist es gesund geworden.
Als ich letztens unten war, leider habe ich es nicht gesehen, muss auch nicht sein, aber eines: ein Glücksgefühl! Es hat es zugelassen, es hat geglaubt, dass wieder das Leben in die Glieder eintreten wird, hat sich geöffnet, hat sich ganz Gott hingegeben. Ja, die Verbindung zu Gott hat das Kind gehabt!
Sie sprach mit offenem Herzen, das heißt, das Kind sprach mit offenem Herzen: „Ja, ich glaube, dass ich wieder gesund werde!" So nebenbei hat es auch gesagt: „Die Mutti glaubt nicht mehr!" Das ist treffend. „Aber ich glaube!" Ja, und schon passierte es.

*

Wie ich in der Lage bin, Erdflächen wie Gegenstände anzusprechen oder Räume. Und wer sich darauf und darin befindet, erhält diese Welle, diese Welle nenne ich die Heilwelle. Es hat so viele Menschen gegeben, die mir verbieten wollten, fernzuheilen, die es mir verbieten wollten, darüber überhaupt zu sprechen. Ich denke nicht daran, darüber zu schweigen, weil ich weiß, dass ich damit schon unzähligen Menschen geholfen habe.

Sechstes Kapitel

Bruno Grönings Reaktion auf Gegenkräfte

Wieder mal Verbot, Menschen zu helfen und zu heilen! Derartiges wäre nie zustande gekommen, wenn Menschen sich schon früher dafür interessiert hätten – für mein Tun und Wirken.

„Ich bin es nicht gewöhnt, mich mit Menschen zu streiten“

Nie werde ich einem Menschen böse sein, er kann unternehmen, was er will. Dieser Mensch tut mir leid.

*

In den letzten Tagen habe ich dort, das heißt in Bielefeld, erfahren, dass der Haftbefehl gegen Gröning bereits unterzeichnet war. Aber zu Ihrer Beruhigung: Mein Anwalt dort teilte mir mit, dass er zu wissen bekommen hat, dass der Unterzeichnende nicht viel bekommen hat, nein: Als er den Haftbefehl unterzeichnet hatte, wurde seine Hand steif und verblieb so bis zu dem Tage, an dem ich dort selbst wieder auftauchte. Damit will ich Ihnen sagen, dass nicht ich es bin, nein, dass unser Herrgott alles ist. Ich habe von jeher den Menschen zu wissen gegeben, dass ich unter Gottes Schutz stehe. Und wenn sie alle kommen, böse Menschen, will ich sagen, sind sie nicht in der Lage, mir irgend etwas anzutun. Und sollte es der eine oder andere solcher teuflischen Menschen doch versuchen, so wird er schon zu Fall kommen. Das heißt, ich selbst tue nichts dazu. Ich wünsche heute noch meinem größten Todfeind das Allerbeste.

*

Ich bin auch hierin Vorbild, indem ich sogar meinem größten Todfeind die Hand reiche, wenn er gewillt ist, den göttlichen Weg zu gehen. Ich selbst vergebe ihm als Mensch, ob und inwieweit der Herrgott ihm vergibt, dafür und dagegen kann ich nicht sprechen. Als Mensch kann ich ihm vergeben.

*

Ich hasse eigentlich nichts, auch hier in diesem Fall keinen Menschen, und ich habe bis zum heutigen Tage immer noch meinem größten Todfeinde das Allerbeste gewünscht.

*

Ich sage: Liebet eure Feinde! Auch ich liebe meine Feinde, nur eines muss ich ja tun, dass ich sie herausstellen muss, damit jeder weiß, wer sie sind. Ich bin sehr stolz darauf, dass ich bis zum heutigen Tage immer noch meinen Todfeinden das Beste wünsche und das auch in Zukunft so bleiben wird.

*

Und ich sage, ich bin keinem dieser Menschen böse, weil ich wirklich mit Recht sagen muss: „O Herr, vergib ihnen, denn sie wissen nicht, was sie tun!" Denn diese Menschen dienen dem Bösen, die haben das Böse in sich und haben diesem Bösen freien Lauf gelassen. Sie haben nicht nur das Böse gesprochen, nicht nur geschrieben, und viele dieser sind sogar zur Tat übergegangen. Und keinem dieser bin ich soweit böse.

*

Ich will nicht aufrufen zur Revolution, was Sie auch schon von der Seite befürchteten – nein – das gibt's nicht. Ich beschwöre keinen Hass herauf, ich hetze Sie nicht auf – nein – ich rufe Sie zur göttlichen Ordnung.

*

Ich kläre den Menschen auf. Das glaube ich doch für das Richtigere zu halten, als wenn ich mich mit den Menschen zanken und streiten sollte. Das habe ich nicht nötig.

Ich beschwöre keinen Hass herauf. Ich hetze Sie nicht auf. Nein! Ich rufe Sie nur zur Ordnung. Ich sage nur die Wahrheit, mehr nicht, und verlangen kann von mir kein Mensch was, genauso kann er es mir auch nicht verbieten.

*

Oft kamen ausdrückliche Feinde zu mir, die Heilung wollten. Es fehlte aber jede innere Voraussetzung, sie waren daher nicht reif und nicht würdig für eine Heilung. Dann suchten sie erst recht Gründe gegen mich und griffen noch mehr zur Lüge. Nicht selten fanden sie aber Heilung, sogar als meine Feinde.

*

Nochmals, liebe Freunde, auch an Ihre Nächsten, auch an die, die mich noch nicht mögen, auch wenn sie schimpfen, auch wenn sie Böses über Gröning gesprochen haben: Bestellen Sie bitte von mir einen recht lieben Gruß. Und sagen Sie ihnen, sie sollen weiter schimpfen, bis sie das Böse losgeworden sind!
Ich bin ihnen nicht böse, keinem böse. Seien auch Sie ihm nicht böse! Das will ich Ihnen in der Hauptsache sagen, so Sie ihm, Ihrem Nächsten böse sind, dann tragen Sie das Böse schon hier hinein. Darum bin ich keinem böse. Warum sind Sie ihm böse? Niemandem böse sein, Freunde! Böse sein heißt, dass Sie das Böse aufgenommen haben, das ist schon teuflisch. Davon lassen Sie in Zukunft ab! Also bestellen Sie bitte von mir einen recht herzlichen, lieben Gruß! Ich wünsche Ihnen alles Gute und ein gesundes Wiedersehen!

„Mein Kampf dem Bösen – mein Leben Gott“

Wie die andere Seite aussieht: Dass es Menschen gibt, gegeben hat und auch weiterhin geben wird, die nichts unversucht lassen, mich zu bekämpfen, und zwar aus dem einfachen Grund – und es ist Ihnen wohl auch bekannt – dass ich eine Kampfansage gemacht habe gegen Geschäftemacher.

*

Dort waren Menschen am Werk, die glaubten, ich würde ihnen das Butterbrot nehmen. Deshalb meinten sie mich bekämpfen zu müssen. Sie haben nichts unversucht gelassen, mich hinter Schloss und Riegel zu bekommen, und das ist vor wenigen Tagen noch gewesen, dass sie sich nicht scheuten, Schmutzigkeiten von sich zu geben, um mich mit aller Gewalt zu bekämpfen. Ich habe hier bei meinem letzten Abschied den Menschen zu wissen gegeben, dass ich ihnen diese herausstellen werde. Heute noch nicht. Ich weiß, dass diese Menschen sich heute schon schämen, dass sie diesen Weg gegangen sind, mich zu bekämpfen. Ich habe ihnen früher gesagt: „Die Schlinge haben Sie sich selbst umgelegt, und jetzt sehen Sie zu, wie Sie aus dieser Schlinge herauskommen!“ Ich habe diesen Menschen gezeigt, dass ich keine Menschen fürchte, mögen sie kommen, womit sie wollen. Ich fürchte nur Einen, und das ist und bleibt unser Herrgott. Auch muss ich Ihnen allen zu wissen geben, dass ich nichts unversucht gelassen habe, Menschen zu helfen, Menschen zu heilen. Ich habe keinen Weg gescheut, ich habe mich nicht gesorgt um Essen oder Schlafen. Ich brauche keinen Schlaf. Ich brauche kein Essen. Ich brauche nur eines: Die Arbeit, Menschen zu helfen, Menschen zu heilen.

*

Westfalen, Herford, ist Ihnen schon ein Begriff geworden. Dortselbst wurde ich – ich könnte fast sagen, bis aufs Messer – bekämpft. Eine Schikane über die andere. Trotzdem habe ich es nicht unterlassen, den Menschen am laufenden Band zu helfen. Vor wenigen Wochen verschwand ich aus der englischen Zone, wo ich es nicht übers Herz bringen konnte, kranken Menschen nicht zu helfen. Ich bin von einem Haus zum andern gefahren, habe dort kranke Menschen aufgesucht und sie geheilt. Da habe ich zu wissen bekommen, dass einzelne Mediziner sich erlaubten zu sagen: „Wenn der Gröning noch eine Heilung vornimmt, ist er reif für das Gefängnis!“ Und trotzdem habe ich mich daran nicht gestört. Ich habe das am laufenden Band weiter ausgeführt.

In den letzten Jahren habe ich Menschen übelster Sorte angetroffen, wie ich sie in den Vorjahren noch nicht kennenlernen konnte. Ich denke hierbei an Menschen, die als meine Manager auftraten und von denen ich selbst in den Jahren 1949 bis Ende 1955 umgeben war. Schriftliche Beweise hierfür sind in meinem Besitz. Diese Menschensorte hat so raffiniert zu arbeiten gewusst, dass nicht einmal die Behörden die Möglichkeiten hatten noch haben, sie zu überführen, und es mir daher alleine überlassen bleibt, mich gegen die Machenschaften dieser Menschen zu schützen und gegen sie vorzugehen.

*

Und ich stehe zu allem gerade, was meine Gegner hier aufgetischt haben, die nichts unversucht gelassen haben, mich auf irgendeine Art und Weise aus dem Weg zu räumen. Dies wird ihnen nicht gelingen. Die Zeit, in der ich nicht hier war, bin ich immer unter Menschen gewesen, und Sie können die Stunden zählen, in denen ich geschlafen habe. Sie können die Happen abzählen an fünf Fingern, die ich während dieser Tage überhaupt gegessen habe. Ich verzichte auf Essen. Ich verzichte auf Schlaf. Aber auf eines verzichte ich nicht, wozu ich mich verpflichtet fühle: Menschen zu helfen. Und ich werde da nicht einen Millimeter zurücktreten. Mein Weg geht weiter. Komme, was da wolle. Der Herr sei bei mir!

*

Ich sage Ihnen hier offen, dass ich nichts fürchte. Der Herrgott ist bei mir. Genauso auch muss ich Ihnen zu wissen geben, dass ich diese Zustände, wie sie zur Zeit noch herrschen, nicht länger dulden kann. Und ich werde gegen diese Schmutzigkeiten zu antworten wissen. Ich habe heute so einzelne kleine Sachen hier schon aufgedeckt. Ich bin in der Lage, gegen jeden anzutreten. Hier hat es Menschen gegeben, die sich den Weg erschlichen haben, nur etwas gesagt und dann nach außen hin die Behauptung aufgestellt haben, nicht sie hätten es gesagt, sondern ich hätte es gesagt. Es macht mir nichts aus. Ich bleibe bei der Wahrheit.

Die weltlichen Stellen sind durchwegs gegen mich. Das kann man aber den Leuten nicht übel nehmen, denn sie leben im eigenen Ich, und um dieses kämpfen sie.

*

Und gerade, weil es nun mal in der Welt einen Menschen gibt, der uneigennützig arbeitet, nicht für sich, sondern um den Menschen zu helfen, wird er von diesen nicht verstanden werden.

*

Das Beschämende ist, dass man, wo es tatsächlich einen Menschen gibt, der den Menschen die Hilfe bringt, dass man ihm das noch verbietet. Es ist nicht meine Schuld, es ist auch nicht Ihre Schuld. Was ich zu tun und zu lassen habe, weiß ich, und ich bin von meinem Weg nicht abgegangen.

*

Sagen Sie mir, wo das geschrieben steht, dass Menschen ein Recht haben, mir mein Wirken, Menschen zu helfen, zu verbieten. Drei volle Jahre habe ich öffentlich gewirkt, nur Menschen geholfen, Menschen glücklich und gesund gemacht. Drei Jahre haben sich Menschen übelster Sorte an meinem Wirken gesundgestoßen. Drei Jahre waren Menschen am Werk, mich unglücklich zu machen. Drei Jahre haben Menschen versucht, mich zu Fall zu bringen. Drei Jahre waren Faulenzer, Nichtskönner, Geschäftemacher, Gauner dabei, mich mit allen Mitteln niederzukämpfen. Jedes Mittel war ihnen recht: Die tollsten Lügen, Verleumdungen, Anschuldigungen, Erpressungen und vieles andere mehr wurden aus der Luft gesogen, behauptet und öffentlich verbreitet.

*

Aber, liebe Geistesfreunde: Sollen wir unser Wirken denn allen denen, die noch Suchende sind, die auf dem Wege zu unserem Werke und auch zu mir sind, vorenthalten? Müssen wir nicht hin und wieder zeigen, dass wir da sind und aktiv am Aufbau schaffen? Müssen wir nicht auch den Gegnern, den offenen und heimlichen Widersachern deutlich vor Augen führen, dass wir unermüdlich tätig sind? Damit sie erkennen, dass ihr oft so törichtes und negatives Tun letzten Endes keine Frucht trägt und keinen Segen bringt.

*

Fünf Jahre hart und härtester Kämpfe hat es gekostet, bis ich meine, das heißt unsere Feinde herausgelockt und dabei genauestens studiert habe. Es gibt tatsächlich keine feindliche Stelle mehr, die mich nicht beschossen hat. Alle diese haben mich mit ihrem eigenen Dreck beworfen, als ich an dem Weg meiner Feinde vorüberzog. Es blieb mir auch nichts anderes übrig, als die Sperrkette des Bösen zu durchbrechen, ein Zurück gab es nicht, nur vorwärts, aufwärts, ohne dabei müde zu werden.

*

Niemand kann mich zwingen! Was ich tue, muss ich tun, weil mein Inneres es mir befiehlt.

*

(Bruno Gröning sagte in einer Gemeinschaftsstunde Ende 1950:)
„Heute ist Polizei da!“, dann direkt zu einem Mann: „Na?“
Der Mann: „Ja, ich bin Polizist. Ich bin nicht als Beamter hier, daher auch nicht in Uniform, sondern meines Kindes wegen.“
Bruno Gröning: „Ja, das stimmt. Und Ihr Kleiner wird Ihnen gesund entgegenlaufen. Merken Sie sich die Uhrzeit. Es ist 2.15 Uhr. Wenn Sie mich deswegen verhaften wollen, so sage ich Ihnen: Keine Fessel oder Handschelle ist stark genug, dass ich sie nicht zersprengen könnte, keine Gefängnismauer dicht genug, dass ich sie nicht durchgehen könnte. Selbst wenn ich in tausend Stücke zerrissen würde und tief in die Erde gegraben – das Heilen geht weiter!“

Die Presse

In diesen wenigen Tagen, die ich fort war, in Frankfurt, waren dort auch Journalisten. Noch ehe ich an Ort und Stelle war, hatten sie sich schon eingefunden mit dem größten Misstrauen. Aber wenige Worte von mir brachten sie nach und nach zu der Überzeugung, indem sie sagten: „Ja, da wir Sie jetzt sehen, haben wir ein ganz anderes Bild bekommen.“ Ich habe eine ganze Nacht geopfert und ihnen alles klargestellt, wie man mich bekämpft. Ich habe eine zweite Nacht geopfert, wo ihnen unter Beweis gestellt wurde, was alles geschah.

*

Es ist Tatsache, wenn man in der Zeitung geschrieben hat, dass ich von hundert 99 geheilt habe, das heißt, weniger ich, sondern sie haben die Heilung empfangen, was über meinen Körper gegangen ist.

*

Soeben haben Sie aus dem Munde eines ehrlichen, aufrechten Journalisten gehört, was alles für schlechte Menschen am Werk sind, dieses gute, dieses große göttliche Werk zu zerstören. Nichts lässt man unversucht. Aber wir brauchen uns gar nicht zu wundern.
Ich habe zu Anfang hier eine Pressekonferenz abgehalten und diese Menschen gebeten, sie möchten mich unterstützen, das heißt, den Menschen die Wahrheit berichten. Es gibt einzelne Schmutzblätter, die nichts unversucht gelassen haben, nur mit schmutzigen Worten das Volk zu vergiften.

*

Deswegen war hier heute eine Pressekonferenz einberufen, die auch zahlreich besucht war, und ich hoffe, dass Sie jetzt vonseiten der Presse nicht mehr solchen Kohl und Quatsch, wie es einzelne Zeitungen Ihnen aufgetischt haben, zu lesen bekommen. Wir hoffen, dass wir der Presse jetzt nicht mehr mit Misstrauen zu begegnen brauchen, nein, auch ihr wollen wir Vertrauen entgegenbringen, soweit sie die Wahrheit bringt.

*

Ich habe auch Fühlung genommen mit Presseleuten, die noch einen klaren, gesunden Menschenverstand haben und die sich auch schämen für diese „billigen Journalisten“, die nichts unversucht lassen, Geld zu verdienen. Denen ist es gleich, ob der Kranke gesund wird, oder ob der Gesunde seine Gesundheit behält oder nicht. Die Hauptsache: Er verdient.

Hier, dieses Grundstück, hat uns der Eigentümer, Herr Harwart, zur Verfügung gestellt. Er war der Erste, der mir dieses große Angebot gemacht hat, indem er sagt: „Über alles, was Sie hier sehen, was mein Eigentum ist, können Sie bestimmen, können Sie verfügen." Ich danke hiermit Herrn Harwart für seine Großzügigkeit, für sein Entgegenkommen im Namen aller Kranken. Die Zeitung, die Presse, hat so vieles missverstanden, wollte nicht verstehen, hat hier und dort etwas läuten gehört und glaubte von sich aus, das schreiben zu können, was sie sich so gedacht hatte. Genauso möchte ich eine der ersten Mitteilungen hier in München herausziehen, dass Herr Harwart mich in sein Hotel einlud zu einem Glas Bier. Dieses habe ich befolgt und zwar deshalb, weil ich wegen seines Entgegenkommens allen Kranken gegenüber dieses nicht ablehnen konnte. Dies werde ich auch nie tun. Es war nicht für mich, es war nicht darum, um einen Schluck Bier zu trinken, nein, um ihm den Dank dafür zu beweisen, dass er uns das Grundstück zur Verfügung gestellt hat. Es hieß in dem Artikel: „Gröning in der Nachtbar". Vielleicht habe ich auch noch getanzt. Aber ich muss Ihnen eins zu wissen geben: Der Gröning darf sich nichts mehr erlauben, so wie ich gesagt habe: Ich esse nichts mehr oder sehr wenig. Ich brauche auch keinen Schlaf. Dann brauche ich auch nicht dort zu sitzen, um meinen Durst zu stillen, um meinen Dank zu bezeugen.
Man hat mir auch das nicht gegönnt, als ich einmal in Hamburg war und ein krankes Kind mich bat, ein Stück Kuchen zu essen. Ich war wegen dieses Kindes von Herford nach Hamburg gefahren, um mein gegebenes Wort einzulösen, und seine Mutter hatte mir ein Essen bereitet, wie es auf einer Hochzeitstafel nicht besser stehen könnte. „Aber ich komme nicht zum Essen", sagte ich, „ich komme des kranken Kindes wegen." Doch das Stück Kuchen zu essen, konnte ich dem kranken Kind nicht abschlagen. Als ich im Begriff war, dieses Stück Kuchen in den Mund zu stecken, kommt ein Zeitungsschreiber, ein junges Kerlchen, das noch nichts erlebt hat und noch nichts weiß. Er weiß nur eines, er kann schreiben.
Aber was er geschrieben hat, das kann er nicht verantworten:

„Gröning bei Kaffee und Kuchen." Ich habe ihm die Frage gestellt, ob er wohl noch keinen Kuchen gegessen hätte. Sie sehen, nicht einmal dieses gönnt man mir. Dieses eine sollen Sie auch wissen, dass ich nicht des Essens wegen komme, nein, ich will von keinem Menschen etwas haben. Was ich haben will, ist und bleibt allein die Krankheit, indem ich Ihnen dafür durch die Worte Gottes die Gesundheit vermittle.

*

Es sind in letzter Zeit so viele Schauermärchen aufgetaucht. Ich selbst werde mich nicht aus der Ruhe bringen lassen, weil ich weiß, dass sensationslüsterne Menschen am Werke sind, so wie hier in München, die sagen: „Wenn wir heute eine Falschmeldung bringen, können wir das morgen widerrufen." Heute so, morgen so. Das gibt nur ein Hin und Her. Was man alles mit diesem kleinen Menschen macht, wie ich es bin, es ist lächerlich. Wenn man der Sache genau auf den Grund geht, sieht es ganz anders aus.

*

Genauso wie sich Menschen hier erdreisten, in meinem Auftrage zu sprechen, etwas herausgeben, wovon ich nichts weiß. Man stellt Behauptungen auf, die den Tatsachen nicht entsprechen. Dann sagt man nachher: „Das ist weiter nicht so schlimm, das kann man ja richtigstellen."

*

Sie wissen von mir nichts als das, was Menschen, nur um Geld zu verdienen und Sensationen hervorzurufen, Äußerliches zu schreiben wussten. Sie haben mein Leben nicht mit mir zusammen gelebt. Sie haben sich nur erzählen lassen. Ich wurde dauernd beobachtet: wie viel Tassen Kaffee, wie viele Zigaretten. Mein Aussehen wurde beschrieben, das lange Haar. Sie wollten nur Geld verdienen. Das Eigentliche haben sie nicht erfasst. Diese jetzigen Schwierigkeiten bestehen zu Recht. So hat doch der Mensch sein wahres Gesicht gezeigt: Das Leid des andern, das Leid seiner Mitmenschen interessiert ihn nicht.

Ich sagte zuvor, dass Sie ein guter Mensch sein sollen. Alle wie Sie hier sind, haben Sie so manch ein Druckblättchen in die Hand bekommen. Einzelne von Ihnen haben es nicht gelesen, aber der größte Teil doch. Das sind Menschen, die dies geschrieben haben, weil sie mit mir keine Geschäfte mehr machen konnten, da ich ihnen den Kampf angesagt und sie sich aus Wut deswegen dagegenstellen. Und sie haben ganz schön dabei verdient. Von mir aus können sie noch schreiben, was sie wollen, ich weiß aber in aller Kürze richtig zu antworten. Man soll mich richtig verstehen: Viele von Ihnen werden gesagt haben: „Warum setzt der Mann sich nicht zur Wehr?“ Nein. Sie sollen erst kommen, sie sollen erst sagen, sonst kann ich ja nichts beweisen. Sie haben sich entlarvt – und das ist schön –, wer das eine oder andere geschrieben hat. Und ich werde diese Schmutzfinken herauszustellen wissen.

*

Sie haben ja schon das Wurstblättchen gelesen, oder Extrablätter nennen die sich, aber das bedrückt mich gar nicht, im Gegenteil: Ich fühle mich immer stärker dadurch.

*

Man hat nichts unversucht gelassen, mich durch den Dreck zu ziehen. Macht aber nichts, ich fürchte nichts, ich gehe den geraden Weg.

*

Ich möchte nur mit jedem Menschen in bestem Einvernehmen leben, nicht in Zank und Streit. Aber dass man nichts unversucht ließ, von schmutziger Seite Streit und Zank zu säen, ist beschämend.

*

Wer hat mir hierin helfen können? Wenn einer gegen so einen Artikel geschrieben hat, hat er Gröning nicht genützt, sondern nur geschadet. Gut gewollt, schlecht getan.

*

Und ich will das immer wieder sagen: „Gib her den Artikel, hör auf und sag mir nichts, ich will davon nichts hören.“

Denn wenn ich heute menschenhörig wäre und auch all das hören würde, wie Menschen mich selbst mit Schmutz und Dreck beworfen, und kein Verständnis für diese hätte, ja, meine lieben Freunde, dann wäre ich unter dieser schmutzigen, schweren Last schon zusammengebrochen. Aber ich habe weder dafür ein Ohr noch ein Auge noch habe ich dafür einen Mund noch nehme ich den Gedanken auf, dass ich mich mit dem beschäftige, mit dem Menschen sich beschäftigt haben. Was Menschen Böses doch von sich gegeben haben und mich mit all diesem Bösen überschüttet, überworfen haben, dass ich mich mit dem abgeben würde, dann wäre ich über kurz oder lang auch dem Bösen verfallen, dem Bösen ausgeliefert und würde zu guter Letzt auch nur dem Bösen dienen.

*

Diese Schmutz- und Schundliteratur, die die Presse von sich aus an die Öffentlichkeit zu lancieren gewusst – warum, wieso, weshalb ist mir auch klar –, habe ich gesammelt. Und das werde ich jetzt zu nützen wissen, indem ich das in einem Buch niederschreibe, warum auch diese Schmutzfinken existieren müssen, worum es diesen nur ging: nur um ein Geschäft. Nur darum, weil sie menschenhörig waren und weil sie dem Materialismus verfallen, dem ausgeliefert, weil sie in und mit und auch für ihn leben.

*

Was diese Journalisten getan haben – nicht alle – können sie nicht verantworten. Es ging nicht auf meine Kosten, sondern auf Kosten der Kranken. Nicht meine Schuld.

*

Sie haben die Presse gelesen, Sie wissen, was man dagegen schreibt, und Sie kommen doch und glauben. Die Menschheit lässt sich nicht abhalten, sie lässt sich nicht irreführen, ich weiß, sonst wären Sie auch nicht gekommen.

Geschäftemacher

Menschen haben nichts unversucht gelassen, mit meinem Namen und meiner Person Geschäfte zu machen.

*

Es ist mir bei Weitem klar, dass es immer wieder noch Menschen gibt, die es nicht verstehen können. Es gibt auch Menschen, die es nicht verstehen wollen. Letztere, die es nicht wollen, aus verschiedenen Gründen. Es gibt auch unter diesen Menschen, die hieraus ein Geschäft schlagen wollen.

*

Was Menschen bisher nicht unversucht gelassen haben, ist das gewesen, an diesem kleinen Mann mit seinem Wissen und Können Geld zu verdienen. Sie glaubten, hier eine Goldgrube gefunden zu haben, sie haben auch zum Teil die Möglichkeit gehabt, Geld zu verdienen; aber einen Nutzen davon haben sie, Gott sei Dank, nicht. Auch diese Menschen musste es geben, und zwar deshalb, um herauszustellen, wer der Mensch ist, dass der Mensch über Leichen geht und nicht danach fragt, ob dem Kranken geholfen wird oder nicht. Es gibt Menschen, die über Leichen gehen, die können einen Kranken ruhig liegen sehen. Diese Menschen haben nie danach gefragt, sie haben nichts unversucht gelassen, in meiner Nähe zu sein. Ich weiß, es wird hier und dort die Frage aufgeworfen: „Ja, wenn der Mann so viel weiß, warum hat er das nicht gewusst? Vielleicht weiß er nichts?"
Ob und inwieweit ich etwas weiß, werden Sie nach und nach zu wissen bekommen. Aber dieses musste sein. Man hat auch nichts unversucht gelassen, in meine allernächste Nähe zu kommen, um hier sich einen Reichtum zu erwerben. Das kommt nicht infrage.

*

Man soll sich nur vor den Kranken stellen, dann sieht man, dann fühlt man, wenn man noch ein menschliches Herz im Leibe hat, dass man dazu verpflichtet ist, diesen Menschen zu helfen. Und wer sich dagegenstellt und mich hiervon abhält, der zählt nicht zu den

Menschen, der zählt nicht zu den Guten, das ist ein schlechter Mensch, er kann nichts dafür, dass er so ist, ich nehme ihm das auch nicht übel, denn von einem schlechten Menschen kann ich nichts Gutes erwarten. Ich finde einfach keine Worte mehr. Ich weiß nicht, was ich zu all diesem noch sagen soll. Bisher waren es die Geschäftemacher: Menschen, die nur Sensationen wollten auf der einen Seite und auf der andern Seite es so gut verstanden haben, sich in meine Nähe zu setzen und hieraus ein Geschäft zu schlagen, obwohl ich diese Menschen laufend gewarnt habe, sie mögen ehrlich bleiben und einen guten menschlichen und göttlichen Willen zeigen, dass sie bereit sind, den armen Kranken zu helfen, das heißt, dass mir der Weg freigemacht wird, dass es leichter ist, zu den Kranken zu gehen, oder dass der Kranke zu mir kommen kann.
Aber nein, diese Menschen, sie konnten nicht anders, denn das Geld zog mehr als die kranken Menschen. Durch die kranken Menschen gesund und reich werden an Geld und Besitztum, das war ihre Hauptaufgabe, darin sahen sie ein Ziel, hieraus überhaupt ein Geschäft zu machen. Ich freue mich ehrlich gesagt, dass es bis heute noch keinem Menschen gelungen ist, sich seine Gesundheit käuflich zu erwerben. Bei mir auch nicht.

*

Die Menschen haben nichts unversucht gelassen, aus meinem Tun und Wirken ein Geschäft zu machen. Und das ist nicht meine Kraft, von keinem Menschen, können wir sagen, denn der Höchste über uns – das ist der Herrgott. Das ist der Höchste über allen Menschen, der Schöpfer, und nur Er kann es bewirken. Es gab Menschen, die nichts unversucht gelassen haben, sich zu nähern, die heute ihr wahres Gesicht zeigen und glaubten, einen begaukeln zu können.

*

Auch damals spielte schon das Geld eine Rolle. Heute sieht es nicht anders aus. Immer nur dasselbe. Und wenn Sie glauben, dass wir als Menschen hierin Fortschritte gemacht haben … Nein, statt höherzusteigen …

Von vielen Menschen, die diese Sucht nach dem Geld, nach dem Verlockenden haben, davon könnte ich Ihnen nicht nur tagelang, nein, jahrelang sprechen. Und wenn die Menschen glauben, ich wüsste nichts …

*

Diese Schmutzfinken fühlten sich nur wohl, wenn sie „lebten", wenn sie viel Geld verdienten. Sie fragten nicht nach Krankheit aller Menschen, nein, je kränker das Volk, desto besser lebten sie.

*

Und bis heute haben all diese Menschen mir einen derart großen Schaden zugefügt und ich deswegen ja diese Prozesse angehängt erhielt.

Unter Anklage

Ich stelle keine Diagnosen, ich behandle niemand, mich interessieren keine Krankheitsgeschichten, ich verordne keine Heilmittel und keine Kurmethoden. Ist es meine Schuld, oder ist es gar ein Verbrechen, wenn es trotzdem zu überraschenden Heilungen kommt, wenn Kranke sich erheben und sagen: „Mir geht es so wohl und leicht, ich bin gesund"? Ist es wirklich verboten, dass ich meine Freunde frage: „Wie fühlen Sie sich?" und dass ich ihnen rate: „Beachten Sie besser Ihren Körper! Schaffen Sie Ordnung in ihm!"?

*

Gerade in solchen Fällen, in denen die Menschen so mut- und hoffnungslos geworden sind und den Glauben an ihre Wiedergesundung verloren haben, sehe ich es als meine Aufgabe an, in dem Menschen das Selbstvertrauen und den Willen zum Gesundwerden zu erwecken. Kann man daran etwas Strafbares finden? Darf ich das nicht? Ist es mir nicht erlaubt, durch meine Glaubensvorträge die Menschen innerlich und seelisch wieder aufzubauen? Wenn nicht, dann ist die Tätigkeit eines jeden Seelsorgers auch strafbar, dann handelt jeder Mensch gesetzwidrig, der einem hoffnungslos gewordenen Mitmenschen Trost spendet und ihm hilft, sein Selbstvertrauen zurückzugewinnen.

[Aus einer Vernehmung vom 23.4.1954] Es ist grundfalsch, wenn Menschen glauben, dass ich heile, noch heilen kann. Bis jetzt war es immer so, dass ES heilte. Ich selbst kläre den Menschen dahingehend auf, wie er seine Gesundheit wieder zurückerlangen kann. Dabei sage ich auch, dass vorerst jeder, der in ärztlicher Behandlung ist, dort bleiben soll und muss, da alleine der Arzt als solcher feststellen kann, ob er geheilt ist oder nicht.
Wer bisher nicht in ärztlicher Behandlung, dem rate ich, sich ärztlich untersuchen zu lassen, ob er wirklich so krank ist, wie er die Krankheit empfindet. Wenn einer von Krankheit etwas zu berichten hat, so soll er das seinem Arzt mitteilen und nicht mir. Wenn mir vorgehalten wird, dass ich bei meinen Vorträgen gegen das Heilpraktikergesetz verstoßen haben soll, so gebe ich hierzu an, dass die Abhaltung von Vorträgen durch mich in keiner Weise gegen das Heilpraktikergesetz verstößt. Sollten jedoch die Behörden anderer Meinung sein, so weise ich auf das Grundgesetz Artikel 4 Absatz 1 und 2 (Glaubens-, Gewissens- und Bekenntnisfreiheit), Artikel 5 Absatz 1 und 3 (Recht der freien Meinungsäußerung), Artikel 8 Absatz 1 (Versammlungsfreiheit) sowie auf den Artikel 9 Absatz 1 (Vereinigungsfreiheit) hin. Entgegenkommend füge ich Auszüge aus dem Grundgesetz bei. Ein Verstoß gegen das Heilpraktikergesetz kann in meinem Fall nicht vorliegen, zumal ich mich auf meine Vorträge beschränke und keine Behandlung im Sinne des Heilpraktikergesetzes vorgenommen habe.
Betonen möchte ich, dass ich weder Rezepte verordnet noch Menschen abgeraten habe, ärztliche Verordnungen zu befolgen. Im Gegenteil, ich habe extra schärfstens darauf hingewiesen, seinem Arzt bzw. Heilpraktiker treu zu bleiben.

*

[Aus einer Vernehmung vom 3.5.1954] Meine Vorträge halte ich im erlaubten Rahmen des Grundgesetzes, wonach jedem Bundesbürger das Recht der freien Rede und Meinungsäußerung zusteht. Mithin habe ich mich im Sinne des Heilpraktikergesetzes nicht strafbar gemacht, weil ich lediglich Vorträge religiöser Natur hielt und keinerlei Tätigkeit zur Feststellung, Heilung oder Linderung von Krankheiten ausübte, was mir auch die betroffenen Teilnehmer bestätigen werden. Ich habe mich bei den Vorträgen nicht an einzelne Personen gewandt, sondern zur Allgemeinheit gesprochen und ausdrücklich betont, dass man mir von Krankheiten nichts berichten darf, da dieses nur dem Arzt zustehe, zu beurteilen, inwieweit ein Mensch von einer Krankheit befallen ist.

*

[Aus einer Vernehmung vom 11.6.1956] Ich möchte grundsätzlich betonen, dass ich keine Krankheiten behandle. Ich will von keinem Menschen wissen, auch nicht in meinen Vorträgen, an welcher Krankheit der eine oder andere Hilfesuchende leidet. Nur ein Arzt oder Heilpraktiker darf Krankheiten behandeln, ich, Gott sei Dank, nicht. Ich will lediglich die Menschen den rechten Weg weisen und tue dies, indem ich sie belehre. (...) Wenn Herr Fussner von „Massenheilungen" spricht, die ich vorgenommen haben soll, so will ich auch hier feststellen, wie schon oft, dass nicht ich heile, sondern das Es zum Heil geführt hat, und zwar dadurch, dass ich den Anwesenden einen aufklärenden Glaubensvortrag gehalten habe, indem ich oft genug betone, dass es auf jeden Menschen selbst ankomme, denn er sei es, der wissen müsste, was er nötig habe.

*

Zu der Frage, um mit den Worten des Herrn Staatsanwalts zu sprechen, meiner „Heilerfolge", will ich Folgendes angeben: Ich habe durch meine „Tätigkeit" keine „Heilerfolge" in diesem Sinne gehabt. Es lässt sich nicht verleugnen, dass Tausende von Menschen, die meine Lehre befolgen, Erfolge hatten. (...) Wenn sich bei diesen unzähligen Menschen Besserungen zeigten und wenn solche Menschen auf wunderbare Weise von den Leiden, von denen sie bzw. ihre Körper behaftet waren, erlöst wurden, so sind das nicht meine, sondern ihre Erfolge. Darüber bin nicht nur ich, sondern sind in erster Linie die Betroffenen glücklich. Wenn einer dieser glücklichen Menschen diese innere Umkehr bei sich feststellt, so fand er in den meisten Fällen keinen anderen Ausdruck dafür als das Wort

„Heilung“, und man spricht davon, Gröning habe ihn geheilt. In Wirklichkeit ist es der Mensch selbst, der es zu seinem Heil gebracht hat.

*

Die Leute mögen ruhig darüber befragt werden, ob ich sie im ärztlichen Sinne behandelt habe und ob ich mir auch nur in einem einzigen Fall über die Krankheit, von der die Leute behaftet waren, vorher berichten ließ. Ich bitte dann aber auch darum, die Befragten die einzelnen Ausdrücke wie Heilung, Behandlung, Massenheilung, Sprechstunde, Fernbehandlung usw. genau auslegen zu lassen, und ich weiß bestimmt, dass nicht einer darunter ist, der behaupten könnte, dass er von mir im medizinischen Sinne behandelt wurde. Ich behandle grundsätzlich keine Krankheit und will von Krankheit auch nichts wissen. Keiner derjenigen, die mich aufsuchen, darf mir seine Krankheit schildern. Das werden mir alle bestätigen müssen, die bis heute den Weg zu mir gefunden haben. Ich weiß, dass ich vielen, die heute noch zu meinen Gegnern gehören, sehr unangenehm bin, und dass sie glauben, da einhaken zu können, wo Leute, die keine anderen Bezeichnungen dafür wissen, mit ihren angeblichen Fachausdrücken das zu erklären versuchen, was in ihnen vorgegangen ist und wie der Erfolg zustande kam. Mir ist nicht verständlich, dass einzelne Herren der Medizin als gut geschulte Mediziner sich auf laienhafte Angaben stützen und alles daransetzen, mir die von Laien benutzten Ausdrücke als belastende Punkte anzuhängen. Ich dagegen würde mich niemals auf Äußerungen von Laien stützen und diese dann der Medizin anhängig machen. Ich bekomme oftmals Äußerungen von Kranken über ihre Ärzte zu hören, die nicht zum Vorteil der Ärzte gereichen, und trotzdem versuche ich, in diesen Menschen das Vertrauen zum Arzt zu erwecken.

*

Nun aber frage ich Sie: „Was hat das alles mit einem Wunder zu tun?“ Der Mann fand seinen Glauben und damit die Kraft zur Heilung wieder. Und ich frage Sie weiter: „Was hat das alles mit mir zu tun? Habe ich geheilt oder hat *es* geheilt?“ Ich habe doch nur die Kraft geweckt. Darf ich das nicht?

Ich tue doch nichts anderes als die Leute darauf aufmerksam machen, dass es ganz von ihrem Willen abhängt, ob sie wieder gesund werden, und weise ihnen den Weg, wie sie es anzustellen haben, in ihr Inneres wieder Ordnung zu bringen. Es ist doch tausendfach bewiesen, dass Leute, die meinem Rat folgten, ihres Lebens wieder froh geworden sind.

*

Und, wenn Sie auch noch Näheres wissen wollen: Dieser Prozess, die ganzen Prozesse sind mir ja nur angelegt, gemacht worden von Menschen, die da von sich aus gesagt: „Gröning, ich bin Ihr Freund. Ich tue alles für Sie." Und tatsächlich, sie haben sich eingesetzt. Aber sie haben falsche Handlungen begangen, falsche Worte gebraucht. Sie haben alles falsch wiedergegeben. Nicht so, wie es hier der reinen Wahrheit entspricht. Und da hat die Justiz es aufgefangen und sagt: „Hoppla, da ist ein Wort, da ist ein Wort, und da hat er so gesagt, hat er so gesagt – und jetzt werden wir ihn verurteilen." So geht's mir. Und ich kann dann weiter schaffen, nur für den einen Fall muss man viele Märklein zusammentragen, um das wiedergutzumachen.

*

Natürlich hat man mir vor Gericht vorgehalten, ich habe Krankheit behandelt. Unwissenderweise wurde das entstellt, auch von engsten Freunden, die sich nicht auszudrücken wussten, die die richtigen Worte dafür nicht gefunden, die das nicht zu schildern gewusst. Wenn ihnen einer dies vorgesagt: „Ja, ja, so war das. Ja, ja, so ungefähr war das", dann wurde unterschrieben, das wurde auch so weitergesprochen.

In Wirklichkeit ist es ja nicht die Wahrheit – es ist Unwahrheit. Auch von denen, die wirklich schon Wahres erfahren haben – da verfiel er wieder in die Macht, das ist die Macht der Gewohnheit. Er hat so gesprochen, wie er es gewohnt ist, und das war nicht gut. Aus dieser müssen Sie mal heraus! Und deswegen muss ich es auch jetzt sagen, liebe Freunde, wurde ich so oft zur Verantwortung gezogen. Ich muss das verantworten, was Freunde falsch gemacht haben. Ich muss dafür geradestehen, wie ein Vater. Mich zieht man zur Verantwortung.

Es ist schon viel – die Behörde weiß selbst nicht, auch die Justiz weiß es nicht – wie viel der Blöße sie sich hier ausgesetzt hat, indem sie mich verantwortlich zu machen sucht.

*

Niemals darf ich den einen oder den anderen Prozess verlieren. Es geht hier um das Recht und um die Wahrheit.

*

Wer gibt wem das Recht, mir zu verbieten, kranke Menschen, die tatsächlich von ärztlicher Seite voll und ganz aufgegeben sind, zu heilen? Wo gibt es ein menschliches Gesetz, das mir Derartiges verbieten kann? Ich habe durchsuchen lassen und kein Gesetz gefunden. Das gibt es nicht. Man versucht mich jetzt hie und da einzustufen – gibt's ja nicht! Deswegen sage ich nach wie vor: Für mich gibt es nur ein Gesetz, und das ist das göttliche. Das göttliche Gesetz verbietet es aber nicht, es verlangt es: Liebe deinen Nächsten mehr als dich selbst! Ich werde da nicht einen Millimeter zurücktreten, Menschen zu helfen. Mein Weg geht weiter, komme, was da wolle! Der Herr sei bei mir!
Und wenn man mich in eine Regentonne steckt und mit derselben vergräbt, so geschieht doch, was geschehen soll.

*

Aufgrund dessen, dass Menschen, weil sie durch Worte zum Glauben geführt wurden, sodass sie wieder an Gott und dann das Gute glauben konnten – zu einem großen Teil ohne meine Anwesenheit – von den übelsten Krankheiten frei wurden, darf die Justiz mich doch nicht bestrafen. Im Gegenteil, es müsste vonseiten des Gerichts wie der Behörde für alle Zukunft Gröning 100 % unterstützt werden, das heißt, dass der Vater Staat aufgrund dieser Erfahrungen mich weiter dazu anhalten müsste, ja dass ich sogar vom Staat dazu verpflichtet werden müsste, jeden Menschen auf den göttlichen Weg zu führen, sodass er, der Mensch – die Menschen überhaupt – wieder glauben kann, denn grundsätzlich führen diese Glaubensvorträge den Menschen auf den guten göttlichen Weg.

Dass der Mensch wieder glauben kann – was sich aus der eidesstattlichen Erklärung nachweist – ja, sein Glaube ihn also zur vollen Gesundheit führt, hat mehr oder weniger mit mir nichts zu tun. Der Umstand, dass Menschen durch gute Worte, durch die Glaubenslehre, wie ich sie gebe, wieder zum Glauben an das Gute, Göttliche kommen, ist doch nicht strafbar. Es ergibt sich einwandfrei, dass sie, nur weil sie wieder glauben können und dadurch glücklich sind, von dem Übel – Krankheit – frei werden. Was hat das nun mit dem Heilpraktikergesetz zu tun? (...) Denn nur dem Umstand, dass die Menschen wieder an Gott und das Gute glauben können, haben sie es zu verdanken, dass sie von dem Übel frei werden. Verdammt und verurteilt die Justiz eine Lehre zum Guten, Göttlichen?

*

Ich bin für meine Güte verfolgt worden. Man hat nichts unversucht gelassen. Man wollte mich einsperren, obwohl ich nur Menschen geholfen, nur Gutes getan habe.

*

Tut man Böses, ist es nicht gut. Tut man Gutes, ist es auch nicht gut. Was soll ich jetzt tun?

*

Kann ich denn etwas dafür, dass ich von der Schöpfung mit andersartigen Kräften ausgestattet worden bin als die meisten anderen Menschen?

*

Ich klage alle diejenigen an, im Namen aller Kranken, die es verbieten, Kranke zu heilen.

*

Ich glaube an das hohe Gesetz der ausgleichenden Gerechtigkeit!

Unter Verbot

Im März 1949 wurde ich durch eine mir bekannt gewordene Frau bei der Familie Hülsmann, Herford, eingeführt. Ich sollte dem Sohn Hülsmann helfen. Dies geschah. Hiermit machte Herr Hülsmann große Propaganda, und dadurch kam es im Hause und um das Haus der Hülsmanns zu einem großen Menschenauflauf. Es kamen hierbei viele Heilungen, sogar Spontanheilungen zustande.
Als Erstes suchte ich jetzt die Gesundheitsbehörden auf mit dem Anliegen, eine Zusammenarbeit mit Ärzten herbeizuführen. Ich wollte alle Unannehmlichkeiten von vornherein vermeiden. Die Behörden lehnten jedoch ab, im Gegenteil, mir wurde ein schriftlich ausgefertigtes Heilverbot ausgehändigt. Die Heilungssuchenden, die um das Haus Hülsmann versammelt waren, veranstalteten während meiner Abwesenheit einen Demonstrationszug und stürmten das Rathaus.
Der Bürgermeister sah sich dadurch gezwungen, mich rufen zu lassen und mir mindestens weitere drei Tage für Heilungen freizustellen. Ich unternahm auch Fahrten nach Hamburg, Schleswig usw., zu Ärzten, von denen ich eingeladen wurde, um gelegentlich dieser meiner Besuche Kranken zu helfen. In Hamburg kam es so weit, dass ich vom dortigen Oberbürgermeister ein Redeverbot deshalb erhielt, weil die Hamburger alles vorbereitet hatten, um mir zu ermöglichen, vor Tausenden von Hilfesuchenden zu sprechen.

*

Im Juni 1949 erhielt ich von staatlicher Seite unberechtigterweise ein schriftliches Heilverbot ausgehändigt. Dieses war deshalb unberechtigt, weil nicht ich, sondern *Es* heilte. Meine aufklärenden Worte, die ich zu versammelten Hilfesuchenden sprach, waren von einer so starken Durchschlagskraft, dass es bei vielen Anwesenden, das heißt Hilfesuchenden, die bereits ärztlicherseits als unheilbar erklärt worden waren, zu Heilungen führte.

*

„Es geschieht doch, was geschehen soll!", habe ich vergangenes Jahr in Herford gesagt, als ich zum ersten Mal das schriftliche Verbot

erhielt. Da habe ich das allen Heilungssuchenden zu wissen gegeben, dass ich das schriftliche Verbot erhalten habe.
Da habe ich Folgendes gesagt: „Ein menschliches Gesetz gibt es nicht, das mir Derartiges verbieten kann, Menschen zu helfen und Menschen zu heilen. Für mich kommt nur ein Gesetz infrage, und das ist das wahre göttliche. Und wenn man mich in eine Regentonne steckt und in derselben vergräbt, so geschieht doch, was geschehen soll." Und so habe ich laufend überall, wo Heilungssuchende zusammenkamen, immer wieder das Gleiche gesagt. Ich habe nicht gescheut, die Wahrheit zu sagen, gleich, wer unter den Heilungssuchenden sich noch befand. Ich konnte aber nie dafür, dass die Menschen, die sich in diesem Strombereich befanden, gesund geworden sind. Auch hier lag das immer wieder an den Menschen selbst.

*

Von mir aus können zehn Verbote und noch mal zehn Verbote kommen. Dann setze ich mich irgendwo hin und spreche mit keinem Menschen, und wo sich Menschen einfinden, werden sie Hilfe und Heilung haben.

Wer will dagegen etwas tun! Hier kann kein menschliches Gesetz mir verbieten, Menschen zu helfen, Menschen zu heilen. Ich tue meine Pflicht, ich tue das, wozu ich mich mein ganzes Leben verpflichtet fühle. Ich habe Ihnen zu wissen gegeben, dass ich den Menschen zu seinem Glauben zurückführen will, zum Glauben an das Göttliche. Ich fürchte keinen Menschen. Und es geschieht, was geschehen soll.

*

Aber eines kann ich nicht verstehen, dass, wenn ein Mensch nur Gutes nicht nur zu tun gedenkt, sondern schon bereits getan hat und weiter das sein ganzes Leben tun wird, dass man ihm Derartiges verbietet. Wie unklug es doch ist, dass man, ohne überzeugt zu sein, es einfach verbietet, kranke Menschen zu heilen. Ich habe im vergangenen Jahr in Herford, als ich das schriftliche Verbot erhielt, allen Heilungssuchenden vieles mit auf den Weg gegeben. Neugierige Menschen, die dabei waren, haben mich nicht verstanden und konnten mich nicht verstehen. Auch bis heute gibt es noch viele Menschen, die

mich nicht verstehen können – (*Zwischenruf*: „nicht wollen") oder wollen. Bei ihnen geht es nur um eines: um Geschäfte zu machen. Aber darauf kommen wir noch ganz kurz zu sprechen.
Als ich das schriftliche Verbot in Herford erhielt – Sie werden es auch aus vielen Broschüren nachlesen können; leider habe ich selbst nicht die Zeit gehabt, aber ich weiß schon immer, was da drinsteht, dafür kann ich nichts – da habe ich gesagt, dass es kein menschliches Gesetz gibt, mir Derartiges zu verbieten. Selbst hier im bayerischen Staat hat es in vielen Zeitungen gestanden, dass ich frei wirken kann, weil das eine ausgesprochene Liebestätigkeit ist, und es hierfür noch kein Gesetz gibt, das mir Derartiges verbieten kann.

*

Nicht ich, ich bin nichts, der Herrgott ist alles. Wir gehören zu Ihm. Ich persönlich setze alles daran, dass dieser Tag kommt, dass man mich frei arbeiten lässt, Menschen zu helfen.

*

Ich habe seinerzeit mit dem Oberstadtdirektor der Stadt Herford gesprochen. Trotzdem sind wir gute Freunde. Er konnte aber nicht anders, weil das menschliche Gesetz ihm das vorschreibt. Somit war er gezwungen, mir mein Tun und Wirken schriftlich zu verbieten, obwohl er mir wortwörtliche sagte: „Das musste ich tun, aber direkt verbieten kann ich das nicht, denn das geschieht ja auch so." In Herford selbst sind Heilungen am laufenden Band gewesen. Zu zählen waren nur die Schwerkranken, ganz abzusehen von den Leichtkranken. Und nicht anders sah es aus, was Ihnen auch nicht unbekannt ist, am Traberhof. Von dort aus habe ich den Beweis gestellt, wie auch von Herford und anderen einzelnen Städten her, Hamburg usw., dass die Heilungen trotz meiner Abwesenheit stattfanden.

*

So habe ich, seitdem ich im vergangenen Jahr [1949] das schriftliche Verbot erhielt, nicht mehr von Heilung gesprochen. Ich habe aber den Menschen bewiesen, dass ich nicht persönlich vor ihnen stehen muss. Ich habe das in Hamburg, Herford, anderen Orten und am Traberhof bewiesen, indem dort Massenfernheilungen geschahen, obwohl ich mich woanders aufhielt. Keiner von den Menschen, die dort geheilt wurden, wusste, wo ich mich befand.

*

Ich freue mich, heute zu Ihnen sprechen zu dürfen. Auch ich will das bekräftigen, was mein Vorredner eben sagte, dass ich Heilverbot habe. Aber so sieht es ja alles nicht aus; denn ich habe ja bisher – ich weiß nicht, wie ich mich ausdrücken soll – nicht direkt geheilt, sondern nur von Heilung gesprochen und wie kranke Menschen sich hierin zu verhalten haben. Auch hier möchte ich bei dieser Gelegenheit nicht verfehlen, Ihnen den Weg zu zeigen, das heißt: Ich kann nicht dafür, dass ich so eingestellt bin, jedem Menschen, der sich in einer Not oder Gefahr befindet oder aber der auch mit einer Krankheit befallen ist, zu helfen. Das heißt: Ich zeige Ihnen den Weg, wie Sie die sogenannte Heilwelle empfangen. Ich bräuchte gar nicht gekommen zu sein, denn eben wurde mir berichtet, dass hier selbst unter diesen wenigen Menschen starke Reaktionen zu verzeichnen sind. Wenn ich Ihnen erzählen wollte von all diesen Heilungen, wie ich tagtäglich Berichte erhalte, wie und auf welche Weise kranke Menschen wieder gesund geworden sind! Ich selbst staune nicht darüber, weil es für mich ja nichts Unbekanntes ist. Es ist nur für den Menschen nicht so recht verständlich, und deswegen will ich nichts unversucht lassen, den Menschen aufzuklären, das heißt, ihm den Weg zu zeigen, worauf er zu achten hat. Ich selbst brauche ja keinen Menschen berühren, das habe ich noch nie getan, dass ich den einen oder den anderen Kranken irgendwie behandle.

*

Vorausschicken tue ich auch hier, wie immer, dass man mir das Heilverbot wieder vor die Nase gehängt hat. Aber wo die Not am größten, da ist der Herrgott am nächsten. Und auch Sie sollten Ihrem Glück nicht entgehen, indem ich dieses noch bewerkstelligen konnte, Sie zumindest hier zu begrüßen. Ich komme immer schon zur rechten Zeit. Nur müssen Sie wissen, wonach Sie gekommen sind. Meinen

Weg, den ich gegangen bin und den ich weiter zu gehen habe, weiß ich. Nun liegt es ganz auf Ihrer Seite.

*

Bisher war das aber immer so, dass, wenn Menschen, kranke Menschen zu mir kamen, sie zum größten Teil die Hilfe erhalten haben. Auch ohne dass ich an diesem Platze war, wo diese Menschen sich häuften. Und das müsste eigentlich anderen genügen, dass man sich sagen muss: Das jetzt noch ausgesprochene Verbot besteht zu Unrecht. Wir können das nicht mehr aufhalten. Denn wie viele Heilungen sollte ich aufzählen, wo selbst ich nicht anwesend war.

*

Ich weise nur ganz kurz darauf hin, dass in Herford wie im Traberhof Massenfernheilungen ausgeführt wurden. Ich war ja gar nicht da.

*

Sie alle müssen wissen, wonach Sie hierhergekommen sind. Ich gebe Ihnen zu wissen, dass ich Heilverbot habe, und sage dazu, dass nicht ich heile, sondern dass es über meinen Körper geht und das, was da herausgeht, das sind die Heilwellen, die Sie nur empfangen können, wenn Sie sich diesem Guten, diesem Göttlichen nicht dagegenstellen; wenn Sie wissen, worauf es hier ankommt.

*

Wenn einer fragt, ob ich geheilt habe, dann sage ich nach wie vor: „Ich nicht. Das habe ich noch nie getan." Ich habe nur den Heilstrom richtig verteilt. Wo ich wusste, dass es für den Körper in Ordnung war, dass er aufnahmefähig war, da erhielt er den Strom. Von heilen keine Spur. Ich nie!

Bruno Gröning und die Ärzteschaft

Ich achte jeden Arzt, der sein Menschtum bewahrt hat, der als Mensch dem Menschen entgegentritt und sich vor seinem Gewissen bemüht zu helfen.

Vor den Chirurgen habe ich Respekt, sie sind oft wahrste Künstler, wenn sie die Verletzten wieder zusammenflicken und dadurch so manchen Menschen dem Leben zurückgewinnen.

*

Ich gebe Ihnen bekannt, dass viele Ärzte sich bereit erklärt haben, an diesem großen göttlichen Werk mitzuarbeiten.

*

Jahrelang beschäftigte sich die Weltpresse mit meinen Heilungen, die – und das kann ich offen gestehen – mit Hilfe der göttlichen Kraft zum Erfolg geführt haben. Ärzte, die mich bekämpft haben und denen ich die Möglichkeit gegeben habe, sich selbst zu überzeugen, sind heute meine Freunde.

*

Ich will Ihnen hier gleich einen Arzt vorstellen, der zu mir gekommen ist vor wenigen Tagen und um Hilfe für seine Patienten gebeten hat. Ihm habe ich die Hilfe bereits erteilt und seinen Mitmenschen geholfen auf dem Fernwege.

*

Ich war niemals ein Feind der Ärzte und werde es nie sein.

*

Die Zusammenarbeit mit den Ärzten, die ihr verantwortungsvolles Amt als eine Berufung empfinden, rastlos nach allen Möglichkeiten zu suchen, die ihren Kranken Heilung versprechen, ist mir ein ernstes Anliegen, und sie hat noch überall, wo sie reinen Herzens zustande kam, die besten Erfolge gezeitigt.

*

Ich habe es begrüßt, dass Ärzte den Weg zu mir gefunden haben. Es sind hier Menschen, die tatsächlich auf dem guten Weg stehen. So ich das im Kleinen getan, so will ich das ab heute im Großen tun. Warum bin ich überhaupt in Deutschland geblieben, obwohl man in den Nachbarstaaten mir das Gute zugesichert hat?

Gleich wo ich gehe, gleich wo ich stehe und überall dasselbe Bild: Jeder sucht Hilfe. Jeder sucht Heilung. Ich will nicht damit gesagt haben, dass die Ärzte, die vielleicht alles darangesetzt haben, Ihnen zu helfen, schlecht wären, weil sie zu der Hilfe nicht in der Lage waren. Nein! Der Arzt hat auch sein Bestes hergegeben, allen die Hilfe zu bringen, die sie erwarten.

*

Die Ärzte haben den technischen Weg – so möchte ich es nennen – zur Heilung eingeschlagen. Ich bin für den natürlichen Weg. Dazu führte mich die feste Überzeugung, dass das technische Handeln alleine nicht ausreicht. Ich werde nie schlecht von den Ärzten denken, denn sie versuchen von ihrer Warte aus alles, was ihnen als Hilfsmittel eine Hoffnung auf Heilung gibt.

*

Ich habe viel Not und Elend in diesem Erdenleben zu sehen erhalten. Ich habe gesehen, wie die Menschenleiber größten Qualen ausgesetzt gewesen, und ich habe wahrgenommen, dass Menschen alles Mögliche versucht, um diesen Menschen zu helfen. Meine Überzeugung geht dahin, dass selten ein Mensch dazu in der Lage gewesen ist, den einen oder den anderen seiner Nächsten von diesem Übel zu befreien. Und dieses alleine liegt nur daran, dass er, der Mensch, nicht mehr glauben kann und dass er hier seinen Beruf in den Vordergrund stellt. Und die andere Seite, die Naseweise-Menschen, die etwas gehört, noch nie etwas erlebt, sich nur wichtig tun wollen, indem sie ihren Nächsten anraten, doch dieses, das und jenes zu versuchen.

*

Beides aber ist richtig, das Wirken der Wissenschaft und mein Wirken. Beide haben auch Erfolg, ich aber habe oft dort Erfolg, wo die anderen keinen mehr haben, weil sie aus der Wissenschaft schon alles aufgeben. Das ist auch ein Grund dafür, warum so viele mich suchen.

Ich habe auch im vergangenen Jahr [1949] zehn Tage mich den Heidelberger Ärzten zur Verfügung gestellt, um sie auf einen Weg zu bringen und ihnen zu zeigen, dass es auf diese Art und Weise doch leichter ist, den Menschen zu helfen, den Menschen zu heilen. Ich habe die Kranken, die diese Ärzte klinisch voruntersucht haben, nicht zu Gesicht bekommen, wollte und brauchte sie auch nicht zu sehen. Ich habe diese beiden Ärzte nur gebeten, sie mögen doch in der Klinik die Menschen, die sie zu untersuchen gedenken, auf ein Zettelchen schreiben und davor die laufende Nummer setzen. Ich will nicht wissen, wen sie dorthin bestellt, noch welche Menschen sie zu untersuchen gedenken. Ich habe nur gebeten, mir die laufende Nummer telefonisch durchzugeben. Und als ich diese Nummern erhalten hatte, habe ich, wie Sie ja auch aus einzelnen Broschüren schon gelesen haben und auch heute noch nachlesen können, die Krankheitsbilder gestellt. Ich habe die Krankheitsbilder sogar aufs Tonband gesprochen und sprechen lassen.

*

Auch von Heidelberg, dort kamen die Ärzte aus dem Staunen nicht heraus, und sie konnten dieses nur hundertprozentig bestätigen, denn darüber geht ja nichts mehr.
Genauso auch mit den Heilungen. Auch da hat man mir gesagt: „Alles wollen wir nicht herausstellen, sonst erschrecken unsere Kollegen zu sehr."

*

Von Heidelberg aus sagte man mir: „Wenn Sie diesen Schritt gehen, dann können Sie frei arbeiten, dann wird es keinen Menschen mehr geben, der Sie in Ihrem Tun und Wirken stören kann." [Dieses Versprechen wurde jedoch gebrochen.] Ich wundere mich aber nicht, das ist so typisch Mensch.

*

Professoren sagten zu mir, die nicht dafür, sondern dagegenstanden: „Ich will Wunder sehen!" Sie sagten: „Das können wir auch, Menschen gesund machen." Ich habe nur die Frage gestellt, wo dann gesunde Menschen sind, und warum man denn die Kranken nicht gesund gemacht hat. Nein, sie wollten sehen, dass ich zu einem, dem der Arm fehlt, sage: „Eins, zwei, drei, der Arm muss wieder da sein!" Solche Wunder wollten sie sehen. Ich will nicht damit gesagt haben, überhaupt nicht, dass ich die Ärzte hiermit beschimpfen und in den Dreck ziehen will. Nein, es sind und bleiben meine Freunde, denn sie alle haben hierin einen Beruf gefunden in dem Glauben, Menschen helfen zu können. Aber einzelne Menschen gibt es auch unter den Ärzten, die glauben, sich behaupten zu können. Sie glauben, dass der kleine Gröning ihnen das Butterbrot wegnehmen wolle. Nein, ich habe die feste Absicht, ihnen noch etwas daraufzugeben.

*

Meine selbstlose Aufopferung, Menschen zu helfen, wird mir nicht leicht gemacht. Man stellt mich auch sehr oft und gern vor ein Tribunal. Dieses liegt meines Wissens allein nur daran, dass erstens Menschen von den natürlichen göttlichen Kräften nichts mehr wissen noch daran glauben können und zweitens es auch nicht mehr wollen, da sie ihren Methoden und Versuchen verfallen, es auch nicht dulden können, dass ein von ihnen nicht Geschulter sie im Tun übertrifft. All diesen Nichtswissern, Nichtskönnern und Nichtsgönnern ist bisher jedes Mittel recht gewesen, mich herabzuwürdigen, indem sie mich des Verstoßes gegen das Heilpraktikergesetz bezichtigen.

*

[Bezüglich einer „Zusammenarbeit"] Ich habe mich mit den Vorschlägen von Herrn Dr. Professor F. nicht einverstanden erklären können und sie abgelehnt deshalb, weil ich erstens über keinen Pfennig Geld verfügte. So konnte ich ihm gegenüber auch keine finanziellen Verpflichtungen übernehmen, denen ich nicht hätte nachkommen können, zweitens nie daran gedacht habe, aus dem ganzen Vorhaben ein Geschäft zu machen. Es war dieses alles daher für mich ein unmögliches Verlangen. Außerdem wollte ich das nur tun, wie es mir durch meine Berufung gegeben: den Hilfesuchenden helfen und mich deshalb den Ärzten und Psychotherapeuten zur Verfügung stellen, aber niemals ein Geschäft aus der ganzen Sache machen.

Ich weiß, dass die Mediziner zu mir gekommen sind und sagten: „Gröning, sagen Sie das nur nicht den Menschen, dass einer dem anderen schon helfen kann!“ Und so vieles andere mehr. Aber lassen wir das beiseite.

*

Ich betrachte es als meine Pflicht und Schuldigkeit, meinen Nächsten aus wahrer Nächstenliebe zu helfen. Selbst Bismarck sagte: „Wem Gott die Kraft gegeben, den Menschen zu helfen, dem kann und darf die Polizei sie nicht nehmen.“

*

Dass mein öffentliches Wirken ab März 1949 viele Menschen in Erstaunen versetzte, ist mir klar. Viele fragten sich: Warum ist Gröning nicht schon früher aufgetaucht? Meine Antwort ist, dass ich ja schon 43 Jahre lebe und dass ich das, was ich jetzt öffentlich wirke, schon seit meiner Kindheit getan habe. Nur habe ich von jeher alles getan, um nicht in die Öffentlichkeit gezerrt zu werden. Ich hatte schon viel früher versucht, jeweils in einem kleinen Kreis, die Menschen dahin aufzuklären, dass ich einen Menschen kenne – ich sprach damals nicht davon, dass ich dies sei, sondern schob meine Fähigkeit einem unbekannten Dritten zu – der, ohne Medizin erlernt zu haben, aus eigener Kraft fast alle Kranken heilen könne. Meine Zuhörer hielten mich aber immer für einen Spinner, nur ganz wenige haben mich damals verstehen können.

*

Für mein Sein müsste sich meines Erachtens die Wissenschaft von heute sehr interessieren, allein schon deshalb, da mein Tun eine Anregung zur Forschung gibt, und zwar für eine Aufgabe von morgen. War es nicht immer schon so, dass der Verstand des Menschen das „Neue“ kritisierte und sogar verspottete, bis sich der wahre Kern durchsetzte und die Wahrheit zur Wirklichkeit wurde?

*

Wissenschaft hat nur der, der weiß, dass er nichts weiß.

Ich frage doch niemanden nach seiner Krankheit oder seinem Leiden oder wo es ihm wehtut – ich weiß es auch so! Und es hat noch immer gestimmt; hundert- und tausendmal ist es von Ärzten heimlich und offen nachgeprüft worden. Ich habe nicht ihre Sprache, um alles so wie sie zu bezeichnen – aber dafür bin ich Gröning und kein Doktor der Medizin!

*

Hierin unterscheide ich mich von den bereits Genannten sehr stark, indem ich keine Krankheit zu behandeln gedenke. Dieses belasse ich denen, die das Recht hierzu behördlicherseits erhalten haben. Außerdem verordne ich keine Arzneien und gebe jedem Hilfesuchenden den Rat, so er von mir die Behandlung seiner Krankheit erwartet, sich an einen Arzt zu wenden. Kurz gesagt: Ich tue nur das, was auch ein jeder tun muss: helfen und nochmals helfen, immer und immer wieder den Menschen zum Guten raten, zumal er ja das Gute erwartet und nötig hat.

*

Kurz gesagt, ich habe mit dem Übel, was Sie Krankheit nennen, auch nicht das Geringste zu tun. Ich behandle auch nicht die Krankheit, wie Ärzte bzw. Heilpraktiker diese behandeln.

*

Ich bin auch kein Wunderdoktor, wie man gesagt hat. Ich bin ein Mensch, der jetzt auf dem besten Wege steht, Menschen zu helfen und zu heilen.

*

Ich habe heute wieder die Ehre, zu Kranken sprechen zu dürfen. Es ist mir wieder mal ein Verbot auferlegt worden, weil es einzelne Menschen nicht zulassen, dass ich kranke Menschen heile. Es ist nicht zulässig, dass man mir das verbieten kann. Gott sei Dank weiß ich, wer es getan hat und warum. Ich betone ausdrücklich, dass ich noch nie daran gedacht habe, Menschen zu bekämpfen, wie es einige Ärzte mir tun.
Aber ich denke nicht daran, mich von Menschen von meinem Werk

abhalten zu lassen noch mir ein derartiges Verbot auflegen zu lassen. Ich habe vergangenes Jahr in Herford, als ich das schriftliche Verbot erhielt, gesagt, dass es kein menschliches Gesetz gibt, mir Derartiges zu verbieten.

*

Oft schon hat man mir empfohlen, ich sollte mich auf die Schulbank setzen, um den Doktortitel und das „Recht" zum Heilen zu erwerben. Hätte ich dies getan, was hätte ich wirklich getan? Ich hätte die Wahrheit, meine Gabe und die Menschen verraten! Ich lehne darum alles Äußerliche ab, sage aber nicht, dass die Ärzte nicht sein sollen. Sie sind notwendig. Ich aber erfülle eine besondere Mission.

*

Ich denke jetzt ganz kurz an einen Fall, und zwar an eine Frau im Raume Westfalen. Diese Frau war von dem Übel erfasst, sodass sie größten Schmerzen ausgesetzt war. Ihr behandelnder Arzt hat wohlweislich von sich aus all das dazu getan, indem er alle Versuche angestellt, um diese Frau von dem Übel, von der Krankheit zu befreien. Dieses war ihm seinerzeit nicht gelungen.
Er hatte den guten Willen, er wollte, dass die Frau wieder gesundet, aber alle Versuche scheiterten. Die Schmerzen waren derart groß, dass die Frau selbst diesem ihrem Erdenleben Schluss machen wollte. Sie griff, kurz gesagt, nach Gift, um sich zu vergiften – würden Sie sagen. Und ich sage: um den Körper zu vergiften, um damit sie, wie sie damals glaubte, dass sie dann frei sein wird. Denn der Tod würde sie von diesem Übel erlösen, so glaubte die Frau damals. Der Ehemann als solcher überraschte seine Frau, als sie sich das Gift zuführen wollte. Da hatte er erst erkannt, wie groß das Übel in dem Körper seiner Frau haftete und wie diese seine Frau größten Qualen, größten Schmerzen ausgesetzt war. Und da erst kam er selbst zur Besinnung.
In derselben Nacht noch kniete er nieder, betete zu Gott und bat Ihn, Er möge ihn doch zu einem Menschen führen, sodass seine Frau wieder gesund wird. Dieses Gebet dauerte bis zu den frühen Morgenstunden, als er seine Dienststelle wieder aufsuchen musste. Nach

diesem Gebet fühlte er sich so froh, er fühlte sich so leicht, so beschwingt, denn er glaubte einfach an das, worum er Gott gebeten hatte. Er glaubte daran, dass Gott ihn erhört und dass Gott ihm diesen seinen Herzenswunsch auch erfüllen wird.
Kurz gesagt, auf der Arbeitsstelle sagte ihm ein Arbeitskollege: „Das dürfte nicht schwerfallen, dass deine Frau wieder gesund wird. Ich habe hier eine Einladung zu dem Vortrag von Bruno Gröning, der hier eine Gemeinschaft hat und der zu dieser heute Abend sprechen wird."
Nichts Eiligeres hatte dieser Ehemann zu tun, indem er seine Frau dazu bewegte, indem er seine Frau, obwohl sie körperlich sehr stark behindert gewesen, einfach auf das Fahrrad setzte und unter größten Schmerzen sie dorthin beförderte, wo ich den Vortrag gehalten hab. Ich habe die Menschen nur ermahnt, ich habe die Menschen nur zur Ordnung gerufen, ich habe den Menschen weiter nichts als nur die reine Wahrheit gesagt, von der ich überzeugt bin. Und von dieser Überzeugung kann mich kein Mensch abbringen.
Und diese beiden Menschen, das Ehepaar selbst, nahmen diese Worte auch so wahr, so wahr ich sie gesprochen habe, hin, ohne zu fragen. Kurz gesagt, liebe Freunde, die Frau erhielt die wirklich wahre, göttliche Ordnung in ihrem Körper. Sie war von der ganzen Qual, von allen Schmerzen, von jeglichen Beschwerden frei.
Nun sind es fast drei Jahre her, wo diese Frau von diesem Übel, bei dem ihr Arzt alles Mögliche versucht hatte, sie zu befreien, vollständig frei geworden, so weit hergestellt, dass der Arzt, den ich selbst gesprochen hatte, nach fast einem Jahr dieser Heilung – ich müsste sagen dieser Heiligung, dass er mir selbst sagte, er stehe vor einem Rätsel, ihm als Mediziner sei es nicht gegeben. Nicht, dass ich gegen die Mediziner spreche, im Gegenteil, dieser Mensch ist offen und ehrlich genug gewesen, mir die Wahrheit zu sagen, sie einzugestehen, wie er auch sagte: „Es war uns Medizinern einfach nicht möglich, diese Frau von dieser Krankheit zu befreien. Wir haben alles versucht, aber jeder Versuch scheiterte."
Und hier stehen sie wirklich vor einem Rätsel, wo sie als Fachleute

genau wussten, dass sie einen Menschen, der von diesem Unheil, von dieser Krankheit erfasst ist, nicht befreien können. Sehr oft kommen die Ärzte zusammen, wie er mir sagte, indem sie über diesen Fall sprechen, wie das nur möglich sei, dass sie jetzt geheilt ist. Sie stehen einfach vor einem großen Rätsel. Alle diese sagen, es sei ein großes Wunder geschehen.

*

Ich habe in Herford gesagt, dass in Zukunft jeder sein eigener Arzt sein kann. Das heißt, er wird so gesteuert vom Herrgott, dass er die Heilwelle automatisch empfängt, wenn er sich dem Herrgott beugt; wenn er weiß, dass es einen Herrgott gibt; wenn er das größte Bestreben hat, in diesem wahren göttlichen Glauben zu leben, nicht nur in Worten, sondern in der Tat.

*

Auch die Zweifler – und gerade die medizinisch vorgebildeten – werden dabei zu der Erkenntnis gelangen, in welchem Maße der Glaube an Gott und der Einklang des Lebens mit seinen Geboten das Fundament der seelischen und damit die erste Voraussetzung auch der körperlichen Gesundheit ist.

*

Der alleinige Arzt, der Arzt aller Menschen, ist und bleibt unser Herrgott. Und wer das Vertrauen zu mir und den Glauben an unseren Herrgott hat, dem steht die Hilfe nicht ferne.

Die Gegner entlarven

Wenn ich einem Menschen etwas sage, so sage ich ihm die Wahrheit. Entstellt er das, so habe ich für so einen Menschen auch nichts mehr übrig. Ist es nicht schön, dass ein Blinder wieder sehen kann, dass Gelähmte gehen, dass man ihnen die Schmerzen abnimmt? Mit Worten kann ich es nicht beweisen, aber mit der Tat. Eine Nacht habe ich mich mit Journalisten zusammengesetzt, habe gesagt: „Bitte befragen Sie mich nicht, ich gebe Ihnen so viel Stoff. Tag und

Nacht bin ich wach, dauernd bin ich unterwegs." Und sie sagten: „Herr Gröning, besser und schöner konnten Sie uns das nicht mitgeben, als dass Sie die Taten sprechen ließen." Dass man mit schmutzigen Mitteln versucht, die Sache hier zu zerschlagen, darauf weiß ich genau zu antworten. Ich warte ja nur darauf: „Äußert euch doch, zeigt doch erst mal, wer ihr seid." Ich will doch erst eine Handhabung, ich kann doch einen Menschen erst als Dieb bezeichnen, wenn er etwas gestohlen hat. Ich brauche Zeugen, die das gesehen haben, dann entlarve ich den Menschen als Dieb. Genauso hier. Ich will die Wahrheit herausgestellt haben. Um etwas unternehmen zu können, lasse ich jeden Menschen schalten und walten, wie er will. Er wird sich selbst festfahren.

*

Sie [ehemalige geschäftstüchtige Mitarbeiter] haben bewiesen, dass sie nur Satanisches getan, nur Schlechtes getan, wie ich zuvor schon sagte: Sie haben nichts unversucht gelassen, auch dieses Gute, Göttliche zu nutzen, indem sie hierin eine Goldgrube gesehen und nichts unversucht gelassen haben, für dieses jetzt das Gold zu scheffeln. Und als ich diese Menschen abgeschoben habe, da wurden sie bösartig, da zeigten sie, wer sie sind. Und alle diese Menschen, die heute und schon weiter zurück nur Schlechtes gesprochen und Schlechtes geschrieben haben, das sind diejenigen, die einstmals an meiner Seite standen, die ebenso gegaukelt haben und taten, als ob sie auch zu den Guten zählten. Sie haben nie danach gefragt, den Menschen die Hilfe und die Heilung zu geben, das heißt, dass sie diesen armen Kranken den Weg frei machten.

*

Alle drängten sich vor mit dem Versprechen, mir die Heilgenehmigung zu verschaffen, verschwanden aber als mehr oder weniger entlarvte Gangster wieder, nachdem ihre Geschäfte abgewickelt waren und sie mir ein zweifelhaftes Renommee hinterlassen hatten, was von der Presse gierig aufgefangen wurde.

Bruno Grönings Leidensweg

Wenn ich auch Fehler begangen habe, dass ich die Gangster an meiner Seite gelitten habe, hat es auch seine Richtigkeit. Ich weiß, die Menschen sagen: „Wenn der Gröning so viel weiß, warum hat er die geduldet?“ Ich muss den Menschen doch sagen, wie der Mensch ist. Ich muss ihm doch Beweisstücke bringen. Warum? – worunter ich dann auch leiden muss. Aber das schadet nichts. Es gibt der Menschen so viele, und es lohnt sich schon, dass man ihretwegen auch leidet – ich will helfen und heilen.

*

Und jetzt wird jeder fragen: „Warum schiebt der kleine Gröning diese Menschen nicht ab? Er müsste doch wissen, wie schlecht sie sind.“ Jawohl, weil sie schlecht sind – um den Menschen einen Beweis zu geben – muss ich diese Menschen bis zu einem gewissen Grad dulden.

*

Manchmal muss ich, um Gutes aufzubauen, mit Menschen umgehen, die zunächst noch schlecht sind.

*

Nur dadurch habe ich dann meine innere Stärkung erhalten, alles zu überwinden und zu bestehen, aber auch alles daranzusetzen, dass ich allen denen, die mich rufen, wieder einmal zur Verfügung stehen darf und kann. Ich wusste wohl, dass nicht alle Menschen gut sind und mancher zeitweilig wie vom Teufel besessen ist – aber so viel Schmutz und Schlechtigkeit, wie mir damals entgegenschlug, habe ich denn doch nicht für möglich gehalten!

*

Und genauso ist auch mein Weg, der Weg des Leidens. Ich leide nicht für mich, ich hätte es nicht nötig.

*

Ich habe vieles nicht nötig, und doch muss ich, trotz meiner Güte und Hilfsbereitschaft, leiden – nicht, dass ich mich deswegen hervorheben will – weil viele Menschen am Werk sind, die alles nicht verstehen.

Ich verstehe alles, deswegen bin ich ja hier, deswegen gebe ich mein ganzes Leben dafür.

*

[Schwierigkeiten aus den eigenen Reihen] Heute ist im Endergebnis das Gleiche geschehen wie damals. Heute ist durch die, die meine größten, engsten und besten Freunde sein wollten, nichts anders geworden als damals: Damals haben schmutzige Handwerker mich betrogen. Heute haben Freunde versagt, indem sie ruhig mit ansehen konnten, dass durch Prozesse, durch Verurteilung, dadurch, dass ich meine Gemeinschaften nicht aufsuchen konnte ohne Wagen, dadurch, dass man nichts gegen die Prozesse unternahm, dadurch, dass man einfach nicht für mich da war, wenn ich Menschen brauchte, die ihrem Schulwissen und ihrer Stellung im weltlichen Leben mich hätten unterstützen können und müssen, es nicht zustande kommen konnte, wozu ich nun mal auf dieser Erde bin. Keiner von diesen Freunden hat sein Ich eingesetzt, um mich freizukämpfen. Keiner hatte den Mut, wirklich für mich einzutreten. Nichts ist geschehen. Kleinlich, bürokratisch hat man Entschlüsse gefasst.
Keiner ist wirklich für mich eingetreten. Keiner hat wirklich alles darangesetzt mit seinem ganzen Einsatz, dass er mir endlich alle diese Kämpfe in den Prozessen, gegen die Presse, um eine Hilfskraft, um den Wagen, der kaputt war, gegen Schmutz und Verleumdung abnahm usw., usw. und sich vor mich stellte, damit ich das tun konnte, wozu ich da bin auf dieser Erde: Den Menschen die Kraft des Lebens zu übermitteln und die Menschen zum Glauben zu führen. Dass ich dazu die Ruhe brauche und nicht immer und immer wieder durch weltliche, äußere Einflüsse gehindert werden darf, dass ich einen wirklichen Schutzwall brauche, um ungestört das wirken zu lassen, was mir gegeben, daran hat niemand gedacht. Niemand von meinen Freunden, von denen, die meine Freunde sein wollen. Und das ist das Beschämende und für mich Enttäuschende: Die Geschäftemacher haben ihren Nutzen ziehen wollen, sie sind als schlechte Menschen erkannt. Freunde vom Gröning-Bund sind zu

lau, zu gleichgültig, zu bequem, ich will nicht sagen böswillig. Und das Ergebnis ist dasselbe: Ich bin nicht frei geworden. Viele Freunde vom Bundesvorstand haben ihr Versprechen nicht gehalten. Man hat mich durch alle Maßnahmen nur geknebelt.

*

Auf Versprechungen lass‘ ich mich überhaupt nicht mehr ein. Man kann mir nichts versprechen, ich sage, der Mensch kann sich nur versprechen.

*

Jeder soll frei sein, nur ich bin es nicht.

*

Ich bin diesen Weg gegangen, um den Menschen den Beweis zu geben, wie Menschen auch heute noch sind.

*

Was ich besitze, will ich hingeben, auch mein Leben.

Der Kampf

Die satanische Macht ist wieder sehr groß geworden, und ich habe ja weiter nichts zu tun, als diese zu bekämpfen.

*

So klein auch noch mein Körper war, aber ich fühlte mich einfach stärker als alle Menschen. Von hier an, mein Körper war gut 2 ½ Jahre alt, da zog es mich zu den Menschen, die von dem Bösen überwältigt waren. Das Böse hatte den Körper, was Menschen „Krankheit“ nennen, abgebaut. Und wieder kam ein Gedanke, als ich vor einem kranken Menschenkörper stand: „Aus dem Körper einiger Tiere ist doch die Krankheit verschwunden, als ich leise vor mir sagte: ‚Liebes Tierlein, du wirst bald wieder einen gesunden Körper haben’, und so geschah es auch. Beim Menschen ist es doch nichts anderes.“

*

Die Tiere fürchten das Böse in den Menschen, aber ich fürchte mich nicht, denn ich bin stärker als das Böse. Dass ich stärker bin, will ich allen Menschen zeigen.

*

Ich kämpfe für Sie – auch noch weiter vor Gericht – und es gibt wirklich nicht nur Prozesse, sondern jetzt Prozessionen, wissen Sie, so endlos – bis der Weg für Sie frei ist. Das sind Sie mir wert, und dazu bin ich auch hier. Das tue ich für Sie.

*

All die schmutzigen Menschen haben nichts unversucht gelassen, mich in meiner Arbeit, mich in der Hilfe, die ich Ihnen vermitteln soll, zu stören. Vier Vergiftungen sind da, aber ich bin noch nicht tot. So weit ist es noch nicht gekommen. Nur, ich merke noch nichts davon, obwohl ich das meiste genommen habe. Aber machen Sie sich deswegen keine Sorgen, ich trinke es literweise.

*

Ich werde mich durchzusetzen wissen, obwohl einige wenige Menschen am Werk sind, die mir schon nach dem Leben trachten. Ich fürchte den Tod nicht – von mir aus, wenn hier einer darunter ist, bitte, ich stehe hier. Ich brauche mich nicht zu fürchten. Ich sage nur: Wehe dem! Ich brauche auch keinen menschlichen Schutz, das heißt keinen persönlichen menschlichen Schutz. Ich gebe Ihnen zu wissen, dass mein Leben so besteht, dass ich tatsächlich unter dem reinen göttlichen Schutz stehe, und wenn es sein soll, dann soll es sein. Aber noch ist es nicht so weit, und gegen alle die wenigen Gegner werde ich den Kampf aufzunehmen wissen. Sie werden genommen, wie sie kommen.

*

Für mein Leben fürchte ich nicht. Ich weiß, dass niemand in der Lage sein wird, mich auf diese Art und Weise, wie sie beabsichtigt haben, beiseite zu bringen. Das wird ihnen nicht glücken. Ich stehe nicht allein. Der Herrgott ist bei mir, so wie ich mit Ihm immer gelebt habe und weiter zu leben gedenke. Das ist mein Schutz, den ich habe.

Warum bin ich so, warum tu ich das? Warum befolge ich nicht das, was Menschen wollen, das sie mir selbst angeraten, indem sie sagen: „Ja, Gröning, kommen Sie auf unsere Seite, dann ist der Weg frei. Dann hört die Bekämpfung auf"? Warum tue ich das nicht? Warum kämpfe ich, für wen kämpfe ich? Erst recht, liebe Freunde, hätten Sie es nötig, um Ihr eigenes Hiersein zu kämpfen. Aber ich muss vorkämpfen, muss Sie erst auf den Weg führen.

*

Das Böse kann mich nicht herabwürdigen. Ich lass mich von dem Bösen nicht einfangen. Ich lass mich nicht verlocken und verleiten. Ich spiele auch nicht den Beleidigten. Ich bin auch nicht der Gekränkte. Warum? Weil ich weiß, dass das nicht der Mensch ist, sondern dass das Böse hier am Werk ist, das in den Menschen hineingedrungen, und dass das Böse ihn hier zu bösen Taten verleitet und zu bösen Taten zwingt. Das ist meine Pflicht und Schuldigkeit, den Menschen frei zu machen, frei zu machen von dem Bösen.

*

Ich habe andere Wege, das heißt Wege für Sie frei zu machen, damit Sie nicht gestört werden. Und ich tu doch viel, viel mehr für Sie. Das wissen Sie gar nicht.

*

Nicht so, wie ich das tun will, sondern ich muss auf die Eingebung warten, bis ich das tun darf. Nicht, dass ich mir das aus der Luft greife, sondern ich muss genau auf die Eingebung warten, dass ich Ihnen helfen kann. Auf irgendeine Art und Weise – es wird nicht schwerer für mich, im Gegenteil, es wird immer leichter, trotz des großen Kampfes, den ich noch zu führen habe. Ich wünsche Ihnen alles Gute, der Herrgott sei mit Ihnen.

*

Führen wir den gemeinsamen Kampf gegen das Böse, gehen wir gemeinsam den Weg, der alle Menschen wirklich zum Guten führt.

*

Mein Kampf dem Bösen. Mein Leben ist Gott!

Die „Gezeichneten“

Es ist Ihnen nicht unbekannt, wie es unter den Menschen heißt: „Hütet euch vor denen, die der Herrgott gezeichnet hat.“ Menschen haben das so auszulegen versucht, indem sie sagten: „Die Kranken, die Krüppel sind die Gezeichneten. Hütet euch vor denen!“ Ich sage: Nein! Die „Gezeichneten“ sind die, die sich jetzt selbst herausstellen und die ich nach und nach herauszustellen weiß. Das sind die schlechten Menschen, das sind die „Gezeichneten“. Denn die sondern sich ja von den guten Menschen ab.

Sünden vergeben

Ich selbst kann keine Sünden vergeben. Das müssen Sie selbst möglich machen! Worum ich Sie auch bitte, das baldmöglichst zu tun und Ihre Güte beweisen durch Taten. Ich hoffe, dass Sie mich verstanden haben, denn – reich sein heißt gesund sein!

Siebtes Kapitel

Zurück zur Natur

Liebe das Leben dieser Erde! Liebst du das Leben dieser Erde, das ist Gott, Der sagt: Es werde!

„Zurück zur Natur"

Unser wirklicher Gastgeber ist Gott auf dieser Erde, und das ist Seine Erde, und das ist Sein Recht. Und wir haben uns nach unserem Gastgeber zu richten.

*

Gott hat die Erde zum Paradies geschaffen. Der Mensch soll sie in Ordnung halten.

*

Der Mensch ging vor Jahrhunderten den Weg ab von der Natur, von dem Glauben an unseren Herrgott. Jeder glaubte sich allein behaupten zu können: „Jetzt sind wir auf dieser Erde. Jetzt richten wir uns ein, wie wir das wollen. Und wir werden uns schon zu helfen wissen", glaubte jeder. Aber ich gebe Ihnen zu wissen, dass niemandem geholfen werden kann ohne unseren Herrgott. Und wer glaubt, sich der Natur, die der Herrgott so schön für uns Menschen geschaffen hat, entziehen zu können, der soll gehen, wohin er will. Man hat geglaubt, einer könne sich vom anderen unterscheiden, indem er der Natur den Rücken kehrt und die Stufen der Kultur besteigt. Da liegt der Fehler, da liegt alles. Das ist es, was dem Menschen fehlt: Die Natur. Zurück zu unserem Herrgott! Zurück zum Glauben an das Gute im Menschen!

*

Menschen kommen immer mehr zur Erkenntnis, und sie werden bald wahrnehmen, dass der Weg, den sie einst eingeschlagen hatten, doch nicht der richtige ist, und dass sie jetzt aufgerufen werden, auf zur großen Umkehr, sodass sie den Weg so gehen können, wie dieser Weg nicht für einen, sondern für alle Lebewesen, vor allem auch für den Menschen, von Gott so bestimmt ist. Zurück zur Natur heißt zurück zu Gott.

*

Hier geht es um das Erdenleben, und wer über uns hier zu bestimmen hat, wie Er schon bestimmt hat, und dieses Bestimmte müsste der Mensch wissen. Ich glaube, liebe Freunde, zum Teil wissen Sie es, wer es ist. Das kann kein Mensch sein, sondern es kann nur Der sein, Der uns, Der den Menschen, Der diese Erde, Der alles, alles geschaffen hat, hier diese Erde für uns, für Sie und für alle, die noch nach uns, nach dem Menschen der heutigen Zeit kommen. Es geht um alle, um alle, alle Lebewesen, denn überall da, wo Leben ist, da ist Gott.

*

Die Natur, das Göttliche, hilft jedem Menschen, und es heilt auch.

*

Und der Mensch glaubte, sich von diesem Göttlichen, was der Herrgott uns auf dieser Erde gegeben hat, zu lösen und etwas Künstliches herzustellen. Da sah es anders aus. Der Mensch hat sich überhaupt von dem rein Natürlichen gelöst, er wurde verbildet, auf einen Weg geführt, der kein natürlicher, sondern ein künstlicher war. Und damit kann man einem Menschen nicht helfen. Die Natur heilt. Der größte Arzt aller Menschen ist und bleibt allein unser Herrgott.

*

Der Mensch sagt: „Da heilt die Natur." Ja, da heilt Gott.

*

Ich stehe nach wie vor dafür, dass die Grundursache aller Krankheiten ist, dass das Volk künstlich durchgehalten wird. Ich bin ein Mensch, der nicht studiert hat und der Wissenschaft nicht nachgelaufen ist, sondern der aus eigener Erfahrung und aus Eingebung dieses erprobt hat. Ich bin zu dieser Überzeugung gekommen, obwohl ich kein Arzt bin: Kunst und Wissenschaft sagen: „Fort von der Natur, hinein in die Kultur!" Und hier liegen die Ursachen der Krankheiten. Die Industrie ist schuld: Sie hat Mittel hergestellt, um den Menschenkörper total zu verseuchen.

*

Ich sage nach wie vor: Liebe deinen Nächsten mehr als dich selbst. Und das wird ein schönes Leben, das ist ein gesundes Leben. Denn wir Menschen sind nun einmal abhängig von der Natur. Wir können uns da nicht zurückziehen, wie viele behaupten: „Fort mit der Natur, hinein in die Kultur." Die Kulturstufe ist erstiegen, und das Natürliche, das rein Menschliche ist etwas beiseite gedrängt. Aber wir sind von der Natur abhängig, was der Herrgott für uns wachsen lässt – wir können nicht ohne das bestehen.

*

Wenn ich nur von Kunst höre! Fort mit der Kultur, vorwärts in die Natur! Kultur bringt nur Krankheiten.

*

Ich habe zu den Ärzten schon immer gesagt: „Überall ist Mord – Mord – Mord! Herr Doktor, Sie sind eine Betriebsstelle für die Hersteller von Medikamenten." Ich stehe nach wie vor dafür: Naturheilkräuter. Die Natur gibt dem Menschen alles durch das, was der Herrgott für uns wachsen lässt. Warum also alles künstlich herstellen? Woraus werden diese Präparate hergestellt? Aus allem möglichen Zeug. Die Zusammensetzung kann der Menschenkörper unmöglich vertragen. Wenn heute ein Kranker zum Arzt geht und etwas verschrieben bekommt, heißt es immer „dafür" statt „dagegen".

*

Ich stehe auf dem Standpunkt, den Menschen alles verständlich zu machen, mit Tatsachen zu kommen, ihnen alle diese schädlichen Dinge vor Augen zu führen.

*

Fort mit Kunstdünger – fort mit künstlichen Medikamenten! Denn wer war der erste Arzt, und was war die erste Medizin? Die Natur.

Von dem Guten, dem Göttlichen ist der Mensch abgekommen. Deswegen sage ich: „Was weiß der Mensch?“ Gar nichts. Was wissen Sie überhaupt von dem Göttlichen?

*

Der Mensch erkennt es erst dann, wie schön die Natur, das Göttliche ist, wenn er monatelang im Krankenbett liegen müsste, oder wenn er in einer Stadt leben müsste oder von Arbeit und Sorge und Elend überschüttet war und dann das Glück hat, in Gottes freier Natur zu sein, dann findet er es erst herrlich. Herrlich, ja, das ist die Natur, das ist Gott. Dann empfindet er das alles wie ein Wunder, wie ein Märchen, wie schön und wie herrlich doch alles ist.

*

Es dürfte doch allgemein bekannt sein, dass die Wissenschaft in letzter Zeit zu der Erkenntnis gekommen ist, dass nicht alles, was uns die sogenannte „Zivilisation“ brachte, das Richtige war, und dass es besser wäre, wenn mehr der natürliche Weg eingehalten werden würde. Und ich will doch den Menschen auf den natürlichen Weg zurückführen. Ich will ihn darauf hinweisen, dass er wieder lernt, auf die Vorgänge in seinem Körper, auf die Einflüsse in seiner Umgebung zu achten und dies zu seinem Vorteil auszunützen.

*

Der Mensch sollte von allen unnatürlichen Dingen ablassen und sich ganz dem Natürlichen, zu dem er gehört, hingeben.

*

Wo ist überhaupt der wirkliche Mensch? Wo ist noch Natürliches in ihm?

*

Nun, meine lieben Freunde, vergleichen Sie sich doch einmal mit einer Ameise. Die Ameise ist sich dieser ihrer Kraft bewusst, die Kraft, wo sie doch ganz gottergeben ist und ist in der Lage, Gegenstände zu tragen, die mehr als fünfmal schwerer sind als der eigene Körper. Versetzen Sie sich doch mal in diese Lage und tragen Sie das fünffache Gewicht Ihres

Körpers. Dann würden Sie von vornherein sagen: „Das ist unmöglich. Diese Last kann ich nicht tragen, die ist ja viel schwerer als mein Körper. Das ist unmöglich!" Und betrachten Sie die Ameise, so klein sie ist und wie flink sie dabei ist, so sie eine Last trägt. Wenn Sie sich das so vorstellen, wie klein das Wesen ist und wie groß wir sind, das heißt unser Körper ist! Und die vielen Berge, die die kleine Ameise läuft, die kennt keinen Widerstand. Sie schafft es und sie bezwingt, das heißt, mit einer Leichtigkeit befördert sie die Last, ohne dabei zu ermüden. Wenn Sie sich eine Last auf Ihren Körper laden, dann würden Sie langsam und immer langsamer gehen, sodass Ihnen zuletzt die Puste ausgeht. Aber die Ameise nicht, sie läuft dabei. Haben Sie so ein kleines Tierchen schon mal beobachtet? Wer hat sie so sehr in Augenschein genommen? Der wird es wissen, wie flink und wie fleißig dieses Tierchen ist. Und was ist der Mensch dagegen? Wie weit ist er abgesackt! Was weiß der Mensch hier von der göttlichen Kraft? Er glaubt nicht mal daran, dass er göttlich ist. Er glaubt nicht einmal daran, dass Gott ihn geschaffen, dass es das Werk Gottes ist. Und er glaubt nicht mal mehr daran, an das, an all das, was zur Ordnung, das heißt, was zu Gott gehört. Er versucht nur alles Mögliche – eine Ameise dagegen versucht nichts, sie tut es.

*

Die Pflanzen und Tiere nehmen die natürlichen, göttlichen Kräfte in sich auf, soweit sie durch den Menschen nicht von der Natur entfernt werden.

*

Aus dem Körper einiger Tiere ist doch die Krankheit verschwunden, als ich leise vor mir hersagte: „Liebes Tierlein, du wirst bald wieder einen gesunden Körper haben." Und so geschah es dann auch.

*

Ich würde es nicht wagen, Sie werden nie von einem Menschen hören, dass ich einem Tier wehgetan habe. Was weiß der Mensch, was für eine Seele drin ist. Haben Sie dem Tier das Leben gegeben? Nein. Folglich haben Sie nicht das Recht, ihm das Leben zu nehmen.

Denn alles, was der Herrgott für uns Menschen hier auf dieser Erde geschaffen hat, gehört zueinander. Jeder hat eine Lebensberechtigung, so auch Sie.

*

In jedem Lebewesen ist Gott, also Gott ist wirklich überall. (...) Er steckt überall drin – überall. Und hier ist es die Gesundheit. Und das ist das Kostbarste, was man einem Menschen, genauso auch auf der anderen Seite einem Tier oder aber auch dem pflanzlichen Leben geben kann.

*

Meine lieben Freunde, wenn Sie wüssten, wie diese kleinen Tierchen ausgerüstet sind, was die alles in sich aufnehmen! Sie wittern die Gefahr schon Stunden, gar Tage vorher. Ein Mensch dagegen nicht. Warum nicht? Weil er im täglichen Getriebe ist. Er hat keine Zeit. Er weiß nicht, wer er ist, und er weiß nicht – nichts, aber gar nichts mehr von sich selbst. Er versucht natürlich alles Mögliche hier in dem irdischen Leben, möglichst viel zu fabrizieren und auf der anderen Seite seinem Beruf nachzugehen und so seine Pflichten zu erfüllen, wie er sie einst von seinen Vorfahren übernommen hat, die ihm das auch als Pflicht auferlegt haben. Aber das ist doch alles. Und dabei bringt er sich selbst in Vergessenheit und hat auch gar nicht an seinen Körper gedacht, wo er, der Körper, für ihn doch hauptsächlich ist. Er ist nicht nebensächlich. Sie betrachten immer den anderen Körper, den Körper eines Ihrer Nächsten, der womöglich ein besseres oder aber ein schlechteres Kleid hat als der Ihrige. Muss das so sein?

*

Um Ihnen noch ein besseres Beispiel zu geben: Nehmen wir eine Kartoffel. Legen sie diese Kartoffel in Wasser oder auf einen Stein oder irgendwohin, vielleicht auf einen Baum oder vielleicht gar in den Stall oder in Ihre Wohnung oder in den Keller und sagen Sie: „So, jetzt wachse und vermehre dich." Oder nehmen Sie die Kartoffel und legen Sie sie in den Boden, in die Erde, bearbeiten sie den Boden gut, düngen Sie ihn auch. Arbeit und Mühe muss man sich machen, wenn aus dieser Kartoffel etwas werden soll, das heißt, dass sie sich vermehrt. Denn wie sollte der Mensch wohl leben, wenn der Herrgott mit einem Mal nichts mehr wachsen ließe, oder wenn der Mensch auf den Gedanken kommt und glaubt, es wäre schon richtig so, Kartoffel ist Kartoffel, ist egal, ob ich sie dort reinlege oder dort. Wenn Sie der Kartoffel den natürlichen Boden abziehen und ihr vielleicht einen künstlichen herstellen, dass Sie auf den Glauben kommen und sagen: „Hier muss sie genauso wachsen und sich vermehren wie dort." Das geht nicht. Also, den künstlichen Weg einschlagen, um leben zu können, ist unmöglich. Wir Menschen müssen auf dem natürlichen, dem wahren göttlichen Weg bleiben, um auch dann eine göttliche Hilfe zu erhoffen. Ich weiß, es ist nicht leicht für manch einen Menschen, dem die materiellen Dinge so in Fleisch und Blut übergegangen sind, dass er sich nur da wohlfühlt, wenn er viel von diesem besitzt.

*

Gott hat den Menschen alles gegeben: die Saat. Und Er hat dieser Seine Bestimmung hineingegeben. Und wir haben uns dieser Seiner Saat zu bedienen. Wir haben uns den Boden nutzbar zu machen, wir haben ihn zu bearbeiten. Wir müssen die Saat dem Boden übergeben, und da zeigt Gott sich in seiner ganzen Pracht und Herrlichkeit.
Was daraus hervorsprießt, an dieser Frucht können wir uns, unseren Körper stärken. Das hat Gott so bestimmt. Das ist richtig.

*

Gott gibt den Samen in die Mutter Erde.

*

Wer dieses, das Leben hier noch nicht als das Allerheiligste empfunden hat, ist eine arme Kreatur, muss ich sagen.

*

Dann lenken Sie sich selbst ab, schauen Sie zum Fenster, schauen Sie dahin, wo das Gute, wo das wirklich Göttliche sich zeigt. Sie würden sagen, Sie schauen mal so in die Natur hinein. Sie schauen, wie jetzt gerade im Frühjahr alles zu wachsen beginnt, wie das Leben wieder auftaucht, wie vor unseren Augen alles ergrünt, wie Gott doch alles so bestimmt hat, so wird auch Er uns eine Bestimmung gegeben haben, nur wir von dieser Bestimmung nichts mehr wissen. Aber so Sie die Natur genau betrachten, so werden Sie sie empfinden, und Sie werden bald wahrnehmen, dass dieser böse Gedanke Sie verlassen hat. Mit diesem Schauen alleine haben Sie schon die Verbindung zu Gott aufgenommen, wo Sie das Göttliche, wo Sie das in Betracht ziehen, was Gott für Sie, was Gott für uns alle Menschen geschaffen und wie Gott unser größter Wegweiser ist, der uns wirklich wieder zu Ihm führt.

*

Es dürfte Ihnen nicht unbekannt sein, dass es Menschen vor hundert, gar vor tausend von Jahren gegeben, die so oft die Stimme Gottes gehört, die auch so viele Visionen gehabt, das heißt, dass sie so weit in die Ferne wie auch in die Vergangenheit wie Gegenwart und Zukunft sehen konnten, dass sie Bilder, wie Sie diese Bilder mit dem einen Wort Vision abtun, das heißt, Sie würden sagen, er hat eine Vision gehabt, er hat dieses, das und jenes gesehen und auch dazu gehört. Damit dürfte es Ihnen klar sein, dass es tatsächlich erst recht im göttlichen Reiche so viel mehr gibt, dass das alles möglich ist und uns Gott nicht unnötigerweise einen Körper gegeben, den wir so achtlos beiseite zu stellen haben, sondern dass auch wir für ihn zu sorgen und auch hier dafür sorgen, dass wir gewisse Energien aufnehmen, sodass, wie wenn der Körper die richtige Strom-, die richtige Energiespanne hat, dass er in der Lage ist, auf dem Fernwege all das in sich aufzunehmen und auch weiterhin in der Lage sein wird, dieses, was er aufgenommen hat, seinen Nächsten zu übersenden, in dem Fall er, der Nächste, sich auf diesen einzeln einzustellen weiß.

*

Ich hoffe, dass Sie mich verstanden haben, dass Sie jetzt erkannt haben, was mein Wille und mein Weg ist. Wenn Sie selbst diesen Willen haben und diesen Weg einschlagen, den ich Ihnen angezeigt habe, dann werden auch alle Ihre Wünsche in Erfüllung gehen. Denn Sie können nicht so leben, ohne am göttlichen Werk angeschlossen zu sein. Denn versuchen Sie bitte irgendein anderes Lebewesen, sei es auch ein Baum oder ein Strauch, der Natur zu entziehen, dass es im Zimmer wachsen, blühen und gedeihen soll. Das ist unmöglich. Sie sind angewiesen als Lebewesen dieser Erde auf das Göttliche, um überhaupt existieren zu können. Sie sind ein Wesen der Natur. Das heißt, ich schließe mich nicht aus, im Gegenteil. Und weil Sie darauf angewiesen sind und nur noch keine Gebrauchsanweisung hatten, so will ich sie Ihnen mit diesen meinen wenigen Worten mit auf den Weg gegeben haben. Und somit wünsche ich Ihnen für Ihr weiteres Leben alles Gute, und stellen Sie dann Ihr eigenes Gerät, Ihr Inneres, auf das eine gute göttliche Werk ein.

*

„Ich bin weiter nichts als ein ganz natürlich gebliebener Mensch."

„Gottverbunden sein, das ist alles"

Sie müssen alles dazu tun, dass Sie die Verbindung zu Gott erhalten; und so Sie die Verbindung zu Gott erhalten haben, dafür weiter zu sorgen, dass Sie die Verbindung zu Gott beibehalten. Und das ist alles.

*

Ich kann helfen und kann jedem Menschen die Verbindung wiedergeben, die er wirklich nötig hat, die Verbindung zu Gott. Aber aufnehmen müssen Sie, Sie müssen auf Gott hören und Sie müssen diese Seine Sendung, die wie Er sie für uns, für jeden Menschen, für jedes Lebewesen bestimmt hat, auch aufnehmen, wic dic Amcisc, wic jede Pflanze es tut, wie jedes Tier.

*

Sie dürfen sich vor dem Unheil nicht fürchten. So haben Sie doch die Pflicht und Schuldigkeit, sofort Verbindung zu Gott aufzunehmen – und Gott wird Seine schützende Hand über Sie halten.

*

Der Mensch kommt hierher, er wird frei, sein Herzchen ist nicht mehr beladen, er fühlt sich frei, er fühlt sich wohl, er baut seelisch wieder auf. Seelisch aufbauen heißt, er empfängt wieder über die Seele, die Gott ihm in seinen Körper gegeben hat, über die er die göttliche Sendung empfangen kann.

*

Damit habe ich Ihnen den besten Beweis dahin gegeben, dass Sie mit Ihrem Körper sein können, wo Sie wollen, auch wenn Sie sich in einem kleinen, einfach bescheidenen, wenn auch dunklen Kämmerlein befinden, auch daselbst wird er die göttliche Sendung empfangen, denn diesem sind keine Grenzen gesetzt. Es muss nicht sein, dass Sie sich in Deutschland aufhalten. Gleich wo Sie sich mit Ihrem Körper befinden, denn Gott ist überall, denn Gott ist für uns alles, wir sind ohne Ihn nichts!

*

Oder wie wenn ich jetzt sage: „Sie sind ein Glied, und zwar ein Glied dieser endlosen göttlichen Kette, und jedes Glied muss stark sein. Und so Sie als Zwischenglied einmal schwach geworden, werden die anderen Glieder, die an Sie angegliedert sind, abfallen, und diese endlose Kette wird aufhören, endlos zu sein. So muss man wieder alles daransetzen, das Glied dementsprechend zu härten. Wenn ich sage „härten", das heißt, dass Sie auch in diesem Erdenleben gewisse Härten empfunden haben werden, wie das Böse sie geschmiedet hat, und dass Sie durch diese Härte jetzt wieder eingegliedert werden können, um damit weitere Glieder dieser endlosen Kette – wieder den Anschluss zu dieser Kette, dieser endlosen Kette – die ja von Gott aus geführt wird, wieder verbinden.

*

Aber wenn ein schwaches Glied da ist, da fällt der Rest dieser Kette ab durch das schwache Glied. Somit, liebe Freunde, sind viele Menschen abgefallen, sind viele Menschen weich geworden, sind viele Menschen noch nicht so hart geworden, weil sie glaubten, dass sie mit Sorgen und Nöten angegangen und dass sie das Leben nicht mehr ertragen konnten, dass der Glaube aufgehört hat – sie sind schwach geworden, wie das Glied dieser großen Kette. Und so

konnte das Ganze nicht mehr gehalten, nicht mehr getragen werden. Wie wahr es doch ist, wenn der eine und der andere durch das Übel gehärtet, geschmiedet worden ist, das Übel, von dem er jahrelang erfasst war, und dass er jetzt erkannt, dass er gehärtet ist und dass er weit über all dem Bösen steht, dass er hier weiß, was er für sich sehr nötig hat, doch nur das Gute, und dass er wieder den Anschluss gefunden hat, zu dieser endlosen Kette, die von Gott aus geführt wird. Er hat den Anschluss wiedergefunden, hiermit hat er die Verbindung zu Gott. So ist es auch hier, liebe Freunde, wer diese Erfahrung gesammelt, seinen Nächsten das Wahre mit unterbreitet, ihn dann auch mitzieht und ihm dann auch den Anschluss hierzu verleiht, indem er ja selbst erkannt hat, dass er den Anschluss zu Gott wiedergefunden hat.
Und so werden viele, viele Glieder, viele seiner Nächsten ihm folgen können, die heute noch beisammen sind, die heute und immer das Gute gesucht, nur nicht haben finden können, da sie nicht wussten, wie sie den Anschluss zu Gott erhalten konnten, weil sie nie auf den Weg geführt wurden, nie dazu angehalten, und dass sie gar nicht wussten, wo dieser Weg beginnt und erst recht nicht mehr glauben konnten, wo er aufhört.

*

Mögen die Freunde weiterhin bemüht bleiben, den Heilstrom, der stetig gesendet wird, der zu manchen Zeiten intensiviert wird, aufzunehmen und ihn in sich wirksam werden zu lassen. Die großen Erfolge allüberall bestätigen es, dass die grenzenlos und unablässig schwingenden kosmischen Energien von jedem nutzbar gemacht werden können, wenn dies nur richtig gewollt wird und gekonnt ist!

*

Gottverbundensein, das, meine lieben Freunde, ist alles!

Der göttlichen Führung folgen

Warum sind wir geboren? Warum sind wir hier auf dieser Erde? Ohne Führer ist keiner. Es gibt zwei Führer, das heißt, einer, der verführt und einer, der führt.

*

Geführt wird der Mensch sowieso, er steht immer in einer Führung, es fragt sich nur, in welcher er steht.

*

Hier liegt es an dem Menschen selbst, wie er für sich selbst, für seinen Körper sorgt.
Nimmt er die Kraft Gottes in sich auf, bleibt er in der göttlichen Führung, dann hat er den Schutz. Kommt er aber aus dieser Führung heraus, dann hat er ihn nicht, dann ist er ohne Führung. Wenn der Mensch nicht da bleibt, wo er die Führung hat, wo er die Kraft empfängt, dann wird er kraftlos sein, dann wird er in die Tiefe abrutschen, und er muss wieder dahin geführt werden, wo die Verbindung ist, wo er die Energien wieder in sich aufnehmen kann.

*

Sie müssten mehr an sich selbst denken, mehr an sich selbst tun, mehr Ihrem Körper Beachtung schenken, ihn erst recht in der göttlichen Führung halten.

*

Es gab schon Menschen, wie ich sagte, und wie es auch heute der Fall ist, die Sie richtig führen können, ob ich es bin, davon sollen Sie sich erst überzeugen. Aber Sie selbst können ja in den Genuss des Guten, des Göttlichen kommen, wenn Sie diesen Weg gehen, der für Sie bestimmt ist.

*

Sie sehen diesen meinen Körper, Sie hören die Worte, die ich Ihnen übermittle, aber Sie können noch nicht glauben, dass wirklich Der unter uns ist, zu Dem wir gehören.

Und Der ermahnt Sie, jetzt zu Ihrem Wort, zu Ihrem Versprechen zu stehen. Er will aufgenommen werden in jedem Herzen. Er will Sie, Er will jeden Menschen, jeden Leib, jeden Körper führen. Auch zu dem führen, der heute noch in eine Not, in eine Bedrängnis geraten, dem er nicht mehr helfen konnte, dass Sie jetzt helfen können.

*

Setzen Sie dieses Wort „Glaube“ in die Tat um! Tun Sie es, dann ist es gut! Dann haben Sie wieder heimgefunden, zurückgefunden, und dann wird die Hand Gottes Sie führen. Aber ergreifen Sie die Hand, lassen Sie sich führen, dann wird es gut sein!

*

Und das ist nämlich das Wichtigste, dass der Mensch mit dem Herzen, mit der großen, mit der göttlichen Liebe geführt wird.

*

Aber bitte, bitte, liebe Freunde, keine Gehässigkeit austragen und nicht sagen: „Du bist Katholik“ oder „Du bist Protestant, du gehörst nicht zu uns.“ Das gehört nicht hier herein. Ich sage, wir sind alle gleich. Ich bin auch nicht mehr als Sie, aber bilden Sie sich nicht ein, dass Sie mehr sind als ich. Wir unterscheiden uns nur in einem: dass Sie menschenhörig sind und ich weiter nichts als nur gotthörig bin. Wenn auch Sie es werden, wenn auch Sie Dem folgen, Dem Sie zu folgen haben, das heißt Gott folgen, dann haben auch Sie es geschafft. Und dann werden Sie weitere Ihrer Nächsten mit und nach sich ziehen können. Und diese Überzeugung gibt dem Nächsten Kraft. Und der wird dann auch folgen, das heißt, er wird auch glauben.

*

Wer wirklich folgt, der wird überzeugt.

*

Wenn Sie nicht mitmachen, wenn Sie nicht folgen, da sage ich auch: Wem nicht zu raten, dem ist nicht zu helfen.

Zum Schluss will ich Ihnen noch einen kleinen irdischen Vergleich geben. Wenn die Straßenbahn nicht in den Schienen verbleibt, ist sie ohne Führung, ohne irdische Führung. Wenn der Bus, der drahtgebunden ist, von dieser Leitung abkommt, wo er die Kraft, die Energien erhält, dass er weiter vorwärtsgeführt wird, wenn er eine andere Straße fährt, wo er die Leitung, die oberste Leitung nicht hat, dann ist er ohne Kraft, ohne Energie. Bergauf kann er ohne Kraft nicht fahren, wie jedes andere Fahrgestell auch nicht, bergab immer.
Aber wenn dieser Bus jetzt eine andere Straße einschlägt, wo dieser Kraftstrom, diese Energien nicht vorhanden sind und die Straße gerade bergab führt, wird der Wagen noch viel schneller rollen als da, wo dieser Strom ist, denn da kann er ihn bremsen, da kann er ihn steuern, mehr oder weniger geben, gerade wie er es braucht. Hier nicht, da fährt er in den Abgrund, und daselbst wird er zerschellen.
Ohne diese Kraft kommt er diesen Berg nicht rauf, da braucht er Hilfe. Und so ist es auch mit den Menschen. Wenn der Mensch nicht da bleibt, wo er die Führung hat, wo er die Kraft empfängt, dann wird er kraftlos sein, dann wird er in die Tiefe abrutschen, und da muss er wieder dahin geführt werden, wo die Verbindung ist, wo er die Energien wieder in sich aufnehmen kann.

*

Und so Sie Ihm jetzt folgen, so Gott Sie jetzt führt, so Sie sich in die göttliche Führung begeben haben und Sie Gott wirklich folgen und den Weg gehen, den Er für Sie bestimmt hat, dann wird Ihnen das Unheil auch nicht das Geringste mehr was anhaben können, im Gegenteil. Sie werden sich wohlfühlen, sehr wohlfühlen – auf diesem Weg. Denn da sind Sie niemals von dem Unheil abhängig, denn hier herrscht Gott selbst.

*

Dabei sein heißt, immer dabei sein, sich selbst und den Körper nicht in Vergessenheit bringen. Sie haben immer auf ihn zu achten, ihn immer richtig und ihn immer gut zu führen und so, dass er auch da dann in dieser guten Führung bleibt. Und zwar in dieser Führung, wo

Sie die gute Kraft, diese Energien empfangen, um wirklich diesen Weg, der nicht abwärts, sondern der aufwärts führt, auch gehen zu können. Und Sie müssen auch dafür sorgen, dass Sie gewisse Reserven haben, Kraftreserven.

*

Und daher rufe ich jeden Menschen zur Besinnung, und ich reiche jedem diese eine, meine Hand, um ihn wirklich zu führen.

Die Null und die Eins

Stellen Sie, liebe Freunde, sich eine volle Zahl vor. Ob ich sage zehn, hundert, tausend, zehntausend, hunderttausend, eine Million, eine Milliarde bis zu Billionen, werden Sie immer die Eins vorfinden. Und stellen Sie sich jetzt die Null vor. Die Null sind Sie. Vergessen Sie aber nicht die Eins, denn ohne diese sind Sie nichts. Und erheben Sie sich nicht, leben Sie nicht in dem Glauben, denn der Hochmut kommt noch vor dem Fall. Und bilden Sie sich, meine lieben Freunde, nicht ein, was Sie in Wirklichkeit, in Wahrheit nicht sind. Gott steht davor. Wir müssen bitten, wir müssen beten zu Dem, dass auch wir zu dieser vollen Zahl gehören. So wie wir uns erkannt haben, dass jeder von sich weiß, dass er nur ein kleinwinziges Lebewesen ist und dass er hierdurch nun schon Gott erkannt hat, dass Gott vor uns steht und dass Gott mit diesem uns führen wird und dass Gott mit uns eins ist, dass Er sich selbst vorstellt. Dass wir Ihm aber der Reihe nach zu folgen haben, müsste Ihnen klar sein.

Der menschliche Instinkt

Welcher Mensch hat noch den menschlichen Instinkt in sich? Die meisten Menschen lassen sich schon von Menschen führen, die können ja ihrem eigentlichen Instinkt nicht mehr nachgehen. Das Tier steht heute weit über dem Menschen. Warum? Weil es seinen tierischen Instinkt behalten hat.

Die eigentliche Verbindung hat der Mensch tatsächlich verloren, deswegen, weil der Mensch eigentlich nichts gewusst hat, wie er nur etwas gehört hat: „Es gibt etwas." Und so glaubt er, recht zu tun, um sich in seinem Leben zu behaupten, sich sein Leben besser zu gestalten, indem er durch irgend etwas Geld verdient.

*

Der Mensch ist heute so weit abgesackt und abgewrackt, dass er noch vom Tier lernen kann. Tiere beobachten, das Tier mit seinem Instinkt, da kann der Mensch noch lernen.

*

Was tut und was tat der Mensch? Zerstörung! Warum? Weil er tatsächlich dem Satan verfallen ist. Er wäre das nicht, wenn er den wahren menschlichen Instinkt behalten hätte. Den hat er verloren. Der Mensch ist so weit gesunken, dass er vom Tier noch lernen kann. Das Tier hat seinen Instinkt behalten.

*

Lassen auch Sie sich führen von Ihrem rein menschlichen Instinkt. Lassen Sie sich bitte von niemandem beeinflussen.

*

Eine Verbindung hat der Mensch verloren, und um die Verbindung wieder herzustellen, will ich ihm behilflich sein. Ich will Ihnen helfen, Sie auf diesen Weg zu bringen, um die Verbindung wieder zurückzuerlangen. Der Mensch hat seinen menschlichen Instinkt, die Verbindung zum Herrgott verloren.

*

Und deswegen sage ich nach wie vor: „Das Vertrauen zu mir muss instinktmäßig im Menschen aufgehen. Nicht, dass er das nur sagt: „Ich habe Vertrauen", und innerlich denkt er doch anders. Das wäre falsch. Nur aus reiner innerer Überzeugung, aus seinem Eigenen muss es hervorkommen.

*

Eines müssen Sie wieder lernen: den rein menschlichen Instinkt in sich wieder aufgehen zu lassen, um sich von Ihrem menschlichen Instinkt wieder führen zu lassen.

*

Der Herrgott hat, weil die Menschen zu viel daran gearbeitet haben, die Führung verloren und sagt: „Nun wurschtelt mal rum." Ich weiß, dass ich verpflichtet bin, den Menschen das mit auf den Weg zu geben, dass sie sofort umschalten, dass sie den wahren menschlichen Instinkt wieder aufnehmen. Damit spreche ich jedem Menschen dieses an.

*

Vom Tier kann der Mensch noch lernen: Wenn Gefahr droht – sagen wir eine Ratte, so schädlich sie auf der einen Seite ist, so nützlich ist sie auf der andern, wenn ein Schiff untergeht. Vierundzwanzig Stunden vor Untergang verlassen es die Ratten. Sie steigen aus, sagt der Seemann. Das ist ein Warnzeichen für den Menschen: Die Ratte ist nicht mehr zu halten, sie steigt aus. Andere Tiere, die sich frei bewegen können, wenn auf irgendeinem Erdteil ein Erdbeben droht, so verlassen diese Tiere dieses Fleckchen Erde. Sie fliehen auch vierundzwanzig Stunden vorher. Der Mensch merkt nichts, er bleibt da.
Ich habe mich nicht verbilden lassen, wie die Menschen verbildet sind! So viele Bücher! Das kann ja alles nicht festsitzen. Der eine schreibt so über das Thema und der andere schreibt anders. Was ist richtig? Es gibt eine Verwirrnis. Wir Menschen können noch vom Tier lernen. Wir müssen zurückfinden, nicht um Tier zu werden, nein, um den menschlichen Instinkt wieder aufzunehmen.

*

„Ich scheue den Weg nicht, die Zeit nicht, ich scheue auch weiter nichts, ich muss hin." Das ist der innere Drang, das ist der eigentliche Menscheninstinkt, den der Mensch schon lange, lange Jahre, nicht nur die heutige Generation, nein, sondern schon viele Menschen vor Tausenden von Jahren so nach und nach verloren. Der Mensch ist ja so klein geworden, indem das Tier oder die Tiere überhaupt ihm schon weit, weit überlegen sind. Der Mensch ist im Laufe der Zeit statt aufwärts abwärts gegangen. Beweis dafür, dass das Tier, das heute noch in Gottes freier Natur lebt, seinen tierischen Instinkt behalten hat und der Mensch seinen Instinkt verlor. Der Mensch ist ja so gutgläubig. Warum? Weil er im Laufe vieler Jahre so nach und nach, immer wieder und noch irregeführt ist. Er ist ja sehr leichtgläubig, er ist zu verlocken.

*

Aber sie konnten es ja nicht wissen. Sie haben es nicht gewusst, wirklich nicht gewusst. Man hat den Menschen um das Wissen, um das Natürliche gebracht.

*

Auch hier, liebe Freunde, muss ich sagen, dass es doch einige, wenn auch sehr, sehr wenige Menschen (...) unter allen Menschen gibt, die wirklich das Richtige gewusst und auch das Richtige getan haben. Sie waren sich darüber klar, dass wie, wenn und wodurch auch der Körper in die Unordnung geraten, dass sie jetzt das Gegenteil von dem zu tun haben, dass sie wirklich gute Gedanken aufnehmen, die Ruhe bewahren, soweit sie sie schon besitzen und immer weiter sich dieser hingeben, sodass sie dann wahre und gute Gedanken aufnehmen und auch mit diesem hin wissen, was sie an ihrem Körper zu tun haben und auch das Versäumte nachholen, was sie ihrem Körper lange und immer schuldig gewesen sind.

Die Familie

Ich könnte hier viele, nicht Gleichnisse, sondern Tatsachen hervorbringen, wie ein und die andere Ehe, die nachher zu einer Familie wurde, Schiffbruch erlitten hat. Erst war jeder in einem, seinem Boot, das ihn über Wasser hielt. Ein Boot wurde abgetreten, weil zwei sich hernach in einem Boot befanden, und in diesem einen Boot gab's nachher Zuwachs. Und die Belastung, die Bewegung, die erregte Bewegung war derart stark, dass das Boot immer mehr Wasser in sich aufnahm und somit hier die Familie langsam, aber systematisch zugrunde gegangen ist.

Niemand aber weiß, woher das kommt! Wenn jeder das Seinige gewusst, wenn er nur um dieses Wissen nicht gebracht worden wäre, hätte er sich in diesem Boot ruhig verhalten, er hätte alles dazu getan, was notwendig war, auch wenn die Wellen darüber geschlagen und viel Wasser in das Boot hineingekommen, so hätten sie in Ruhe das Wasser wieder ausgeschöpft.
Niemand wäre beunruhigt, denn sie konnten ja glauben, sie kommen ja von Gott, Gott hat sie geschaffen. Sie haben sich nicht gefürchtet, das ist Natur, das ist Gott. Er jagt uns ja keine Angst ein, Er macht uns nur auf diese Gefahrenzone aufmerksam; wir sollen nur das Nötige dazu tun. So wir die Ruhe bewahren, können wir's tun. Wer sie aber nicht bewahrt, wer um diese, um das Heiligste gebracht worden ist, das ist die Ruhe, der wird alles durcheinanderbringen und wird weitere seiner Nächsten nach sich ziehen. Und so haben die meisten Familien, so haben die meisten Menschen Schiffbruch erlitten, so sind die meisten Menschen untergegangen, sie sinddem Siechtum verfallen, sie waren vollständig durcheinander, eswar niemand da, der sie beraten und belehren konnte. Sie selbst wussten nichts mehr von sich und wussten auch nichts mehr von ihren Angehörigen.

*

Nehmen wir zwei Menschen, eine Ehe. Der Papa kommt grimmig nach Hause. Er hat Sorgen, er hat Ärger gehabt. Er kann diese Sorgen, diesen Ärger, den man ihm bereitet hat, nicht loswerden. Und da sagt die Mutti: „Was hast du denn?“, und sie fragt, bis sie ihn dazu bewegen konnte, dass er sagt, so und so war es. Wenn jetzt die Frau schlecht ist, wenn sie hierfür kein Verständnis aufbringt, dann macht sie dem Papa noch Angst. Aber wenn es eine Frau ist, wie sie sein soll, dann sagt sie: „Fürchte nur nichts, ich bin ja bei dir, und wir werden schon durchkommen. Sollen die Menschen reden und tun, was sie wollen, wir beide sind doch zusammen.“

*

[Bezüglich krank geborener Kinder] Mal zurück, also mal Rückschau halten! Wer hat die Mutti geärgert? Wer hat sie in Schrecken versetzt? Was ist da, was war, was war in letzter Zeit? Was war in allerletzter Zeit? Und das ist auf das Kind zurückgefallen. Richtig! Natürlich hat die Mutter sich geärgert darüber. Natürlich hat sie alles in sich aufgenommen. Aber schuldlos ist keiner. Da hätte ja die Mutter dafür sorgen müssen, das heißt die Frau, die werdende Mutter, dass sie sich von solchen Menschen, die sie schon durchschaut hat, dass sie stören könnten, nicht umgeben lassen durfte. Das heißt, dass sie sich da herauszieht aus dem Kreis oder aber dafür sorgt, zuvor schon dafür sorgt, dass sie alle einwandfrei gut sind. Dann wäre die Störung nicht gekommen. Wenn die Mutter und der Vater als solcher nicht dafür die Vorsorge treffen, so kommt es ja in vielen Familien vor, dass die Eltern sich zeit ihres Lebens um das eine Kind kümmern müssen, in dem eine Störung im Körper vorliegt. Erst eine kleine, danach eine große. Die Störung wächst mit dem Körper und verbreitet sich. Sie haben zeit ihres Lebens darunter zu leiden. Wie sorgen sich dann die Eltern um das Kind! Was kostet sie das für Sorgen und Nöte! Wäre es nicht leichter, liebe Freunde, da vorzubeugen, da vorzuarbeiten, dass Derartiges nicht zustande kommt?

*

Das Schlimmste ist noch kurz vor der Geburt. Wenn da die Mutter Schiffbruch erleidet, das heißt, wenn sie von ihren Angehörigen angegangen wird und immer wieder in Schrecken versetzt wird. Alles verlagert sich hier in den Körper des Kindes, das doch unschuldig ist. Und dann: „Ja, wie ist das dann möglich. Wo hab ich Böses getan? Ich hab doch immer Gutes getan. Ich bin doch ein gläubiger Mensch. Ich gehe doch zur Kirche. In meiner Familie ist doch alles in Ordnung!“ Dann sage ich: „Lieber Freund, liebe Frau, hast du vergessen? Hast du deine Pflicht getan?“

*

Hast du in deiner Umgebung auch Ordnung geschafft?

Wenn man da nicht Obacht gibt, dass das kleine Kind richtig erzogen wird, so wird aus dem kleinen Teufelchen ein Teufel, und darum ist es leicht möglich, dass dadurch der Satan selbst Fuß fasst.

*

Die Eltern sagen: „Mein Kind muss gehorchen." Oh, da wollen die Eltern sagen: „Das Kind muss gehorchen, das Kind hat das zu tun, was ich bestimme, wie es hier bei uns in der Hausordnung ist. Das Kind muss so sein, wie ich es will, das Kind muss so werden, wie ich es will", sagt die Mutter, der Papa genau das Gleiche. Ja, das sind die leiblichen, das sind die irdischen Eltern. Oh, die verlangen sehr viel, die sind sehr hart und zum Teil daneben noch sehr ungerecht. Und jetzt, wie ist Gott zu uns? Gott, Der unser Vater ist, na, hat uns so vieles mitgegeben. Wir hatten alles in uns. Ich hab's noch, ich hab mich um das Natürliche, um das Göttliche, nicht bringen lassen. Deswegen gehorch' ich keinem, deswegen höre ich auch auf keinen Menschen. Aber Gott hat es jedem Kind schon beigegeben, das ist das, was ich zuvor sagte, das brauchen Sie dem Kind gar nicht sagen. Die Eltern haben es darum gebracht und haben es nur umerzogen.

Glauben Sie, liebe Freunde, dass es Gott selbst nicht wehtut, dass der Mensch um seinen Willen gebracht, den Gott jedem Menschen gegeben hat? Und Gott wird keinen Menschen, keines Seiner Lebewesen, um seinen Willen bringen. Aber die Eltern, die haben es getan. Ihre Eltern haben's an Ihnen getan, Sie haben's übernommen, menschenhörig, Sie haben das Ihren Kindern wieder übertragen. Und Ihre Kinder werden das wieder ihren Kindern übertragen, und so führt das weiter von Generation zu Generation.

Wann soll das mal ein Ende nehmen? Wann hört die Not und das Elend einmal auf? Wann wird das Krankheitsheer verringert? Wann gibt es mal einen Stopp? So, liebe Freunde, wie der Mensch es gewohnt ist, nicht. Er muss von diesen Gewohnheiten abtreten, er muss umkehren, er muss wirklich das werden und auch das tun, wozu Gott ihn bestimmt hat, nicht anders, er muss gotthörig werden. Er muss in die göttliche Führung kommen, ohne diese gibt es kein Leben.

Denn wenn Sie als angekränkelter Mensch kein gutes Familienleben haben – mögen Sie sein, wo Sie wollen – wenn Sie mal irgendwohin zur Erholung gegangen und denken kurz vor Ihren Abfahrtstagen an zu Hause, wo es nicht so rosig ist, dann fallen Sie wieder in Ihr altes seelisches Leiden zurück. Das ist auch logisch. Wie schön es doch aber wäre, wenn man ein gutes Zuhause haben könnte, das heißt, wenn alle Angehörigen untereinander Hand in Hand arbeiten, statt einer dem anderen das Leben schwer macht, es leicht macht. Ihm nicht nur schlechte Geschichten erzählen, sondern im Gegenteil, ihn seelisch aufrichten, so wird dieser Mensch sich dann auf dem Hoffnungswege befinden und sagen: „Jeder will, dass ich gesund werde. Es wird schon werden, ich habe Vertrauen."

*

Wenn ich eine einzige Familie doch so ernsthaft angetroffen hätte, die so, das heißt, wie alle Menschen sein sollten, dann wäre ich schon vor Jahren der glücklichste Mensch gewesen.

Der Kreislauf des Lebens

Der Mensch hatte das in dem vorwärtigen Leben nicht so in sich gefestigt. Er hat nicht so fest daran geglaubt, und er hat das wieder verloren. Es ist ihm nicht wieder in Erinnerung gekommen. Er hatte das nicht in diesen seinen heutigen Körper hineintragen können, um dieses seinem Bewusstsein zu übergeben. Daher ist er unwissend geblieben. Daher sage ich: Von nun ab wird's ernst, ihr müsst es nur richtig verstehen. Und so ihr das Gute jetzt beherzigt, werdet ihr's immer bei und auch in euch tragen. Und so wie der Wechsel des Körpers vorkommt, werdet ihr das immer wieder mitbekommen und später in einem anderen Erdenleben, wenn ihr wieder mal auftaucht in einem noch sehr jungen Körper, werdet ihr so viel Gutes, Wahres von euch geben, dass jeder Mensch darüber sprechen wird und auch sagen wird: „Das ist ein Wunderkind."
Wohl verstanden! Der hat das mitbekommen. Also der hat es in dem vorherigen Leben in sich zu festigen gewusst, und das ist das Wich-

tigste. Und deswegen soll es jetzt ernst werden, ihr sollt zur wirklichen Tat übergehen und sollt wirklich das tun, was ihr hier zu tun habt, sonst ist das vergeudete Zeit. Und ihr könnt immer wieder zur Erde kommen, immer wieder einen anderen Körper haben, und immer wieder wisst ihr von nichts, immer wieder müsst ihr von vorn anfangen. Also ich wollte das nur in kurzen Zügen nur mal klarstellen.

*

Ich hab es Sie schon einmal wissen lassen, dass es Menschen im fernen Osten gibt, denen es so mit auf den Weg gegeben worden ist, die heute in diesem Erdenleben zu den Reichsten der Reichen zählen. Aber so sie ein bestimmtes Alter erreicht, eine Familie gegründet und diesen Nachkommen das übergeben, dann verlassen sie als Bettler dieses Besitztum, um sich für das nächste Erdenleben vorzubereiten. Aber diese Menschen, liebe Freunde, haben Sie noch nicht kennengelernt. Denen sind Sie noch nicht begegnet. Von all diesem wissen Sie noch nichts. Es würde auch zu weit führen, wenn ich jetzt hier weiter aushole und Ihnen Näheres hierüber sage.

*

So hat es hier im menschlichen Leben auch einen Anfang gegeben, ein Ende gibt es eigentlich nicht für den einzelnen Menschen, er kommt und vergeht wie die Blumen, wie die Bäume, wie die Sträucher, eines wird vom anderen abgelöst. Heute stehen Sie Posten auf dieser Erde.

*

Ich habe Sie alle schon gesehen. Ich sehe deutlicher als Sie glauben. Wenn ich die Heilstätten habe, werde ich die Blinden ebenfalls zu mir rufen, und dann werde ich auch diesen Menschen im Namen Gottes das Augenlicht wiedergeben. Sie wissen ja das alle selbst, aber hat es so etwas mal gegeben, dass nur durch die kleine Handbewegung oder durch Ansprechen in wenigen Worten einer sein Augenlicht wieder erhalten hat? Es sind Hunderte von Jahren her, wo das einmal der Fall gewesen ist. Und jetzt haben wir es ein zweites Mal. Und es kommt auch noch ein drittes Mal.

Meine Kinder sind nicht tot. Der Körper dieser Kinder ist nur tot, die Seele lebt weiter.
Und es wäre eine Schuftigkeit überhaupt, diesen Ausdruck zu brauchen, dieses Kind ist tot. Nein, der Körper ist tot. Der Mensch, wie alle Lebewesen auf dieser Erde, läuft seinen Weg, geht sein Leben durch. Es ist Ihnen nicht unbekannt bei Tieren: In einem Jahr sind es Raupen, im andern Jahr Schmetterlinge, und wie viele andere Tiere sich auch verwandeln. So ist es auch beim Menschen.

*

Zu guter Letzt wird er da angelangt sein, wozu meines Wissens ein Erdenleben nicht ausreicht: dass er da anlangt, wozu Gott ihn bestimmt hat, von Dem er gesandt ist, und das ist und bleibt Gott, unser Vater.

„Heimgehen" – Bruno Gröning über den „Tod"

„Heimgehen" heißt, dass der Mensch alles Irdische verlässt und dorthin geht, wohin er gehört, dorthin, wo allein unsere Heimat ist. Wir sollen uns nicht an das Irdische klammern, und wir sollen auch nicht von Trauer erfüllt sein, wenn der Mensch den Körper verlässt, wenn er wieder eine Prüfung bestanden hat und dorthin zurückkehrt, wohin wir alle gehören.

*

Das Hiersein ist für mich bestimmt, und da ist auch die Stunde festgelegt, wo ich hier abtreten darf. Für Sie auch. Ich weiß aber auch ebenso gut, wo ich schon hierbei bin, dass Menschen in dem Glauben leben, man könnte sie vom Sterben retten, man könnte sie davon befreien. Das ist mir das beste Zeichen dafür, wie wenig oder wie der Mensch nichts mehr von sich noch von dem Leben überhaupt weiß.

*

Freilich, gegen den Tod stehe ich nicht. Ein Leben, welches ablaufen muss, kann ich nicht verlängern. Aber ich kann von der Qual befreien, wenn das Leben noch läuft. Ich füge mich in allem in das, was Gott will.

*

Und hier, wo einer seiner Angehörigen abberufen worden ist, wie Gott das ja nur so bestimmt hat, da heißt es dann auch: „Er war ja nie krank, er ist doch so jung, und Gott ist so ungerecht, nimmt mir meinen besten Freund, nimmt mir mein Kind, nimmt mir meine Frau, nimmt mir meinen jungen Vater, den Bruder, die Schwester, das ist doch ungerecht, es kann doch keinen gerechten Gott geben, das gibt es doch nicht!
Da und dort sind so viele Kranke, alte, kranke Menschen, die könnte Er doch zu sich nehmen, nicht hier diesen jungen Körper, nicht hier meinen Liebsten, den ich so lieb gewonnen habe, den muss ich jetzt von mir geben!" Freunde, wie haben Sie da Gott gelästert, wie haben Sie sich da an Gott versündigt! Ist Ihnen das klar?

*

Haben Sie mal gehört, dass ich einem Freund, wenn er einen seiner Angehörigen verloren hat, mein Beileid ausgesprochen habe? Nein, das tue ich nicht. Möglich, dass Sie glauben, ich handle falsch – das tue ich nicht! Wie oft habe ich das von Menschen gehört, dass sie Gott lästerten. Und es wollten Gläubige sein!

*

Nicht Ihre Angehörigen, nicht den Sohn, nicht Ihren Mann, ihn nicht totsprechen, denn ich sage nach wie vor: Er ist nicht tot, sein Körper ist erstarrt, aber die Seele und der Geist ist da, und deswegen sollen Menschen sich hüten, über Menschen zu reden, wo ihr Körper abgestorben ist, wo er auf nichts mehr reagiert. Aber das Eigentliche, das Innere, das Leben ist doch herausgegangen – weil das herausgegangen ist, muss der Körper tot sein. Aber deswegen hat man keine Berechtigung, den Menschen totzusprechen. Ich sage nach wie vor: Viele Menschen, die ihr Leben haben lassen müssen, sei es in den Kriegen oder dass der eine oder andere verstorben ist, diese Menschen leben. Sie wissen es nicht, Sie sehen es nicht.
Das ist das Unsichtbare, das ist das Geistige. Und die Menschen, die zurückbleiben, sollen nicht mit Trauer erfüllt sein, da sie den Heimgegangenen mit ihren irdischen Augen nicht mehr sehen, mit den irdischen Ohren nicht mehr hören können. Wessen Seele fein abge-

stimmt ist und auch den Willen hat, nicht nur irdisch sich einzustellen, wird erfühlen, dass der Heimgegangene nicht „tot“ ist, wie die Menschen irrtümlich sagen.

*

Und dass Sie jetzt kurz vor dem Abtreten, wobei Sie von Ihrem Erdenleben erlöst werden, dass Sie frei sind, dass Sie da doch zur Erkenntnis kommen und jetzt wissen, dass Sie ein Kind Gottes sind, dass Sie Gott folgen, dass Sie jetzt in die göttliche Führung kommen und dass Sie den Weg so gehen können, den Gott für Sie, für jeden Menschen bestimmt hat. Das ist das Wichtigste für ein Kind, das im Leben steht, oder einen Menschen, der schon älteren Jahrgangs ist, der bald diese Erde, das heißt seinen Körper verlassen muss.

*

Aber wer schon seit Beginn das Leben hier richtig begonnen hat und wirklich in der göttlichen Führung geblieben ist und jetzt so gegenwärtig ist – ja, da ist eine ganz andere Zukunft. Der erfüllt hier diese eine, seine Mission, seine Berufung, und dann darf er heimgehen! Er baut hier das auf, was die böse Seite zerstört hat. Er steht hier nur im Dienste Gottes. Und so er heimkommt, wird Gott ihm einen, seinen Lohn geben!

*

Ich fürchte den Tod nicht. Mein schönster Tag auf dieser Erde wird es sein, heimgehen zu dürfen in die Herrlichkeit Gottes.

Über das Erben

Es bringt Ihnen doch kein Glück und keinen Segen, wenn Sie sich nur darauf einstellen, möglichst viel zu erben! Nein! Aber so ist der Mensch, so lebt er, das ist eine Macht, das ist die Macht der Gewohnheit! Das haben Sie auch gelernt von Ihren Vorfahren, von Ihren Eltern, von Ihren Nachbarn, Sie haben gehört und gesehen, und nun glaubten Sie, das wäre richtig, das müssten Sie auch so tun.

*

„Sieh mal, du hast einen reichen Onkel, und du hast eine reiche Tante, du musst immer lieb und nett zu ihr sein! Der reiche Onkel, der wird dir alles verschreiben, du wirst alles von ihm erben, und du hast die reiche Tante, du wirst alles von dieser erben!" Und so ein Kind sagt sich: „Na ja, wenn das so ist, dann muss ich schon so tun." Das sind Heuchler, das sind Lügner, das sind Betrüger! Aber wer ist schuld? Na? Der Mensch, soweit er menschenhörig wurde. Wenn er auf Gott gehört, hätte er gesagt: „Nein, das will ich nicht!" Aber die Menschen beeinflussten sich: die Älteren die jüngere Generation dahingehend, so zu sein.

*

Das meiste Geweine und Getue ist ja, was ich vor wenigen Tagen auch hier in nächster Nähe erfuhr, in Hannover. Kaum ging ein Mann von seinen Angehörigen, kaum war die Nachricht da, dass er tot ist, dann ging das Geschreie los: Er war doch so gut! Dann kamen die Angehörigen, selbst die Kinder, vor allem ein Kind und sagt: „Mutti, die Anzüge von Papa, die kriegt doch mein Mann!" Sie hat auch den Namen gesagt, ich will Ihnen den gar nicht sagen, und sie hat daran schon gedacht, was der Papa so alles gehabt hat. Ich sage: Pfui Teufel! Viele haben ja schon darauf gelauert: „Wenn er mal stirbt, kann ich viel von ihm erben." Freunde, stellen Sie sich nicht darauf ein, lassen Sie das!

Es gibt doch Menschen, wie ich auf der anderen Seite sooft gehört, ich will diese Ausdrücke nicht gebrauchen, nur einen: „Wenn die Alte", auf der einen Seite und auf der anderen Seite: „Wenn der Alte nur erst einmal tot wäre, dann könnten wir dies, das und jenes erben, dann haben wir Geld, dann haben wir Möbel, dann haben wir das Haus, und dann sind wir aus allem Dreck draußen." Pfui Teufel, wie Menschen so sein können!

Aber sie sind nun mal so! Freunde, ist das richtig? Haben Menschen sich hieran nicht versündigt? Ich sag es deshalb, damit Sie nicht auch hierin verfallen, wie Menschen in der üblichen Weise leben, wie die sprechen, wie sie handeln. Ich warne Sie davor, wenn Sie auch diesen Menschen verfallen, sind Sie dem gleich, dann wird es Ihnen nicht gut ergehen. Das ist das Schändlichste, was Menschen nur tun können! Lassen Sie ihm das! Sorgen Sie noch für ihn! Gehen Sie nicht nur hin, um ihm zu helfen, um ihn zu bewirten, wenn er es nicht mehr kann, um nur zu erben! Nein, aus reiner Nächstenliebe! Führen Sie nicht den Gedanken, dass, wenn Sie ihm helfen, dass Sie das wirklich erben werden! Nein, lassen Sie! Ich habe vielen Menschen geholfen – Gott sei Dank!

Geist und Materie

Der Geist beherrscht die Materie. Ich fühle mich verpflichtet, dem Menschen das Gleichgewicht wiederzugeben, ihn so auszurichten, dass er die Materie beherrscht.

*

Wie das alles möglich gewesen ist, wie wenn der Mensch sagt: „Tja, das ist ja gar nicht möglich, was heißt, geistig? Was heißt, auf dem geistigen Weg?" Ich hab's Ihnen auch hier in Rosenheim schon oft gesagt: Alles, was von Menschenhand geschaffen, liegt auf dem geistigen Weg. Einst existierte es ja gar nicht. Der Mensch hatte nur einen Gedanken aufgenommen. Begonnen hat es so: Er hat den guten Willen, etwas Gutes zu schaffen. Und dann war er bestrebt, es zu tun. Er bewegte sich zur Ruhe, nahm sie in sich auf, und da kam der gute Gedanke, den hat er aufgenommen. Und jetzt sein Wille dazu – und er setzte diesen Gedanken in die Tat um.

*

Also liegt doch wirklich alles auf dem geistigen Weg! So Sie sich heute wohlfühlen, wenn Sie jetzt eine schlechte Nachricht erhalten würden, dann würden Sie in sich zusammenbrechen. Was hat es mit dem Körper zu tun, wenn einer hier hereinkommt und bringt eine jetzt böse, eine schlechte, eine traurige Nachricht? Das nimmt er, der Mensch, doch auf in seinen Körper, und schon ist er betrübt. Genauso wie der Mensch in der Lüge groß geworden ist, oder aber dass er das Leben nicht anders gewohnt ist, dass man ihm nur Unwahres sagt, dass er kein Vertrauen mehr hat, kein Selbstvertrauen, auch kein Vertrauen mehr zu seinem Nächsten.

*

Und Sie fragten auch nach dem, wie der Mensch gestellt ist, ob er arm ist oder reich.
Haben Sie einen armen Menschen vor sich, das heißt geldlich gesehen, dann fühlen Sie sich gehoben. Haben Sie aber einen Menschen vor sich, der viel irdische Güter besitzt, dann sagen Sie: „Das ist der hohe Herr, der besitzt mehr." Und Sie beugen sich, nicht vor Gott – vor dem Geld, vor dem, das er besitzt.

*

Sie alle glaubten erst dann den festen Glauben haben zu können, wenn Ihnen der Herrgott persönlich vor Augen erscheint. Sie haben zum Teil nach Jahren immer noch geglaubt, es müsste so sein. Nein. Der Herrgott ist und bleibt für uns Menschen der Unsichtbare, aber doch der Spürbare. Jeder spürt es an seinem eigenen Leib, so wie er den Glauben in sich hat. Und er verspürt, dass die Hilfe Gottes die einzige, die größte und die beste nur sein kann.

*

Nicht an das Äußere, sondern an das Innere denken, auch nicht die Seele vergessen.

*

Die geistigen Kräfte soll der Mensch, auch der „aufgeklärte" wieder kennenlernen, wieder lernen, mit Nutzen für sich zu verwenden, für die Wiedererlangung und Erhaltung der göttlichen Ordnung.

*

Heute spricht man schon von Körper, Geist und Seele, und doch gibt es immer wieder Menschen, die mehr oder weniger an die Seele nicht glauben. Obwohl sie auf der anderen Seite wieder sagen, das sei ein seelisches Leid.

*

Manche wollten mich nachahmen, aber einzelne Ehrlichere gestanden bald: „Die Kraft Grönings besitzen wir doch nicht!" Ich bin nicht der Körper, diesen besitze ich nur.

Wieder rein werden

Es liegt aber hier am Menschen selbst, wie er sich frei gemacht hat, um die Heilung zu empfangen. Das heißt, er muss rein sein. Er muss wissen, dass er kein Gotteslästerer ist. Er muss wissen, dass er sich verpflichtet und verbunden fühlt, mit dem Herrgott zu leben. Dann ist er rein. Nun haben Sie alle das empfangen, was Sie empfangen wollten. Es liegt jetzt an Ihnen: Die Gesundheit ist etwas Gutes und bleibt nur in dem Körper, der rein dasteht.

*

Wenn Sie mich in Ihr Haus, in Ihre Wohnung einladen, dann muss es auch sauber sein, es muss rein sein, denn in ein schmutziges Haus gehe ich auch nicht. Und wenn es Menschen sind, die nichts Besseres können, so scheue ich mich nicht und helfe und mache die Wohnung so sauber, dass Menschen auch drin wohnen können. Und genau so müssen wir Menschen unser Inneres auch so säubern, dass Gott tatsächlich in uns wohnen kann.

*

Sorgen Sie lieber dafür, dass nichts Böses hineingetragen wird! Dass Sie vom Bösen sich fernhalten, dass Sie draußen sich zu bereinigen haben, ehe Sie hier hineingeführt werden! Haben Sie mich verstanden? Und dass, wenn Sie kommen, nicht unvorbereitet, sondern dass Sie sich immer auf den guten Empfang vorbereiten, das ist wichtig!

*

Gott geb's und Gott gibt's, dass der Mensch auch immer zur Reinheit stehen kann. Es fragt sich nur, ob der Mensch es will.

*

Aber da müssten Sie alles tun, was Sie zu tun haben, um würdig zu sein, es zu empfangen. Wenn ich eine schmutzige Hand habe und den Schmutz nicht entferne und Sie mir etwas Reines in die Hand legen, wird es auch verschmutzt. Sie werden mir das reine Tuch dann in diese schmutzige Hand nicht geben und sagen: „Sie haben ja eine schmutzige Hand, Sie werden es gleich beschmutzen." Da würden Sie vorsichtig sein. Also muss ich meine Hand bereinigen, nicht mehr verschmutzen, wenn ich dies, sagen wir, dies Tuch, das rein ist, nicht verschmutze. Und ich werde immer danach trachten, dass es nicht verschmutzt wird. Aber was tun und taten Sie sonst im Leben? Das war gleich, da kann der Schmutz mit drin sein. Da soll das Gute dazukommen? Nein, Freunde, da ist es nicht möglich. Denn das Gute würde ja verschmutzen, oder glauben Sie, Gott hat uns das so geboten, dass wir den Schmutz in uns behalten und das Gute dazu empfangen?

*

Wenn Sie auf diesem göttlichen Weg sind, müssen Sie sauber sein. Wenn Sie ein Haus betreten, wischen Sie sich auch zuerst die Füße ab. Sehen Sie, hier hat der Mensch daran gedacht, dass er von allem Schlechten befreit sein muss! Nicht anders geistig.

*

Und wenn Sie glauben, dass Sie sich gereinigt haben, dass Sie das Schlechte abwerfen, dann nehmen Sie das Gute auf. Das Gute geht nur hinein, wo das Schlechte entfernt ist.

*

Ich gebe Ihnen zu wissen, dass die Gesundheit etwas Großes, etwas Gutes, dass sie das rein Göttliche ist. Und der Herrgott geht nicht an die Menschenleiber, die sich von den Sünden noch nicht befreit oder die gar nicht daran denken, den Weg zu Gott anzutreten.

*

Jeder Mensch muss das Seinige dazu tun, um rein zu bleiben. Sie nehmen ein Kleidungsstück. Wenn es beschmutzt ist, machen Sie es auch gleich rein. Das ist das Äußere. Aber das Innere, was darunter ist, ist meistens „nebensächlich“. Aber noch schlimmer ist das Innere eines jeden Menschen. Darauf hat er überhaupt noch keinen richtigen Wert gelegt.

*

Wenn ein Bekleidungsstück schmutzig wird, muss es gereinigt werden. Alles wird gereinigt, nur hat der Mensch nicht daran gedacht, sich selbst zu bereinigen. An alles hat er gedacht, alle Achtung! Der Mensch hat auf dieser Erde viel geschafft, nur an sich selbst hat er nicht gedacht. Das Äußere rein und sauber zur Ansicht, nur den Körper von außen, aber nicht von innen zu bereinigen, dazu ist er noch nicht gekommen. Den Geist, den der Mensch hat, seinen Geist und sich von allem, was er sieht und hört, was schlecht ist, sich von diesem freizumachen, daran hat er noch nicht gedacht. Sie werden doch womöglich nicht glauben, dass das Gute, das rein Göttliche in Ihren Körper dann den Einzug halten wird, so Sie sich immer wieder noch mit dem Bösen befassen, mit all dem befassen, was ja doch niemals die Ordnung, sondern die Unordnung ist?!

*

Es wäre dem gleich, wenn ich Ihnen jetzt ein Gleichnis gebe, indem ich sage: Der menschliche Körper ist von Schmutz und Dreck umgeben, sodass er sogar an seinem Körper haftet. So wird der Mensch sich nicht wohlfühlen, so wird er sagen: „Ich bin von Schmutz und Dreck umgeben, ich fühle mich nicht wohl. Ich muss jetzt alles dazu tun, um von diesem Schmutz freizukommen. Aber ich selbst verfüge nicht mehr über die Kraft, es ist mir nicht möglich, wenn nicht jetzt bald einer kommt und mir diese seine helfende Hand reicht, dass ich von diesem Übel, von dem ich hier umgeben bin, das schon an meinem Körper haftet, dass ich hier freikomme.“ Natürlich musst du, lieber Freund, so der Helfer dir diese seine helfende Hand reicht, auch Weiteres dazutun.

*

Ich sage nur ganz kurz, wer da rein sein will, der gehe nicht in den Schmutz und in den Dreck, und er wühle auch nicht im Schmutz und wühle auch nicht im Dreck, denn da wird er sich besudeln. Aber so er alles dazu tut, um rein zu bleiben, es heißt, so er erst mal rein ist, und dass er rein bleibt, dann wird er nicht an oder in die Schmutzkuhle gehen, sondern dann wird er sie umgehen. Da wird er sagen: „Da ist der Schmutz, da ist der Dreck, da will ich nicht hin, ich will den guten, den festen Weg, den bestimmten Weg gehen. Ich will den Weg so gehen, wie Gott ihn für uns bestimmt hat, denn Er hat einen Weg für uns, für jedes Lebewesen geschaffen, der zu Ihm, das heißt zu Gott führt."

*

Wenn Sie hier ein irdisches Geschenk erhalten haben, da gibt es auch alles dafür, damit Sie sich das Stück erhalten. Gleich was es sein mag, und wenn es eine Decke ist, wenn es ein Gewand ist – es gibt für alles ein Reinigungsmittel. Sie können alles erhalten. Und so hat Gott auch an uns selbst, an unseren Körper gedacht, den Er uns doch für dieses, für unser Erdenleben verliehen hat. Wir haben auch das Reinigungsmittel. Wir sollen es nur anwenden. Machen wir es uns nicht so schwer. Sagen wir Ja zu diesem Gewand. Und zu diesem bekommen Sie auch das Reinigungsmittel – und Sie wenden das nicht an, wenn das Gewand irgendwie beschmutzt worden ist, dass ein Schandfleck an ihm ist – Sie legen keine Hand an, diesen Schandfleck zu beseitigen – es wird immer schlimmer. Bitte nehmen Sie doch ihr eigenes Gewand. Waschen Sie es nicht, bürsten Sie es nicht, lüften Sie es nicht. Wie lange bleibt Ihnen dann dieses Gewand erhalten? Sie können doch rechnen; ich glaube nicht lange.

*

Und, was soll ich sagen, wo nichts mehr zu machen ist, geht es in die Lumpenkammer, oder man übergibt das schmutzige Gewand dann dem Lumpenmann. Mehr ist es nicht wert. Aber der sich das Gewand erhalten hat, der hat einen Wert. Es bekommt später noch Altertumswert, oder nicht? Wer sich's erhält – ja, dazu schafft er doch. Er hat es sich doch selbst erarbeitet. Der andere, der das Gewand so schnell abgetragen hat, das heißt, es nicht richtig behandelt hat, der muss jetzt sehr schaffen, um sich ein neues Gewand zuzulegen. Und er hat so eine Art, so eine Gewohnheit, die Ordnung zu lieben, na ja, das macht viel Arbeit. Anders ist es doch leichter. Ja, so unterschiedlich sind Menschen. Und so ist es auch in allem. Und so ist es auch hier. Wo Menschen sich selbst vergessen, wo sie gar nichts gewusst haben, wie sie wieder von dem Schandfleck befreit werden konnten, wie sie selbst Hand anlegen müssen und es auch gerne tun, weil sie es für sich selber tun. Es ist alles da. Aber Sie müssen auch alles in Ihrem Leben vorbereiten, um die Reinheit, das rein Göttliche in Empfang zu nehmen. Das ist ein wundervolles Reinigungsmittel. Und wenn Sie bei diesem bleiben und immer wieder an sich selbst arbeiten, wie an dem Gewand, das ist wundervoll, dann bleibt alles in bester Ordnung. Dann gibt es keinen Schandfleck mehr. Ist das keine gute Einrichtung?

Künstlich und natürlich

Und es ist auch eine Gabe Gottes, dass Gott den Menschen eingegeben – dass Er mit diesem seinem Körper so ein technisches Wunder schaffen konnte, dass uns vieles des Unmöglichen doch möglich gemacht wird, wenn wir es nur richtig zu nützen wissen.

*

Aber der Satan hat es so gut einzurichten verstanden, dass das Gute und das Schlechte, das Falsche und das Echte sich ähnlich sehen. So hat auch der Satan den Menschen etwas mit auf den Weg gegeben, dass sie sich künstlich Dinge herstellen können. Die Wissenschaft hat sich hier bemüht, seit vielen Jahrtausenden, die Dinge zwischen Himmel und Erde zu erforschen; nicht auf dem natürlichen Wege. Die Menschen freuten sich wie die Kinder, dass sie etwas geschafft haben. Aber heute sind sie so weit gekommen, dass sie auch alles vernichten können. Denn der Satan ist so eingestellt, dass er versucht, wieder zu zerstören. Und der Mensch lässt sich verlocken und versucht es ebenfalls.

Ich kann ja verstehen, dass Menschen, wie sie am Werk waren und noch sind, die Tausende von Jahren gearbeitet haben, Dinge zu erforschen, die zwischen Himmel und Erde liegen, dass es diesen Menschen nicht geglückt ist, Derartiges zu erforschen.
Letzten Endes waren dann die Menschen gezwungen, sich auf dem künstlichen Weg zu helfen, und man hat dazu übergehen müssen, indem man Apparate und Präparate herstellte, freilich auf dem künstlichen Wege. Und alles das, was durch Menschenhand künstlich geschaffen, gibt es auch natürlich – besser und leichter.

*

„Fernsehen" ist auch das richtige Wort. „Fern" – was heißt „fern"? Fernsehapparate gibt es ja auch schon, Peilgeräte und Apparate für Fernsteuerung von Flugzeugen, Schiffen, Panzern. Jedenfalls ist alles da auf dem künstlichen Wege. Die Welle sehen Sie auch nicht und doch geschieht, was geschehen soll.

*

Stellen Sie sich nur mal so ganz kurz vor, es gibt einen Sender, der nicht die Radiowelle sendet, die Rundfunkwelle, sondern die Heilwelle. Und Sie wären jetzt der Empfänger oder die Empfänger. Sie brauchen kein Gerät, denn alles, was es auf dem künstlichen Gebiet gibt, das heißt in der Technik, so gibt es das auch auf dem natürlichen Wege. Nur war es keinem Menschen möglich, diese natürlichen Dinge so zu erfassen oder gar zu empfangen. Daher musste der Mensch den künstlichen Weg einschlagen. Es ist schon sehr viel wert überhaupt, was von Menschenhand geschaffen wurde. Aber genauso wie wenn ich Ihnen sagen will, dass Sie alle, wenn Sie schon so weit vorgeschritten wären, um sich einzuschalten auf den Sender, auf den Sender Gröning, die Heilwelle empfangen können.

*

Ich brauche Ihnen nur ein Beispiel zu sagen: Wenn ich vor 30 Jahren erzählt hätte, es gibt so ein Gerät, dass, wenn ein Mensch, sagen wir in Berlin oder in München oder irgendwo im Ausland spricht, man es aus dieser kleinen Kiste hört, was er spricht. Das ist das Rundfunkempfangsgerät. Das ist ein Sender und mehrere Empfänger. Der Mensch ist natürlich auf einen Weg gekommen, konnte aber das Natürliche nicht unterbringen. Die hohe Wissenschaft hat nichts unversucht gelassen, Dinge zu erforschen, die zwischen Himmel und Erde liegen. Auf dem künstlichen Wege haben sie es geschafft. Nicht nur allein Rundfunk, nein, auch Fernsehapparate, Fernsteuerungen, Peilungen, Funkgeräte usw. Genauso auch kann man Blitze hervorrufen, man kann auch vieles mehr anstellen.

*

Es gibt immer zwei Werke, auch hier: von Menschenhand geschaffen, nennen wir das Werk das Elektrizitätswerk, das künstlich geschaffen, und auf der anderen Seite das göttliche Werk.

*

Aber an und für sich – ja, hat die Vase überhaupt ein Gefühl? Was wollen Sie glauben? Hat die ein Gefühl? Fühlt sie es, dass ich sie jetzt in der Hand habe? Ja oder nein? Nein! Das ist von Menschenhand geschaffen. Aber Einer fühlt es, und das ist Gott selbst. Das gehört zu Seinem Reich, zu Seinem Erdreich, zu diesem Erdreich – was der Mensch daraus geformt hat.

*

Die Glühbirne hat doch erst dann ihre Daseinsberechtigung und hat erst dann einen Wert, wenn sie leuchtet. Und wie kommt dieses überhaupt zustande, dass man die Glühbirne zum Leuchten bringt? Sie glüht und leuchtet dabei, ja, weil sie den Strom vom Elektrizitätswerk, wo der Strom erzeugt wird, erhält. Stellen Sie sich vor – eigentlich bräuchten Sie es nicht mehr, denn Sie wissen ja selbst, wie es Ihnen zu Hause ergangen ist – wenn mit einem Mal, wenn plötzlich das Licht ausging. Es war irgendein Defekt, entweder hatte die Glühbirne selbst einen Schaden erlitten, dann konnte sie nur noch in den Mülleimer geworfen werden. Aber es konnte auch ebenso gut in der Zuleitung ein Schaden sein, der den Strom zur Glühbirne unterbrochen hatte.
Wenn es jetzt keine Fachleute geben würde, wenn es jetzt keine Menschen mehr geben würde, die in der Lage sind, diese unterbrochene

Stelle wiederherzustellen, die Leitung wieder ganz zu machen, sodass die Glühbirne ihren Strom wieder ab Werk bezieht, beziehen kann. Im andern Fall ist die Glühbirne wertlos. Sie braucht dies. Sie können Hunderte, Tausende, Millionen, Milliarden von Glühbirnen haben, wenn Sie nicht den Strom dazu haben, dass die Glühbirne ihren Zweck erfüllt, dann ist sie wertlos.

Vergleichen wir – ich habe mich versprochen, wir brauchen nicht zu vergleichen – denken Sie nur näher darüber nach, auch Sie sind tatsächlich mit einer Glühbirne zu vergleichen. Und wenn Sie nicht den Anschluss, den Anschluss an das Gute, an das göttliche Werk haben, von dem Sie den Lebensstrom beziehen, dann können Sie auch nicht leben. Dann sind Sie wertlos – wie die Glühbirne.

Ich weiß, es gibt Menschen, die so manches Mal behauptet haben – behauptet natürlich nur von sich aus – indem sie immer wieder sagen: „Was schert mich das Gute? Was schert mich das Göttliche? Die Hauptsache ist, ich *habe*." Wenn jetzt aber die gutgläubigen Menschen, die sich noch als Kinder Gottes fühlen, diesen Menschen sagen würden: „Du hast ja dann keine Daseinsberechtigung mehr, was willst du hier? Du genießt doch laufend das Gute, das Göttliche, du schnappst doch die Luft, du lässt dich auch von der Sonne bescheinen und bestrahlen, du betrittst ja die göttliche Erde, du trägst ja Kleidung, du isst und trinkst, um leben zu können!" Wer den Herrgott verachtet, denken Sie von mir, was Sie wollen, der hat keine Daseinsberechtigung.

*

Da gibt es unter all diesen technischen Sachen auch ein Fernsteuergerät, sodass man tatsächlich auch Motoren durch einen Apparat fernsteuern kann, das heißt fernsteuern deswegen, weil diese Motoren in irgendein Gestell eingebaut sind; in Flugzeuge, Schiffe, Autos, Torpedos oder in sonst irgend etwas. Jedenfalls kann dieser Motor technisch geleitet werden, geführt und gesteuert werden. Dieses ist aber der künstliche Weg. Und der natürliche ist nicht anders, nur, dass er ohne Apparat ist. Das heißt, wie es hier der Fall ist, dass der Mensch tatsächlich, soweit er den festen Glauben an den Herrgott gehabt hat, auch ferngesteuert wird.

Eine Fabrik, die ein technisches Wunder zustande bringt, wird immer zu diesem gleich bei Fertigstellung eine Gebrauchsanweisung beifügen. So Sie jetzt nach dieser Gebrauchsanweisung dieses technische Wunder behandeln und dieses da dann auch so zu schalten wie einzustellen wissen, werden Sie mit diesem technischen Wunder das erreichen, was Sie als Mensch gesehen nicht mehr bewegen können, was Sie als Mensch gesehen, nicht mehr so zustande bringen, wie es eher auf dem natürlichen als hier auf dem künstlich technischen Weg liegt.

*

Liebe Freunde, stellen Sie sich jetzt Ihr Radiogerät vor, soweit Sie eines besitzen oder in Ihrer Familie bzw. in Ihrem Verwandten- oder Bekanntenkreis eines vorhanden ist, das Ihnen ja schon lange, schon gar viele Jahre bekannt geworden ist. Sie wissen ganz genau, wie Sie dieses Gerät, dieses technische Wunder zu behandeln haben. Ich schicke voraus, dass für ein Radiogerät Energien notwendig sind. Dieses Gerät muss den Anschluss ... den Anschluss am elektrischen Werk haben. Hier würden Sie sagen „AEG". Das ist so ein bekannt gewordener Ausdruck einer bekannt gewordenen kurzgefassten Bezeichnung, und zwar das Allgemeine Elektrizitätswerk – Elektrizitätsgesellschaft. Ja, es ist eine Gesellschaft, die ein Werk geschaffen, das uns die Energien dahingehend verleiht, so wir den Anschluss zu diesem Werk erhalten haben.
Natürlich ist das Werk nicht so geschaffen, dass jeder Verbraucher an Energien den direkten Anschluss am Werk hat. Denn das Werk hat um sich Transformatoren gestellt und hier der Strom soweit dahingehend transformiert wird, und zwar dass dieser Transformator eine gewisse Stromstärke nur abgibt, obwohl er eine viel höhere Spannung in sich aufnimmt. Und jeder, der den Anschluss zu diesem Transformatorenhäuschen hat, wird dann über und von diesem die Energien erhalten.
Aber erst muss das Gerät den Anschluss an diese Energiequelle haben. Dann schalten Sie es ein, und so Sie es eingeschaltet, warten Sie einige wenige Minuten, und dann werden Sie wahrnehmen, dass jetzt voll aufgeladen, auch gut angeheizt ist, und jetzt werden Sie die dement-

sprechende Wellenlänge einstellen. Sie würden sagen, Sie stellen jetzt das Gerät auf den und den Sender ein und dass Sie den Sender empfangen können.
Niemals werden Sie den Sender empfangen, sondern die Sendung des einen so des anderen Senders, auf den Sie das Gerät jetzt eingestellt haben. Also kommt es hier auf die Wellenlänge an. Ich möchte jetzt nicht weitergreifen zum Technischen, sonst glauben Sie womöglich noch, ich wollte Sie jetzt zu einem Techniker ausbilden, nein. Ich will Ihnen hiermit nur ein Gleichnis geben, und dass Sie nicht nur mich, sondern sich selbst besser verstehen.
Wenn Sie so ein technisches Wunder einzustellen haben, um es aber soweit dahingehend nützen zu können, wozu es geschaffen ist, dann werden Sie den Nutzen davon haben und Sie werden dann hören, was Sie über den einen oder anderen Sender, den Sie eingestellt haben, empfangen können.
Nun, bis hierher, liebe Freunde, ist es doch das Gleiche, wenn ich Ihnen sage, Sie müssen wissen, was Sie wollen.
Sie müssen wissen, wozu Ihr Körper geschaffen ist. Wozu das Radio geschaffen ist, wissen Sie. Und ich frage Sie: „Warum wussten Sie von sich selbst nichts? Und so Sie jetzt auch die wirklich göttliche Sendung empfangen wollen, dann müssen Sie sich selbst soweit dahingehend einzustellen wissen, erst mal, dass Sie den Anschluss an diese Energiequelle haben, dann müssen Sie sich einschalten, und so Sie eingeschaltet sind, wird der Körper erwärmt, wie gleich das Radiogerät auch erwärmt wird – Sie würden sagen: durchheizt ist – und dann werden Sie, so Sie jetzt hier den Willen haben, die göttliche Sendung zu empfangen, was Gott Ihnen zu sagen hat, was Gott Ihnen zu geben hat für Ihren Körper, werden Sie es auch empfangen. Vergleichen Sie sich immer wieder mit diesem einen einzigen technischen Wunder.

*

Es ist für Sie unverständlich, wie ich schon sagte, wenn ich Ihnen vor dreißig Jahren das erzählt hätte vom Radio. Es ist drahtlos, selbstverständlich. Aber wenn ich gesagt habe vom Radio, so war dies ein künstliches Werk. Und dieses [der menschliche Körper] ist ein natürliches. Nur für Sie im Augenblick unverständlich, denn jeder von Ihnen glaubt, ich muss ihn einzeln „behandeln".

*

Denn wenn die Empfangsstation in Ordnung ist, können Sie zu Hause genauso empfangen wie hier und sind wieder richtig geschaltet. Und lassen Sie ja nicht diese Verbindung abreißen. Die Heilwelle geht genauso durch den Äther, durch die Wand, durch Berg und Erde wie die Radiowelle. Diese ist künstlich und jene natürlich. Deswegen ist es möglich, dass Sie auch zu Hause oder gleich, wo Sie sich befinden, wenn Sie sich die Zeit nehmen, auch die Heilwelle empfangen. Wie heute mit jedem Rundfunkgerät, das Sie in die Hand oder unter den Arm nehmen, und schon hören Sie, was in der Welt passiert. Das ist nichts Ungewöhnliches. Und hier auch nicht, hier erst recht nicht. Es gibt vieles, das nicht erklärt, aber nichts, das nicht geschehen kann. Vor dreißig Jahren, mit dem Rundfunk, da hätten Sie mich ausgelacht. Heute ist Ihnen alles selbstverständlich, auch hier.

*

Vergleichen Sie jetzt mit dem Apparat. Wenn der Apparat jetzt auf irgendeinen Sender eingestellt wird, so können Sie die Sendewelle empfangen. Auch hier, nur dass es die Heilwelle ist. Sie sind genauso ein „Apparat", Sie können genauso empfangen. Sie brauchen auch kein Kügelchen, es gibt ja Apparate, die die Antenne in dem Innern schon eingebaut haben. Und dasselbe haben Sie auch, nur ist das im Laufe der Jahre alles bei Ihnen erschlafft, es ist nicht mehr da, sie konnten von dem rein Natürlichen nichts mehr empfangen.

*

Künstlich sieht es so aus: Radiosender und das Empfangsgerät. Was der Sender sendet, kann das Empfangsgerät empfangen, aber künstlichen Strom, wie auch der Apparat künstlichen Strom hat, um die Welle zu empfangen – und diesen Strom haben Sie alle, nur haben sich alle von dem Natürlichen gelöst. Und wie es einen Radioapparat gibt, so gibt es Fernseh-, Peil-, auch Apparate, wo Sie Flugzeuge, Schiffe und sonstige Fahrgestelle fernsteuern können, so wird auch der Mensch auf

dem natürlichen Wege ferngesteuert. Von wem? An Den wir alle glauben müssen, den Weg, den wir alle gehen müssen. An Den wir glauben müssen, ist allein unser Herrgott. Wir Menschen sind nur Kinder Gottes.
Wir sind von dem wahren göttlichen Weg abgekommen, wir sind einen anderen Weg gegangen. Und deswegen sind wir aus dieser Fernsteuerung herausgekommen.
Wir werden nicht mehr gesteuert, der Mensch läuft wild umher, er hat sich abgesondert vom göttlichen Weg und kann nicht mehr geführt werden. Das ist eine Leichtigkeit, Sie wieder auf diesen Weg zu führen, wenn Sie ihn gehen wollen. Dann erhalten Sie auch das rein Natürliche, das Göttliche, das hier die Heilwelle ist.

*

Die Glühbirne als solche verfehlt ihren Zweck, wenn sie keinen Strom erhält, das heißt, wenn die Zuleitung zu dieser Glühbirne irgendwie unterbrochen ist. Einmal sind Sie als Mensch dazu imstande, diesen Strom, der zur Glühbirne führt, zu unterbrechen durch einen Schalter, oder man nennt ihn auch Unterbrecher. Und das andere Mal kann es vorkommen, dass die Zuleitung zu dieser Kerze, zu dieser Glühbirne, unterbrochen sein kann von Menschenhänden, die noch nie etwas Gutes tun konnten und von denen man auch nichts Gutes erwarten kann, weil es schlechte Menschen sind. Ich nenne diese schlechten Menschen die satanischen. Aber hierin bin ich ein ganz guter Fachmann, und ich weiß die Verbindung, die durch diese satanischen Hände unterbrochen worden ist, wieder ausfindig zu machen und wieder instand zu setzen, sodass die Glühbirne ihren Strom erhält und die Birne damit ihren Zweck erfüllt, das heißt, dann erst ihre Daseinsberechtigung hat. Im anderen Falle wäre sie wertlos.
Und so stehe ich jetzt vor Ihnen als ein kleiner Mechaniker, der Ihnen diese Verbindung wieder herzustellen weiß. Und auf der anderen Seite stehe ich vor Ihnen wie ein Transformator, der den Strom hier in diesem Falle vom göttlichen Werk erhält und auf der anderen Seite vom Elektrizitätswerk über den Transformator zu den

einzelnen Brennstellen. Ist das zu verstehen? [Zwischenrufe:] „Ja, ja!" Und so leite ich den Strom jetzt zu den einzelnen Brennstellen. Es ist Ihnen nicht unbekannt, dass es mehrere solcher Transformatoren gibt, über die der Strom vom Elektrizitätswerk weitergeleitet wird. Auch den Frauen ist es nicht unbekannt, die haben schon oft solche Transformatorenhäuschen mal gesehen, entweder stehen sie im Freien oder in Häusern eingebaut.

Also haben wir hier den richtigen Weg gefunden, dieser Glühbirne ihre Daseinsberechtigung zu beweisen. Genauso sieht es hier bei den Menschen aus.

Der Mensch hat Tausende von Jahren zurück mehr und mehr die Verbindung zu diesem großen göttlichen Werk verloren. Und diese Verbindung will ich wieder herstellen.

Der Mensch ist im Lauf der Jahre immer mehr und mehr von dem wahren göttlichen Glauben abgekommen, und folglich hatte er jede Verbindung zu diesem großen göttlichen Werk verloren. Damit Sie mich besser verstehen: Es hat schon früher schlechte Menschen gegeben, wie ich schon sagte. Diese schlechten Menschen, von denen man nichts Gutes erwarten kann, die total dem Satan verfallen sind, können nur Schlechtes tun, und folglich haben wir nichts Gutes von diesen zu erwarten. Sie haben es zustande gebracht, den Menschen vom wahren göttlichen Weg abzuziehen. Heute befindet sich der Mensch auf dem Irrwege. Er weiß nicht mehr, was vorn und hinten ist; er weiß auch nicht mehr, was falsch und richtig; er weiß nicht mehr, was gut und schlecht ist.

Jeder hat hier so seine eigene Vorstellung. Das heißt, in dieser Zeit, in der Sie leben, glauben Sie oder glaubten Sie überhaupt, dass es schon so seine Richtigkeit hätte, dass Sie so sind. Sie sind mit dem zufrieden, wenn hier und dort die Gotteshäuser stehen, dass Sie die vielleicht täglich oder wöchentlich einmal oder gleich wann, besuchen, dass sie da schon ihren Zweck erfüllen, wenn Sie dort einmal hingehen und Ihr Gebetchen dort runterleiern.

Da glaubt jeder Mensch, er hätte schon die richtige Verbindung zum göttlichen Werk. So ist es nun nicht. Ich wünsche es von ganzem

Herzen, dass die Menschen wirklich gottgläubige Menschen werden, dass sie den wahren göttlichen Glauben in sich tragen, und dieses nicht beweisen mit Worten, sondern mit Taten. Denn viele Menschen haben heute so die Angewohnheit und sagen: „Ich glaube daran, ich glaube daran.“ Hier an Gröning braucht keiner zu glauben.

*

Genauso wie Sie die Rundfunkwelle nie zu sehen bekommen, so bekommen Sie auch hier die Heilwelle nicht zu sehen. Und deswegen klingt es anfangs – klang – es noch komischer. Heute klingt es selbstverständlich. Und deswegen kann ich sehr gut verstehen und nehme es auch keinem Menschen übel, wenn er heute noch sagt: „Ich glaube nicht daran.“ Macht ja auch bei Weitem nichts aus. Ich nehme es auch keinem Menschen übel.

Achtes Kapitel

Spielregeln des Lebens

Das gute Spiel beginnt mit guten Gedanken. Dagegen beginnt das böse Spiel mit bösen Gedanken. Man könnte das Erdenleben als eine Spielschule bezeichnen. Um richtig spielen zu können, musst du die Spielregeln beherrschen. Im Spiel liegt das Gute. Solange du nach den Spielregeln spielst, ist es ein wirkliches Spiel. Bringst du aber auch nur einen bösen Gedanken hinein, so ist es kein Spiel mehr. Bei auch nur einem bösen Gedanken hört schon das Spiel auf.

Die Macht der Gedanken

Jede Arbeit muss im Kopf beginnen. Es muss dort Ordnung sein, dann ist der Körper auch in Ordnung.

*

Ich weiß, wie gefährlich es ist, wenn man nicht über genügend Abwehrkräfte verfügt, um diese Gedanken, die man einst gelöscht hat, von sich zu halten.

*

Sie können ja nicht denken, Sie können nur Gedanken aufnehmen.

*

Sehen Sie, wie achtsam Sie sein müssen nur im Sprechen, nur im Aufnehmen von Gedanken, die Sie von einem anderen nicht sehen, aber er selbst. Sie selbst wissen, welch einen Gedanken Sie aufgenommen haben. Sehen Sie, da kommt dieser Gedanke, und Sie wissen gar nicht, woher. Wenn es ein Übel ist, das ist auch sehr leicht, dann kommt dieser Gedanke von der bösen Gedankenquelle. Ist es ein guter, dann kommt er von der guten, von der göttlichen Gedankenquelle. Das müssten Sie heute schon unterscheiden können.

*

Nehmen Sie niemals mehr den kranken Gedanken auf, denn dann wird der Körper krank. Nehmen Sie einen gesunden Gedanken auf, dann wird der Körper gesund. So viel hat Gott uns mit auf unseren Lebensweg hier gegeben, dass wir selbst über uns, über unseren Körper bestimmen können.

*

Hüten Sie sich vor jedem bösen Gedanken! So Sie es wahrnehmen durch die Lebenserfahrung, die Sie doch schon gemacht haben müssen, dass diese bösen Gedanken Sie zum Bösen führen, lehnen Sie ihn ab und sprechen Sie meinetwegen vor sich hin, indem Sie sich selbst sagen: „Ich will mit diesem bösen Gedanken nichts zu tun haben, ich will jetzt einen guten Gedanken."

*

Alles hat eine – seine Ausstrahlung. Ja, das stimmt, Sie auch! Und jede Ausstrahlung ist verschieden. Was der Mensch in sich hat, das strahlt er aus. Aber nur einen bösen Gedanken – strahlt sofort. Demnach, wie der Gedanke ist. Oder glauben Sie, das ist anders?

*

Das soll nicht nur heißen, sondern das heißt, dass der Mensch sich von allem Bösen zu lösen und dass der Mensch die Vorsorge dafür trifft, dass er nicht mehr von dem Bösen umgeben ist.

*

Er muss jeden bösen Gedanken abschalten, er darf ihn einfach nicht in sich aufnehmen, sondern er muss sich von diesem lösen und muss jetzt alles dazu tun, dass er die Verbindung zu Gott selbst erhält.

*

Dass Sie das Gute bejahen, dass Ihnen dann gute Gedanken kommen, dass Sie dann dadurch auch wie neu belebt sind, dass Sie wieder einen neuen, frischen Lebensmut haben. Dass Sie dann über eine Lebenskraft verfügen, sodass Sie selbst dadurch zur Erkenntnis kommen, dass Sie durch das Böse herabgewürdigt und dass Sie das Böse jetzt verabscheuen, dass Sie sagen: „Die bösen Gedanken haben mich herabgewürdigt."

*

Denken Sie an das Gute, das Sie für sich und auch für Ihre Nächsten nötig haben.

„Ich habe keine Meinung"

Es müsste vielen Freunden schon bekannt sein, dass ich jede Meinung ablehne. Ich habe keine Meinung. Ich habe weiter nichts als nur eine Überzeugung.

*

Nicht Ihre Meinung zum Vorschein bringen, zum Ausdruck bringen, sondern Ihre Überzeugung. Ich habe keine Meinung, sondern nur eine Überzeugung. Und so, liebe Freunde, haben auch Sie eine Pflicht, sich selbst von dem zu überzeugen, erst was Sie sind, wer Sie sind und dass Sie sich weiter davon von dem überzeugen, was Gott für Sie, für uns alle, für alle Lebewesen auf dieser Seiner Erde geschaffen hat.

*

Der Mensch weiß einfach nichts mit diesem, mit seinem Körper anzufangen. Er hört nur, er sieht zwar, ohne von dem Gesehenen und Gehörten überzeugt zu sein. Er geht niemals dem nach, dem er zu folgen. Er geht einfach so seinen Weg – ich müsste ganz deutlich sagen: seinen Schlenderweg. Er ist das Leben einfach so gewohnt und hört und sieht, er riecht und schmeckt und fühlt, aber nie wird er sich von all dem so rein überzeugen, dass auch er überzeugt seinen Nächsten soweit dahingehend belehren kann, dass auch er von nun ab das Rechte tut. Eine Meinung, liebe Freunde, ist keine Überzeugung. Jeder Mensch hat die Pflicht und Schuldigkeit, sich von all dem zu überzeugen, was ihn selbst und auch seinen Nächsten angeht.

Wie ich zu Anfang schon sagte, von den vielen Meinungen – denn jeder Mensch hat eine, seine Meinung, und jeder ist einer anderen Meinung – und wenn Sie nach diesen allen leben wollen, dann muss auch ich Sie heute noch zu den Menschenhörigen stempeln.

*

Dieser Mensch, der auf Menschen hört, der menschenhörig ist, kann niemals gotthörig sein.

*

Und da will ich Sie hinhaben, Freunde, dass auch Sie gotthörig werden, dass Sie von Ihrer Leichtgläubigkeit abkommen, dass Sie nicht jeden Hokuspokus glauben.

*

Nun, das kommt schon vor bei Menschen, dass sie leicht was annehmen und nachher irritiert werden, durcheinander werden, bringen sich um die Kraft, um die Energien, und dann ist nichts.

*

Jeder hat so seine eigene Vorstellung. Dieses hier ist keine Vorstellung.

*

Das heißt, es soll auch heute keine Vorstellung sein, dass der eine oder andere von Ihnen vielleicht dies als eine Vorstellung betrachtet oder seine eigene Vorstellung hat.

*

Ich bin nicht einer von denen, die leichtgläubig sind. Das will ich von Ihnen auch nicht haben. Sie sollen auch nicht das glauben, was ich Ihnen sage, aber ich überzeuge mich. Überzeugen Sie sich auch?

*

Hier heißt es nur, dass der Mensch seinen Nächsten das wiedergeben kann, von dem er überzeugt ist. Und dieses ist die größte Pflicht eines jeden, der sich von all dem zu überzeugen hat. Und auch heute sage ich es ganz deutlich, dass er nie in eine Einbildung verfällt und dass er

aufgrund dieser seinen Nächsten das mitteilt, was er sich gerade eingebildet hat. Die Einbildung muss ganz beiseite gestellt werden. Und hier gibt's auch gar keine Meinung, sondern hier gibt es nur eines: die Überzeugung.
Und so Sie überzeugt sind, dann werden Sie diese Ihre Überzeugung, das heißt das wiedergeben, von dem Sie überzeugt sind.

*

Seien Sie bitte, bitte nicht leichtgläubig! Auch heute sage ich wie immer: Sie brauchen das nicht zu glauben, was ich sage! Ich verlange es ja nicht. Eine Pflicht, die Sie haben: sich selbst von dem zu überzeugen! So Sie überzeugt sind von sich selbst, dass Sie sich auch an sich, das heißt an Ihrem Körper überzeugen – dies geschieht erst dann, wenn Sie ihm Beachtung schenken – dann werden Sie Wahres erfahren, und dann werden Sie glauben. Dann sind Sie kein Leichtgläubiger, sondern Sie sind ein Überzeugter.

*

Überzeugen, sage ich wieder einmal, ich kann es nicht oft genug sagen, wenn der Mensch von sich selbst überzeugt ist. Überzeugen beginnt bei ihm selbst. Das ist der Anfang.

*

Denn ohne Überzeugung werden immer wieder Zweifel in dir aufkommen.

*

Und wir haben doch hier die Aufgabe, den Menschen aus diesen seinen alten Gewohnheiten herauszubringen, ihn dazu zu bewegen, dass er nicht mehr zu den Leichtgläubigen zählt, sondern dass er die Pflicht und Schuldigkeit hat, sich von all dem zu überzeugen, was nicht nur um ihn ist, was nicht nur um ihn riecht und kriecht, sondern was auch in ihm, und er soll sich weiter überzeugen, was an ihm ist. Er soll von sich selbst überzeugt sein, denn da beginnt er erst, Mensch zu werden, das zu werden, wozu Gott ihn hier für ein Erdenleben bestimmt hat.

Und daher soll er es von Grund auf nicht erlernen, sondern erfahren. Er soll die Erfahrungen selbst sammeln, er hat die Pflicht, sich selbst zu überzeugen. Er soll keineswegs zu denen gehören und zu denen zählen, wie ich sie zuvor schon kurz benannte, die mich als sonst was hier seit dem Jahre 1949 herausgestellt haben. Das alles soll nicht sein, ihr sollt nicht nachschwatzen, ihr sollt nicht nachreden das, was andere vorgeredet, ihr sollt nicht das schreiben, was andere euch vorgeschrieben haben, ihr sollt nie das tun, was andere, das heißt Menschen, euch empfehlen, euch anraten, indem sie euch nur ihre Meinung aufsuggerieren, und dass ihr nach dieser, nach all diesen Meinungen eben lebt und strebt und womöglich euch hernach zu guter Letzt, wie es auch zum Teil schon gewesen ist, in den Glauben versetzt, ihr müsst das alles so tun.

*

Aber es gibt diese Art von Menschen, die das sehr leicht annehmen, die sich leicht in den Einfluss des anderen nicht nur versetzen, sondern hingeben, dass sie dem hernach ganz ausgeliefert sind und dass sie von dem nachher nicht freikommen. Nein, jeder hat die Pflicht, wie auch ich selbst sie hier nur habe, mich von allem zu überzeugen.

*

Wie gesagt, ist es richtig, wie ich immer wieder sage, jeder soll sein Augenmerk darauf lenken, sich nicht von Menschen, die um uns leben, beeinflussen zu lassen, die doch nur all das von sich geben, was sie in sich tragen, ob gesprochen oder geschrieben oder das, was sie tun, sondern dass jeder sich von dem zu überzeugen hat, über und von wem gerade die Rede ist, von dem gesprochen wird.

*

Wer sich von diesem so weit überzeugt hat, der weiß dann letzten Endes auch, zu wem er gehört. Gutes zu empfangen heißt, wie er es empfindet, wie er das Gute beherzigt und wie er zum Guten, wie er zu Gott steht.

Hier wird Ihnen die Hand gereicht. Hier werden Sie wirklich geführt. Hier haben Sie sich selbst zu überzeugen. Hier sollen Sie nicht leichtgläubig sein. Hier haben Sie all das zu tun, was Sie sich selbst schuldig sind! Und dann werden Sie glauben. Dann sind Sie kein leichtgläubiger Mensch mehr!

*

Überzeugung beginnt immer an dem Menschen selbst. So er von sich erst überzeugt ist, dann ist er schon von Gott überzeugt.

*

Wo Sie doch, das heißt Ihr Körper, von dem Übel erfasst worden ist, wo Sie selbst sagen, der ist nicht in Ordnung. Sie würden das eine Wort gebrauchen: Er ist krank, oder: Hier und dort ist die Krankheit. Sie behaupten sogar, das ist Ihre Krankheit! Ja, Freunde, von Ihrer Seite aus gesehen mag es richtig sein. Aber von der wirklich wahren göttlichen Seite aus gesehen ist es grundfalsch. Denn das Übel ist um uns, und der Mensch kann es leicht, sehr leicht in sich aufnehmen, so er sich nur ein einziges Mal in Vergessenheit bringt, indem er wirklich noch auf Menschen hört, ob sie Erfahrung gesammelt haben oder nicht. Denn hier im Leben ist es doch so unter den Menschen, dass die meisten von sich aus Ihnen nur ihre Meinung sagen, nicht Überzeugung.

*

Wie notwendig es ist, dass man Ihnen immer wieder nur die Wahrheit sagt, nur das sagt, was Sie an Wahrheit auch selbst erfahren können. Nur müssen Sie dazu übergehen, sich davon zu überzeugen! Ich will nicht, dass auch nur ein Einziger, der meinem Freundeskreis heute schon angehört, immer noch zu den Leichtgläubigen zählt. Er soll nicht ein Leichtgläubiger sein! Er hat die Pflicht wie auch ich selbst, sich von allem zu überzeugen. Und dieses kann er am ehesten tun, wenn er von sich selbst überzeugt ist. Dann wird er auch von Gott überzeugt sein, zu Dem er, der Mensch, gehört.

*

Aber warum, in diesem Fall gesagt, warum kann der Mensch noch nicht glauben? Weil er immer irregeführt worden ist. Er hatte nie die Zeit dafür genützt, sich von allem zu überzeugen, nicht mal die Zeit genützt, dass er sich von sich selbst überzeugt, das heißt von sich selbst überzeugt ist. Die Zeit hat er ja auch nicht. Obwohl die Zeit besteht. Wir sollen die Zeit nur nützen. Aber wer zu viel böse Erfahrung gemacht, der da sagt: „Ach, so leicht kann ich nicht glauben!" Wohlgemerkt, Freunde, ich will ja nicht haben, dass Sie leichtgläubig sein sollen, im Gegenteil! Was für eine Pflicht haben Sie?

*

Sie haben die Pflicht, sich selbst von allem zu überzeugen. Die erste Pflicht ist, dass Sie von sich selbst überzeugt sind, dass Sie wissen, dass Sie zur Wahrheit stehen und dass Sie wissen, wer Sie sind, dass Sie sich selbst erkennen. So Sie sich selbst erkannt haben, ja, dann werden Sie mehr wissen. Dann werden Sie Ihren Nächsten auch erkennen können, so Sie doch bis heute schon erkannt haben müssen, dass das Böse Ihnen nie gutgetan hat, dass Sie sich nie wohl dabei gefühlt, sondern nur unwohl, und dass es Ihnen ungut getan hat. Also, Sie können schon sehr gut das Böse vom Guten unterscheiden.

*

Es gibt viel zu sagen, Freunde, aber noch viel mehr zu tun. Wenn Sie das jetzt Gesagte von mir, das heißt Gehörte jetzt in sich aufgenommen, nur einen Bruchteil von dem, einen ganz kleinen Bruchteil und für sich selbst das tun, indem Sie sich auch von Ihrem Hiersein, nicht nur hier im Raum, sondern von Ihrem Hiersein auf dieser Erde, von Ihrem Körper überzeugen, dann werden Sie das Göttliche empfinden. Dann werden Sie auch Gott nähertreten können, dann werden Sie sich Ihm nähern, und dann wird's auch wieder.

*

Und ich erwarte es auch von jedem meiner Mitmenschen, dass sie nicht so leichtgläubig sind. Um die Wahrheit zu erfahren, haben Sie gleichzeitig die Pflicht, Dem zu folgen und auch hier Dem zu folgen, zu Dem wir gehören, und auch hier die Wahrheit nicht zu erforschen, sondern allen Dingen so weit auf den Grund gehen; und die Erfahrung, die er sammeln wird – da wird er das feststellen, dass das, was er hier erlebt, wirklich Wahrheit ist. Sie haben es ja leicht. Sie brauchen sich vorerst nur auf sich selbst beschränken, auf Ihren eigenen Körper. So Sie ihm Beachtung schenken, so werden Sie es auch erfahren.

*

Freunde, glauben Sie das nicht, was ich jetzt gesagt habe, aber überzeugen Sie sich von dem. Ich sage, es ist die Wahrheit! Denn die Wahrheit ist Gott, wir gehören zu Ihm!

*

Nicht fragen, nicht sagen, nicht klagen, sondern nur überzeugen. Nicht zertreten, sondern vertreten. Nicht verurteilen, sondern beurteilen. Wie gesagt, beurteilen kann ich nur dann, ob es ein Mensch ist, oder wer es ist, oder was es ist, wenn ich den Menschen oder den Gegenstand, um was es geht, genauestens kenne. Dann kann ich ihn beurteilen. Wenn ich den Menschen nicht kenne oder den Gegenstand nicht kenne, ja, dann kann ich ihn sehr leicht, ob ich's will oder nicht, verurteilen aufgrund meiner Unkenntnisse. Also, Kenntnisse muss der Mensch schon haben. Und hier liegt ja der wichtigste Kernpunkt überhaupt, dass man die Pflicht hat, sich von seinem Nächsten so zu überzeugen, damit man ihn durch all das, was er nicht nur an sich selbst getan, sondern an seinen Nächsten, womöglich auch für ihn schon getan hat, leicht erkennen kann und sich von diesem zu überzeugen. Verurteile keinen, ehe du in seiner Lage warst.

Selbsterkenntnis führt zur Gotterkenntnis

Diese Erkenntnis von einem Einzelmenschen, liebe Freunde, das ist das größte Gut, das ist mehr als alles andere Irdische. Erkenntnis ist der beste Weg zur Besserung!

Es sind ganz wenige, die sich selbst wirklich erkannt haben! Die Eigenvorstellung müssen wir überwinden.

*

Sie glaubten, es würde Ihnen alles in den Schoß gelegt. Sie glauben, Sie hätten ein Recht, es zu verlangen. Sie glauben, das kommt nur alles mal so. Nein, meine lieben Freunde! Wer das Göttliche will, muss sich Gott nähern. Und er muss wirklich den Weg gehen, den Gott für uns alle, für jeden bestimmt hat. Nur so ist es möglich, meine lieben Freunde. Und gerade daher ist es für Sie doch wichtig, dass Sie endlich jetzt mal dazu übergehen, dass Sie zur Selbstbesinnung kommen. Denn da erst werden Sie zu dieser Erkenntnis kommen, wie ich es Ihnen soeben aufgezählt; zu dieser Erkenntnis kommen, dass Sie wissen, wozu Gott Ihnen hier ein Erdenleben auf dieser Seiner Erde geschenkt hat. Und dann werden Sie auch zu dieser Erkenntnis kommen, wozu Gott Ihnen diesen einen, Ihren eigenen, das heißt den Körper, den Sie Ihr Eigen nennen können, geschenkt hat. Und dann werden Sie auch wissen, das heißt das Wissen dafür erhalten, was Gott für Ihren Körper bestimmt hat, und was Sie aufzunehmen haben. Das alles, meine lieben Freunde, ist das Wichtigste.

*

Wenn Sie sich aber täglich zum Guten ermahnen, wenn Sie täglich mit sich selbst abrechnen und sich täglich zur Ordnung rufen, das heißt, dass Sie da dann erkennen können, dass das Böse Sie doch niemals zum Guten geführt hat und dass Sie sich überhaupt vom Bösen abwenden, ein Versprechen geben, dass Sie sich wirklich vom Bösen lösen, dann tun Sie es! Denn das Gute hatten Sie nicht nur für sich selbst, das haben Sie auch für Ihren Nächsten nötig, Gutes an ihm zu tun. Aber dieses können Sie erst dann, wenn Sie an sich selbst Gutes getan, Gutes empfunden haben, und dass Sie dadurch zur Erkenntnis gekommen sind, und da werden Sie ein pflichtbewusster Mensch, das heißt, dann werden Sie auf dem Platz stehen, bei dem Gott Sie hier in diesem Erdenleben bestimmt hat. Dann werden Sie Gott dienen.

Der erste Gottesdienst ist ja, wenn der Mensch zur Selbsterkenntnis, das heißt, zur Selbstbesinnung kommt, dann die Selbsterkenntnis und dann, dass er sich auf sein Hiersein genau besinnt, dass er weiß, wozu er hier ist, dass er seinem Körper dienlich ist, ihm das zukommen lässt, was Gott für ihn bestimmt hat, dass er wirklich Gott so folgt, wie er zu folgen hat. Denn er ist und bleibt ein göttliches Geschöpf.

*

Ich glaube, Freunde, es ist jetzt an der Zeit, dass Sie jetzt mal einen Augenblick zur Ruhe kommen, zur Selbstbesinnung kommen und dass Sie sich jetzt wirklich entschließen, ich muss es oft tun, sich jetzt wirklich entschließen, jetzt Dem zu folgen, Dem Sie alle zu folgen haben. Tun Sie es! Setzen Sie dieses gleich in die Tat um. Ich werde nicht sprechen, ich werde schweigen in dieser Zeit. Tun Sie es!

*

Das Unheil wird in dem Menschen immer größer statt kleiner, es gibt immer mehr Not und Elend auf dieser Erde. Aber einer muss mal da sein, der muss mal zufassen.

*

Und der eine können auch Sie sein, das muss nicht ich sein, aber Sie müssen erst Erfahrung sammeln, anders ist es nicht möglich. Sie müssen erst von allem überzeugt sein, Sie müssen wirklich an sich selbst lernen. Sie müssen wirklich zur Selbsterkenntnis kommen.

*

Es bleibt nur eine Frage übrig, verstehen Sie sich selbst? Haben Sie für sich selbst schon das Verständnis? Das ist das Wichtigste! Verstehen Sie jetzt, warum Sie auch heute hier sein dürfen? Ich wollte den Tag auch nicht ungenutzt lassen, das heißt die Zeit, und deswegen schenke ich Ihnen die Zeit heute wieder. Aber nützen Sie sie! Ich habe Ihnen weiter nichts als nur das gesagt, was Wahrheit ist. Aber erwarten Sie jetzt nicht von mir, dass ich noch weitergreife! Das Wissen führt so weit, ich müsste so sagen, das ist endlos. Es ist der ewige Kreislauf.

*

Was zieht Sie eigentlich hierher? Warum sind Sie hergekommen? Etwas ist doch, das Sie hierher bewegt hat. Aber es ist wirklich viel, viel, noch viel, viel mehr! Ich wusste, warum ich kommen muss, warum es notwendig war. Wissen auch Sie es von sich selbst? – Ich tue es für Sie!

*

Was ich vielen der Freunde schon mit auf den Weg gegeben, dass ich Sie alle drum gebeten habe, dass Sie zur Selbsterkenntnis kommen, soweit zur Erkenntnis kommen, dass Sie wissen, was für Sie Ihre eigene Geburt bedeutet.

*

Dass Sie zur Selbsterkenntnis kommen, dass Sie selbst erkannt haben, all das erkannt haben, von dem Sie überzeugt, zu Dem Sie gehören. Nie früher werden Sie den Kampf gegen das Böse aufnehmen können. Nie früher werden Sie frei werden von all dem, meine lieben Freunde, das Sie als böse, nicht nur um sich, sondern auch in sich selbst, in Ihrem eigenen Körper empfunden haben.

*

Aber die Vorbedingung muss jeder Mensch erst selbst leisten. Er selbst muss den ersten Schritt machen, er selbst muss sich zu Dem bekennen, zu Dem er gehört! Das heißt, er muss zur Selbsterkenntnis kommen, da, Freunde, da ist es möglich!

*

Na schön, die Gemeinschaftsstunde besuchen Sie schon, aber das ist dann auch alles.
Wo bleibt der Tag, wo bleibt die Stunde, wo Sie wirklich zur Selbstbesinnung kommen, wo Sie Ihrem Körper das zukommen lassen, was Gott für ihn gestimmt hat? Jetzt wage ich nicht zu fragen, ob Sie täglich aufgenommen haben. Nun, wer hat täglich aufgenommen? (...) Täglich? Haben Sie das Aufgenommene auch richtig zu werten und zu verwerten gewusst? Haben Sie es angewandt? Haben Sie immer mehr aufgenommen? Haben Sie Erkenntnisse gesammelt? Haben Sie sich dabei wohl oder unwohl gefühlt? Alles dieses sind Fragen, die Sie sich selbst stellen müssen!

Natürlich müssen Sie sich erst selbst erkannt haben, müssen zu sich selbst stehen – zum Gröning brauchen Sie ja gar nicht zu stehen – zu sich selbst, sich selbst erkennen.
Selbsterkenntnis ist der beste Weg zur Besserung. Und so Sie das getan haben, so Sie dabei auch bleiben und so Sie weiterhin auch das tun: Sie bekommen schon all das, was hierzu notwendig ist. Wie wäre das? Stellen Sie sich das nur mal so vor, dass Sie ganz gottergeben sind, dass Sie sich nichts mehr einbilden, sondern dass Sie wirklich zu dem werden, zu dem Gott Sie bestimmt hat – werden!

*

Und wenn Sie nur einen Ihrer Nächsten kennenlernen wollen, wie ist das wohl möglich, wo Sie selbst nicht mal wissen, wer Sie sind? Sie haben sich selbst noch nicht erkannt! Also, verhandeln wir nicht! Aber so Sie jetzt wirklich Ihrem Körper Beachtung schenken, dass Sie sich von dem Bösen lösen – dann ist gut.

*

Ich weiß, Sie kennen mich noch nicht, deshalb, weil Sie sich selbst noch nicht erkannt haben.

*

Ich will weiter nichts, um Ihnen das nur verständlich zu machen, sodass Sie in der Lage sind, das Verständnis für sich selbst aufzubringen.

*

Ich weiß weiter nichts als nur das, was Menschen heute nicht mehr wissen. Und daher rufe ich jedem Menschen zu: Mensch, erkenne dich selbst!

*

Und ich glaube, dass es für jeden Menschen doch der Wert dahingehend sein muss, dass er hier dem Göttlichen, er sich selbst Beachtung schenkt.

Keine Worte, sondern Taten sprechen lassen

Ich kann Sie als Mensch nicht mehr wie bitten, den wahren göttlichen Glauben in die Tat umzusetzen. Denn ein Wort für irgendetwas ist bald gegeben, aber auch bald genommen. Wie Ihnen das nicht unbekannt ist, dass es Menschen gibt, die Ihnen auch so manches im Leben versprochen haben, aber ihr Versprechen meistens nicht gehalten. Und deswegen sage ich nach wie vor: Wenn der eine wie der andere ein hilfsbereiter, guter Mensch sein will, so soll er Taten sprechen lassen. Er soll gleich mit anfassen und nicht sagen: „Ich möchte dem Menschen helfen, dem geht es so schlecht." Er redet dieses jeden Tag nicht einmal, sondern unzählige Male, gleich, mit welchem Menschen er zusammenkommt. Aber helfen tut er diesem armseligen Menschen doch nicht, obwohl es ihm nichts ausmachen würde, dem armen Menschen unter die Arme zu greifen. Also ist das Wort, das gegebene Wort von menschlicher Seite nichts.

*

Ich habe es aber umgekehrt gemacht, schon als jugendlicher Mensch, indem ich nichts gesprochen, aber viel gewirkt habe. Ich habe gesprochen mit Taten. Und so wäre es auch richtig gewesen, wenn der Mensch mit Taten gesprochen hätte und nicht umgekehrt. Mit Taten, indem er seinen Mitmenschen den Beweis gestellt hätte, dass er ein guter, ein hilfsbereiter Mensch ist.

*

Ich garantiere, ich bin unter Menschen gewesen, Tausende an der Zahl, ich hatte ein armes Menschenkind vor mir gehabt. Und von diesen Tausenden hat sich nur einer erbarmt, diesem Menschen zu helfen.

*

Ich will Ihnen hier nicht eine große Rede schwingen. Aber ich glaube bestimmt mit diesen wenigen Worten Ihnen viel oder gar alles gesagt zu haben. Entscheidend ist die gute Tat, und deswegen will ich nicht versäumen, Ihnen das mit auf den Weg zu geben, wonach Sie hierher gekommen sind.

Die Worte alleine tun es nicht, sondern die Tat. Die Tat ist alles. Gott hat nicht viel gesprochen. Er hat alles in die Tat umgesetzt, wie Er es wollte. Gott ist nichts unmöglich!

*

Und danken wir unserm wirklichen großen Gastgeber, danken wir Gott selbst, doch nicht mit Worten, sondern gehen wir zur Tat über! Tun Sie das, was Sie sich selbst, das heißt, was Sie Gott schuldig sind!

*

Wer tut all das, was er zu tun hat? Wer ist hier mal zur Tat übergegangen? Wo ist der Mensch, wo sind die Menschen? Wie weit ist die Menschheit abgegangen von dem Weg, der uns, der alle Menschen zu Gott führt!

*

Das Reden an für sich nutzt gar nichts, wenn der Mensch das Gesprochene nicht beherzigt, wie er das empfindet.

*

Mensch sein heißt gut sein, gut sein zueinander, alle Ihre Gedanken, alle Ihre Worte zum Guten zu bringen, das heißt in die Tat umsetzen, nicht nur etwas versprechen, nicht nur sagen.

*

Außerdem haben wir heute hier einen Freund, der jetzt erst hier angelangt ist, das heißt vor einer guten halben Stunde, der sogar eine Radtour hinter sich hat, das heißt, um hier sein zu können, per Fahrrad vierzig Kilometer. „Das macht nichts aus, ich bin jung", sagt er, „ich kann strampeln. Ich bin gar nicht müde, und das ist doch selbstverständlich." Also, das sind immer Menschen, die doch das Gute zu schätzen wissen und die wissen, warum, wieso, weshalb ihnen hier in diesem gastlichen Haus die Gelegenheit gegeben ist, das zu empfangen, was sie für ihr weiteres Erdenleben benötigen.

*

Der Mensch glaubt, er ist schon ein guter Mensch, wenn er es sagt, dass er es sei. Er sagt, er will Gutes tun, er will seinen Mitmenschen helfen – und sagt es immer wieder – und noch. Dieses viele Versprechen ist vielen Menschen schon in Fleisch und Blut übergegangen. Er kann schon nicht mehr anders. Er glaubt, das muss so sein. Das Gute kann man nur durch Taten beweisen. Lasst Taten sprechen!

*

Wenn ein Mensch Gutes tun will – es gibt noch gute Menschen, es gibt auch viele gute Menschen, es sind auch Menschen, die sich noch etwas sagen lassen, weil sie das Gute wollen. Sie sagen: „Zeig mir doch den Weg." Wie würde das aussehen, wenn ich zusehen würde, dass ein Mensch ins Wasser fällt und ertrinken muss und mich mit einem anderen Menschen unterhalte und sage: „Ich helfe ihm" und rede und rede und rede, springe aber nicht ins Wasser nach, um diesem ertrinkenden Menschen zu helfen. Ich sage: „Ich will." Nachher kann man sagen: „Ich wollte ihm ja helfen – jetzt ist er tot." Das Wollen genügt auch nicht.

*

Leider ist es aber in letzter Zeit vorgekommen, dass wirklich, ich muss sagen, in den letzten Jahren, engste Freunde, wie sie es sein wollten, wo ich einmal diesen Ausspruch geprägt hatte: gut gewollt und schlecht getan –, dass diese Menschen, die Freunde sein wollten, nur wollten, aber nie den Gedanken aufgenommen, dieses Wort Freund in die Tat umzusetzen, um das zu tun, was dazu notwendig ist, um den Beweis dafür zu bringen, dass sie ein wirklicher Freund sind.

*

Nicht nur sagen: „Ich will den Menschen helfen, ich will, ich will, ich will ..." und helfen tut er doch nicht. Beweisen durch die gute Tat. Und wie dieses vor sich geht, ist Ihnen auch nicht so unbekannt geblieben. Nicht sprechen, Taten sprechen lassen.

*

Ich will alle Menschen gut wissen, und die Menschen sollen nicht so sein, dass sie nur mit Worten gut sind. Sie versprechen so viel und halten Versprochenes nicht. Gutes kann man nur durch gute Taten beweisen.

*

Sie waren und wurden zu bequem, sie gehören ja auch heute einer modernen Zeit an. Ja, meine lieben Freunde, wer das so auffasst und auch weiterhin in diesem Glauben so lebt, der ist auf dem falschen Weg.

*

Freunde, wer dieses, wer sich selbst und auch das vergisst, was er sich versprochen hat, das ist ein übler Mensch. Wollen auch Sie zu diesen noch gehören? Ich weiß, Sie werden sagen: „Nein." Oder wer sagt „Ja"? Keiner! Also nein. Sie wollen nicht zu dem Übel gehören. Sie wollen mit dem Übel nichts mehr gemein haben. Und das ist gut. Nun folgen Sie auch immer! Und tun Sie alles! Reden Sie nicht! Tun Sie es! Bei Gott ist es nicht schwer.

*

Tun heißt, zur Tat übergehen. Sich nicht nur mit eigenen Worten trösten oder womöglich mit Worten Ihrer Nächsten trösten lassen.

*

Ich tröste mich selbst auch nicht, nein, liebe Freunde, ich tue es! Ich setze all das, nicht nur für mich, sondern auch für Sie in die Tat um.

*

Man kann vieles in Worte nicht kleiden, denn dafür gibt es die Worte noch nicht. Dafür aber existiert die Tat. Denn die Tat bewegt den Menschen ja weiter zu Dem – das heißt die gute Tat – weiter zu Dem, zu Dem er gehört. Er weiß manchmal nicht, warum, er tut es einfach, weil er es als gut empfindet, und das Gute in ihm bewegt ihn weiter zum Guten, führt ihn weiter zu Gott.

*

Lasst Taten sprechen! Genau wie ich es tue, indem ich Taten sprechen lasse. Mein Reden dient nur zur Aufklärung.

*

Also bleibe ich auf dem guten Weg, und ich wünsche und hoffe, dass auch Sie diesen Weg einschlagen. Ich kann keinen Menschen dazu zwingen. Es bleibt ihm selbst überlassen, wozu er sich entscheidet. Aber wer diesen Weg gehen will, der muss Gutes tun, er muss gut sein, gut sein zu seinen Mitmenschen, nicht in Worten, sondern in Taten.

*

Und ich glaube, Sie wissen jetzt, was Ihr Tätigkeitsfeld ist, warum, wieso, weshalb Sie heute auch hier sein dürfen. Ich glaube, das wird Ihnen jetzt auch bewusst sein. Oder?

*

So Sie den guten Willen, den göttlichen Willen haben, werden Sie gute Gedanken bekommen, und Sie werden durch diese Gedanken dann zur Tat bewegt.

*

Also Freunde, den Mund eher verschließen, das Herz öffnen, mit dem Herzen sprechen.
Natürlich musst du, lieber Freund, so der Helfer dir diese seine helfende Hand reicht, auch Weiteres dazu tun – du musst auch wollen, du musst ihm folgen, er wird dir schon das Richtige sagen, was du jetzt zu tun hast. Nun, so du hier frei geworden bist, so du jetzt wieder auf dem festen, bestimmten Weg stehst, so würde der sagen: „Gehe diesen Weg, nicht der daneben liegt, sondern gehe du diesen Weg, der geradeaus führt, der so bestimmt ist für dich und für jeden deiner Nächsten. Weiche nicht ab von ihm, denn ich glaube“, wird der Helfer dir sagen, „du hast hieraus eine Lehre gezogen. Du hast erkennen können, dass das Ungute, dass der Schmutz dir niemals gutgetan, im Gegenteil, dass du dich nur ungut gefühlt. Bleibe du auf diesem Weg und sorge immer dafür, dass du von dem Bösen nicht angegangen, lass du dich von dem Bösen nicht verlocken, nicht verleiten, folge du Dem, Dem alle zu folgen haben.“
Dieser Eine ist und bleibt Gott selbst, liebe Freunde, Dem wir zu folgen haben. Nicht nur, dass wir sagen „ich will“ oder „ich werde, ich werde das tun“. Nein, rede nicht so viel von dem, was du willst und

dass du sagst „ich werde“, sondern tue es einfach. Es tun, das heißt, du sollst das gleich in die Tat umsetzen, du sollst nicht erst groß Gerede machen, und du sollst all das tun, was du dir selbst, in diesem Fall auch, was du deinem Körper schuldig bist.

*

Also das Gute wollen heißt, dass der Mensch jetzt endlich das tut, so wie Gott es will.

Dank

Bruno Gröning: „Liebe Freunde, viele Worte nutzen nichts, wenn der Mensch sich selbst nicht zur Tat bewegt, wenn er nicht zur Entschlusskraft kommt, das heißt, dass er so viel Kräfte aufnimmt, dass er sich wirklich entschließt, das Gute für sich beansprucht und wirklich das tut, was er sich selbst schuldig ist, ist er nicht nur sich schuldig, sondern auch seinem Nächsten.“ Ich sage mit Recht: Danket nie mir, wir danken Gott dafür. Es sind nicht meine Worte, es sind die Worte, die ich heute sagen durfte, die mir auch nur so gegeben werden, wie Sie diese Worte, als Aufgabe gesehen, in die Tat umzusetzen haben. Es sind die Worte, die der Mensch nötig hat, über sein Ohr in sich aufzunehmen und sie dann auch in die Tat umsetzen muss. Nicht nur, wenn er sich in den Glauben versetzt, sondern wenn er wirklich jetzt glauben kann, wie er es will. Er muss es einfach tun.
Ich sage auch nicht, wie Sie so zu Gott sprechen: „Du lieber Gott, ich danke Dir.“ Nein, Freunde, ich statte diesen Dank so ab, indem ich das tue. Sprechen kann ich es auch dazu, aber nicht mit dem Mund, sondern mit dem Herzen. Indem ich das tue, indem ich Gott diesen einen, meinen Dank auch für Sie in die Tat umsetze. Ich tue es. Das ist Beweis. Das ist ein Dank. Ich gehöre nicht zu denen, die da sagen „Dank“ oder „Herzlichen Dank“.
Den Freund Kastorf habe ich verstanden. Ich weiß, dass er mehr oder weniger hier mit dem Herzen nicht nur dabei ist, sondern auch dieses so gesprochen. Aber ich muss es doch noch betonender herausstellen für Sie alle, dass Sie nicht in diese Macht der Gewohnheit wieder verfallen und

sagen: „Danke, danke!" Auch hier: „Danke, du lieber Gröning, dass du gekommen bist." Nein, zeigt euch dankbar, tut es! Setzt dieses Wort „danke" auch in die Tat um. Freunde, das ist die Dankesschuld und ist doch die erste, indem der Mensch jetzt das tut – wie oft habe ich es heute wieder gesagt – erst mal das tut, sich Gott gegenüber dankbar zeigt. Und an sich zu arbeiten beginnt, dass er zur Selbstbesinnung gekommen ist und dass er seinem Körper Beachtung schenkt und jetzt bereit ist, für ihn das aufzunehmen, was er schon lange, lange nötig hat, und sich jetzt endlich von dem Bösen lösen.
Ich spreche wohl viel, und das ist nichts – nichts zu all dem, was ich tue. Das ist so winzig. Ich muss nur etwas mehr sprechen, damit Sie es erst verstehen. Die Tat ist größer. Und die muss auch bei Ihnen, liebe Freunde, größer sein als die vielen Worte.

Himmlische Ruhe

Ja, Freund, so du dich jetzt zur Ruhe setzt, das heißt, die Ruhe jetzt aufnimmst, du jetzt deinem Körper Beachtung schenkst, so wirst du feststellen, dass die Ladung, die Energien in deinen Körper eindrängen und dass er, der Körper, voller Energien sein wird und dass diese Energien all das dann dazu bewegen, dass im Körper die Ordnung zustande kommt. Das heißt, es wird geschafft im Körper, es regt und bewegt sich. Es ist ein Gefühl, das Sie noch nie in diesem Ihrem Leben wahrgenommen.

*

Denn das muss er zuerst tun: die Unruhe von sich schütteln, die Unruhe erst gar nicht aufnehmen, sondern nur eines: die Ruhe aufnehmen, sich zur Ruhe bewegen, sie in sich selbst aufnehmen. Und dann wird er nicht nur ein gutes, ein wohlwollendes Gefühl erhalten, sondern dann wird er die guten Gedanken, die Gedanken aus der guten, aus der göttlichen Gedankenquelle aufnehmen. Denn er müsste letzten Endes doch auch wissen, denn er hat das Böse kennengelernt, er hat es gekostet, er hat es wahrgenommen am eigenen Körper, er hat es wahrgenommen in seiner eigenen Umgebung, er hat es an vielem wahrgenommen. Er kann heute schon sehr gut unterscheiden, was gut und was böse ist. Und gerade darauf kommt es an.

*

Jetzt müssen Sie allem Bösen aus dem Weg gehen. Sie dürfen das Böse nicht mehr in sich aufnehmen. Sie müssen sich ein Fleckchen aussuchen, wo Sie die himmlische, die göttliche Ruhe wieder aufnehmen können, sodass dadurch dann die Ordnung in ihrem Körper zustande kommt.

*

„Hier hab ich ein Kämmerlein. Hier bleib ich. Hier stört mich keiner." Und da nehmen Sie alles auf. Da nehmen Sie auch die Kraft auf, sodass hier die Störung aus dem Körper beseitigt wird.

*

Die natürlichen Kräfte dringen nur dann in den Körper ein, wenn der Mensch die Ruhe bewahrt, die hierzu das Notwendigste ist einmal, und zum anderen er ja wissen muss, was sein Körper anstelle der Unordnung nötig hat.

*

Ich bitte Sie, sich ruhig zu verhalten und in sich hineinzuhorchen, soweit Sie bereit sind. Wenn nicht, wer glaubt sich unterhalten zu können oder glaubt, sich hier nicht auf dem richtigen Platz zu befinden – ich werfe keinen hinaus, aber ich sage: „Störenfriede brauche ich keine", der kann dann herausgehen. Aber wer weiß, wonach er gekommen ist, verhält sich ganz ruhig und horcht in sich hinein und empfängt das, was er braucht, um gesund zu werden.

*

Wie ich so oft all meinen Nächsten immer wieder gesagt, dass er die Ruhe in sich aufzunehmen, die Ruhe in sich zu bewahren und immer dafür Sorge zu tragen, dass er, der Mensch, die Ruhe nicht verliert.

Mich können Sie um meine himmlische, göttliche Ruhe nicht bringen. An diese Ruhe kommt keiner heran, die lasse ich mir nicht nehmen.

*

Ich bewahre auch weiterhin die himmlische Ruhe, die himmlische Geduld. Aber auch das möchte ich von jedem Freund: dass er sie nicht verliert.

Geduld

Alle Menschen müssen warten. Ich muss ebenfalls warten. Manchmal, wenn ich zum Beispiel etwas erzwingen will, gehe ich selbst leer aus, dann bin ich leer und vermag nichts. Weil ich aber warten kann auf das, was mir zufließt, gelingen mir seltene Werke!

*

Ich halte schon, was ich verspreche. Nur muss man mir Vertrauen soweit entgegenbringen. Und wenn es nicht gleich geschieht, geschieht es später, an Ort und Stelle, restlos.

*

Es sind ja viele unter Ihnen, die hier schon vieles mit auf den Weg gekriegt und deswegen nicht verzagen sollen, sondern dafür mehr und mehr in sich hineinhorchen, nachfühlen – und auch zu Hause oder gleich, wo Sie sich befinden – mehr empfangen, um Ihre Krankheit zu verlieren. Denn je weiter Sie gehen, desto besser und fester wird der Weg, desto sicherer gehen Sie. Denn gleich als Sie zur Welt kamen, konnten Sie auch nicht gehen, es braucht hier seine Zeit. Gleich wie wenn Sie sagen: „Das ist ein Apfelbaum, da sind noch keine Äpfel dran, dann braucht es seine Zeit." Und wenn der Apfel dran ist, können Sie ihn auch noch nicht genießen, müssen warten, bis er reif ist. Also dauert alles so seine Zeit, auch hier.

*

Genauso ist es bei Menschen. Der eine hat die Reife früher, der andere später. Und die Reife muss er erst haben, um empfangen zu können.

Sie geben Ihrem Kind auch nicht unnötig Sachen, die es zerbrechen könnte, in die Hand. Sonst sind Sie bald mit Ihrer Wirtschaft erledigt. Also lernt man dem Kind erst, damit umzugehen. Also braucht man die Zeit. So muss der Mensch ja auch die Zeit aufbringen.

*

Und wer auf dem besten Wege dasteht, der empfängt es nach und nach. Der eine hier, der andere auf dem Weg nach Hause, der andere zu Hause oder nicht gleich, etwas später.

*

Es wird aber jedem Menschen einleuchten, dass der Pilz, der aus der Erde wächst, nicht, bis Sie bis drei gezählt haben, schon so groß ist, wie er sein soll. Auch das dauert seine Zeit.

*

Das neugeborene Kindlein ist auch nicht gleich groß, es braucht auch seine Zeit. Und das Haus, das Sie zu bauen gedenken, es ist noch nicht da, wenn Sie daran denken, nein, da müssen Sie Hand anlegen, es kostet Zeit, es kostet Arbeit und Mühe.

*

Also, aufgebaut ist nicht so leicht wie abgebaut. Es kann Ihnen aber kein Mensch verübeln, und es hat auch kein Mensch ein Recht, etwas zu sagen noch Vorwürfe zu machen.

Kostbare Zeit

Diese kürzeste Zeit, liebe Freunde, das ist wirklich nur ein Moment, eine Bruchsekunde, wie wir diese nützen und wie diese Bruchsekunde den Menschen doch zugutekommt! Und Sie haben die Zeit Ihres Erdenlebens so versäumt, so versauert.

*

Überlegen Sie die vielen Jahre, die haben Sie nicht genützt. Und ich nütze die Bruchsekunde. Es ist nicht übertrieben, es ist im Nu geschehen.

Aber überlegen Sie, was Sie in einem Jahr aufgebaut, können Sie in einer Sekunde verloren haben.

*

Und ich weiß, dass Menschen auch in dem Glauben leben, es müsse so sein, dass hier der Körper Grönings sooft als nur irgend möglich kommt, ihnen das sehr leicht macht, und sie haben weiter nichts zu tun. „Wir warten wieder auf den nächsten Abend." Falsch! Es kommen immer mehr Menschen, und ich werde immer weniger hier, auch hier, auftauchen können. Darüber müssen Sie sich heute schon im Klaren sein. Aber so Sie die Zeit zu nützen wissen, werden Sie nicht was, sondern wirklich das empfangen, was Sie für Ihren Körper nötig haben.

*

Richtig, ich komme zu oft. Und ich sage auch heute, liebe Freunde, ich glaube, es genügt, wenn ich einmal im Jahr auftauche, denn ich muss nicht nur immer hier sein, muss auch anderweitig sein. Ich weiß, viele würden sagen: „Na, wenn er einmal im Jahr kommt, dann komme ich nicht mehr!" Dann nicht!? Dann bleib daheim! Dann bleibt da, wo ihr glaubt, dass es richtig ist! Diese Freunde will ich nicht haben! Es ist schon viel, wenn ich sage, einmal im Jahr! Dies eine Mal erhalten Sie so viel, dass Sie hierin Ihre Lebensaufgabe haben, dass Sie da dann wissen müssten! Ich weiß, ich habe Ihnen zu viel gegeben – etwas verwöhnt; aber nützen Sie es jetzt! Es soll jetzt nicht heißen, dass ich jetzt in einem Jahr wiederkomme, nein, hat mit dem jetzt nichts zu tun. Ich sage aber, ich will nur das bestätigen, was unser Freund Hermann Kastorf sagte: Es ist zu viel. Ich komme zu oft. Ich mache es den Menschen zu bequem. Viele, viele Menschen warten, von denen Sie noch nichts wissen, die ich noch nicht besucht habe. Auch sie sind es wert, besucht zu werden. Aber, wenn der Mensch erst bequem geworden, dann wird er träge, dann sagt er: „Na, der kommt ja nächstes Mal wieder. Wenn ich von heute bis dahin nichts tue – und dann später." Nein, so soll es nicht sein, Freunde. Mein Weg führt mich weiter, ich muss auch weiter!

Ich wollte den Tag auch nicht ungenutzt lassen, das heißt die Zeit, und deswegen schenke ich Ihnen die Zeit heute wieder. Aber nützen Sie sie!

*

Wenn ich schon beginne, will ich so ausführlich geben, dass Sie auch dann für spätere Zeit, bis zu unserem Wiedersehen, nicht leer ausgehen, dass Sie sich in dieser Zeit mit sich selbst beschäftigen. Dass Sie sich jetzt von dem überzeugen, ob und inwieweit es Wahrheit ist.

*

Ich möchte die Zeit nicht ungenützt lassen, nie ungenützt lassen, denn letzten Endes ist die Zeit für uns ja so bestimmt, dass wir sie zu nützen haben.

*

Sagen Sie jetzt nicht, Sie haben keine Zeit. Das ist die Zeit, die Gott für uns, für jedes Lebewesen bestimmt hat, wir haben sie nur zu nützen. Wenn Sie sie aber anderweitig für notwendig halten, dass Sie sie dorthin geben, bleibt für Sie ja nichts übrig, dann muss es zu diesem Fiasko kommen, dann kommt es zu dem Abbau, niemals aber zu einem Aufbau.

*

Wo Sie immer wieder nur in dem Glauben lebten, Sie haben dafür keine Zeit, Sie müssten Ihrem Beruf, Sie müssen Ihrem Betrieb nachgehen, Sie müssen Ihrem Haushalt und Sie müssen so manchem nachgehen. Für sich selbst, für Ihren Körper und für all das, was Sie sich selbst schuldig sind, haben Sie sehr wenig Zeit. Ihre Zeiteinstellung ist eine falsche.

*

So unnütz sollen wir die Zeit nicht vergeuden. Die Zeit, das ist Gott selbst. Wir sollen sie nützen, wir sollen sie uns nutzbar machen, dann werden wir so leben können auf dieser göttlichen Erde, wie Gott das Leben für uns bestimmt hat.

*

Sie dürfen nicht verkennen, liebe Freunde, wenn Sie, sagen wir ruhig, ein Jahr hierbei sind und Sie haben alles getan, und einen Tag schenken Sie Ihrem Körper keine Beachtung. Ich reduziere dieses und sage nicht einen Tag, nicht eine Stunde. Eine Stunde haben Sie Ihren Körper vergessen. Ich gehe noch weiter runter, ich sage dreiviertel, ich sage eine halbe Stunde, eine Viertelstunde, ich sage zehn Minuten, ich sage fünf Minuten, ich sage eine Minute, ich sage eine Sekunde haben Sie Ihren Körper vergessen – und schon war es um Ihren Körper geschehen. War dem nicht so?

*

Ich glaube, hier müssen Sie jetzt wissen, wie viel Beachtung Sie Ihrem Körper schenken müssen, wie Sie ihn in eigener Gewalt haben müssen, wie Sie ihn zu führen haben, dass Sie ihn niemals außer Acht lassen. Im Gegenteil, dass Sie Ihren Körper richtig führen und nicht zu vergessen, dass Sie Kraft vergeuden. Vergeuden sage ich, an Dingen, womit Sie sich tagsüber beschäftigt haben. Dinge, die belanglos sind, aufgenommen, darüber gesprochen, die Zeit so vergeudet, die Kraft dazu vergeudet und zu guter Letzt gar nicht mal den Gedanken aufgenommen oder besser gesagt, dass Sie zur Selbstbesinnung kamen, um wieder neue Kraft aufzunehmen.
Sonst hat das Gerede, das Getue, das Kommen, das Hiersein – auch meinerseits – keinen Zweck. Dann wollen wir lieber das ganze Werk einschläfern lassen. Dann wollen wir lieber gar nichts tun. Das heißt, ich tue es weiter. Wenn es nicht hier ist, dann anderweitig. Aber Sie müssen ernsthaft dabei sein. Sie müssen auch das Interesse für sich selbst, für Ihren eigenen Körper, für Ihr eigenes Leben aufbringen. So viel Interesse müsste jeder Mensch haben. Aber überlegen Sie, was Sie in einem Jahr aufgebaut, können Sie in einer Sekunde verloren haben. Ist Ihnen das jetzt klar?

*

Wer für sich selbst keine Zeit hat, Freunde, der ist kein gottgläubiger Mensch, der hat sich wirklich von Gott gelöst. So viel Zeit muss er für sich, für seinen Körper haben.

Die Zeit will genützt werden, darf nicht ungenützt bleiben. Nützen sie die Zeit, liebe Freunde, dann ist es gut.

*

Nehmen Sie jede Gelegenheit wahr, dass Sie das Gute in sich aufnehmen.

*

Ich bin ein Nimmersatt, für mich ist die Zeit nie zu lang, um Gutes zu tun. Wir können nicht über die Zeit bestimmen, sie nur nützen. Nütze die Zeit! Die Zeit ist Gott.

Jetzt ist immer

Die Menschen brauchen so lange zum Erholen. Sie denken eine Woche noch an das, was zu Hause war, die zweite Woche erholen sie sich, weil sie sich erst gedanklich hingeben, und in der dritten Woche denken sie an alle Pflichten, die sie zu Hause wieder haben. Das tue ich nicht. Ich denke nicht an das, was war und nicht an das, was wird, sondern lebe ganz in der Gegenwart.

*

Ich gehe nicht nach der Uhrzeit mit „h“ geschrieben, sondern nach der Urzeit ohne „h“ geschrieben.

*

Die Zeiten sind immer gleich gut, nur nicht die Menschen.

*

Bruno Gröning: „Wie fühlen Sie sich hier so in der ersten Reihe?“
Eine Freundin: „Momentan, oh da fühle ich mich glänzend.“
Bruno Gröning: „Momentan! Ja, liebe Freunde, dieser Moment, das ist ja die Gegenwart. Und wenn Sie die Gegenwart beiseite stellen, das heißt, Sie stellen sich selbst beiseite, nehmen die Gedanken aus der Vergangenheit wieder auf und holen sich den ganzen Dreck wieder hinein. Das beängstigt, das beunruhigt Sie und würdigt ihn, das heißt, Ihren Körper wieder herab. Das ist das. Schauen Sie, wenn ich jetzt

eine Frage stelle: Glauben Sie, dass das so bleibt? Ja oder nein! Anderes gibt's nicht! – Und das dauert so lange! – Glauben Sie, dass es so bleibt, wie Sie sich jetzt fühlen?"
Freundin: „Ja, vorerst – vorerst."
Bruno Gröning: „Wir haben hierin eine sehr gute Belehrung, liebe Freunde. Wenn Sie die Gemeinschaftsstunde so abhalten, dann kommen Sie nachher von selbst drauf. Vorerst! – Ja?"
Freundin: „Ja."
Bruno Gröning: „Also fest glauben noch nicht!? Ich würde sagen: Das gefällt mir. Ich fühle mich wohl dabei und das halte ich fest. Um dieses lasse ich mich jetzt nicht mehr bringen. Jetzt kann kommen, wer da will. Das ist ein sehr gutes Gefühl. Dabei fühle ich mich wohl, und da darf mir niemand dran! Vorerst ja! – Glauben Sie, dass Sie für mich glauben müssen oder dass ich für Sie glauben muss?" Freundin: „Nein, ich kann schon für mich selber glauben."
Bruno Gröning: „Ich muss nicht für Sie glauben. Ich tue es aber!"

*

Mehr interessiert es mich zu wissen, ob und inwieweit Sie auch täglich überhaupt dabei sind, ob Sie immer dabei sind. Denn ansonsten werden Sie keinen Erfolg haben, das heißt keinen Erfolg im Leben.

*

Heute ist immer. Es ist immer Heute. Wenn Sie gegenwärtig sind, ist immer heute für Sie.

*

Ich hole nur einen einzigen Fall von all den vielen tausend Fällen hervor. Mir sagte mal – ich sage Ihnen auch den Beruf – ein Architekt – die Kinder haben ihn hingebracht zu einer Gemeinschaftsstunde – er selbst sagte mir. „Ja, lieber Gröning, wenn ich Zeit hätte." Ich sage: „Jetzt fehlt nur noch, dass Sie sagen, ‚Wenn Sie so viel Zeit hätten wie ich'."
Er hat keine Zeit. Er ist unentbehrlich. Ich sagte: „Lieber Freund, wenn Sie glauben, Sie haben keine Zeit – Sie können mir etwas

sagen, dann sage ich Ihnen etwas anderes: Ich gebe Ihnen Zeit. Und ich gebe Ihnen den Beweis, dass Sie entbehrlich auch in Ihrem Betrieb, in Ihrem Büro, in Ihrer Architektur sind. Sie glauben, Sie wären unentbehrlich? Nein, Sie sind entbehrlich. Und zu all dem haben Sie Ihre Kinder, die denselben Beruf haben. Aber Zeit gebe ich Ihnen. Und so viel Zeit, dass diese Zeit für Sie alleine ist. Und Sie werden keinen sprechen können. Sie wollen mir doch nicht sagen, dass Sie in den nächsten drei Tagen viele Besprechungen zu führen haben, die für Sie wichtig sind!? Sie wollen mir doch nicht sagen, dass die Besuche, die sie bekommen und die Sie abzustatten haben, dass nur Sie allein die erledigen können!? Und Sie wollen mir doch nicht sagen, dass es von Ihnen selbst abhängt!?
Wie unwichtig Sie sind, den Beweis gebe ich Ihnen."
Er hat von mir drei Tage Bettruhe gekriegt. Aber es war nicht so eine Bettruhe, das heißt, er konnte wirklich keinen Besuch empfangen. Er musste vom Bett zum Töpfchen, vom Töpfchen zum Bett. Er schaffte das alles gar nicht schnell genug. Er konnte die Hose – ich muss ehrlich sprechen, wie es auch gewesen ist – nicht mehr hochziehen. Genau gesagt hatte er dann die Zeit. Das musste sein, das war eine Generalreinigung. Was glauben Sie, liebe Freunde, wie die Pest in seinem Körper schon war! Es war die allerhöchste Zeit. Bisher hatte er sich die Zeit nicht gegönnt. Er konnte nicht aufs Töpfchen gehen, nein, die Zeit ist zu kostbar: Der Betrieb leidet, und er muss dieses und jenes tun, er ist unentbehrlich. Aber diese drei Tage war er entbehrlich, und der Betrieb lief weiter, hat keinen Schaden erlitten. Hiermit sage ich Ihnen, Freunde: Das ist nur eine Einbildung dieses Einzelnen und die Einbildung vieler Menschen, die sich nur in den Glauben versetzen, sie wären unentbehrlich, sie könnten nicht.

*

Aber hier, Freunde, fassen Sie das bitte nicht falsch auf von diesem Architekten. Es war bedingt. Und wenn das nicht zustande gekommen wäre, dann läge er heute noch im Bett. Wäre es richtig gewesen, wenn ich so gehandelt hätte? Natürlich hat er befürchtet während dieser Zeit, dass es dem Ende, dass er dem Ende zugeht. Das glaubte er nur. Das ist aber nicht der Fall. Wer nicht hören will, der muss dann fühlen. Und es gibt aber auch viele Menschen, die nicht hören wollen. Sie müssen dann fühlen.

Der gesunde Humor

Ja, jetzt lachen Sie, Freunde, wer den gesunden Humor nicht mehr besitzt und verloren hat, an dem ist nichts mehr. Wir müssen uns nicht nur den gesunden Humor erhalten, sondern ihn sogar fördern. Aber das Ungesunde, liebe Freunde, das lassen wir beiseite, wir nehmen nur das Gesunde. Sie sagen auch: „Lachen ist gesund!“ Wer kann lachen? Der, der einen Grund dazu hat, der sich wohlfühlt. Aber ein ehrliches Lachen, nicht ein Lächeln, nicht ein Grinsen, sondern Lachen, und ein Abgewrackter kann nicht lachen.

*

Ich mache manchmal auch meine Späßchen, natürlich nicht so oft, ganz selten, wenn ich gerade mal guter Laune bin. Dann bin ich auch mal Mensch und zeige, dass ich auch zu Ihnen gehöre. Das Zusammengehörigkeitsgefühl müssen wir ja nun haben.
Ich bin weder eingebildet noch verbildet, das ist das Große und das Schöne dabei. Ich bin weder belesen noch habe ich eine menschliche Lehre angenommen. Sie können versuchen, so viel wie Sie wollen, Sie können versuchen, mich umzuformen.
Ich habe mich mit Menschen unterhalten, die keine Dummköpfe sind, aber in jedem Satz werfe ich sie um. Was der Mensch kompliziert macht, mache ich einfach. Was er einfach macht, kompliziert – ich werfe alles durcheinander. Und wie ich's Ihnen auch immer gesagt habe – nicht nur den gesunden Humor beibehalten, sondern ihn fördern. Aber den gesunden Humor, nicht den ungesunden, dann können Sie auch lachen.

*

Einen Sinn können Sie ausschalten, und das ist der Blödsinn. Von dem lassen Sie ab. Der gehört ja gar nicht zu Ihnen. Den Unsinn spalten Sie auch. Erfassen Sie dafür den Sinn Ihres Hierseins, des Lebens, das ist richtig.

„Werden Sie Meister des Lebens!"

Was der Mensch von sich gibt, was der Mensch sät, wird er wieder ernten.

*

Der Mensch, der die Macht des Wortes kennt, achtet sorgfältig auf sein Sprechen.

*

Wie du täglich denkst, so Gott dich lenkt.

*

Das Gute im Menschen muss das Schlechte verdrängen.

*

Lasse ab von all dem Unguten, von all dem Bösen – Bösen, das du als böse empfunden.

*

Und noch einmal sage ich es, das du mit dem einen Wort Krankheit bezeichnest. Verbinde dich niemals mit dem – mit dem Bösen, sondern verbinde du dich mit dem Guten. Hier hast du die Verbindung, die Verbindung zu Gott. Vertraue und glaube. Es hilft, es heilt die göttliche Kraft.

*

Ich muss hier einen Herzenswunsch haben, ich muss wissen, worum ich Gott bitte, denn ich erwarte das Gute, ich habe das Gute nötig. Ich weiß, dass ich das Gute nur von Gott zu erwarten habe, also muss ich einen Herzenswunsch haben, muss ich Gott bitten um das, was ich brauche. Und das ist das Gute, das ist das Göttliche.

Sprechen Sie nicht mit dem Mund, sondern mit dem Herzen. Öffnen Sie es, damit das Herzchen entlastet wird, damit die Sorgen und Nöte verschwinden und damit Sie frei sind!

*

Aber wenn Sie irgendwo mal Sorgen bedrückt haben, so bitte ich Sie: Schütten Sie Ihr Herz hier aus. Denn ich weiß, wenn Sie sich seelisch von etwas nicht befreien könnten, was Sie drückt, dann können Sie nicht froh werden und auch nicht gesund.

*

Ich weiß, dass es schon richtig ist, ich weiß, dass es schon gut ist, wenn Menschen mal ihr Herz auszuschütten wissen. Wie schön ist es doch, wenn Menschen sich gefunden haben, um sich zu ergänzen, zu unterstützen.

*

Freunde, nur nicht von Menschen abhängig sein, nur von Einem, wie es auch in Wirklichkeit ist, wir alle sind von Gott abhängig. Nur wer auf Gott vertraut, der hat auf keinen Sand gebaut. Wir können uns mit Recht des Lebens erfreuen. Kranksein heißt nur, energielos sein.

*

Und hier liegt es jetzt an jedem Einzelnen, ob er auch wirklich in dem Willen Gottes lebt und auch danach strebt, hier weiter nach dem Gebote Gottes zu leben.

*

Nehmen wir ein kleines Kind, steht vor einem heißen Ofen, und die Mutti oder der Papa sagt: „Geh da nicht ran, du verbrennst dir die Finger." Und das Kind hört nicht und geht doch hin. Wer nicht hören will, muss fühlen.

*

Aber stellen Sie sich doch oft mal die Frage, stellen Sie sich meinetwegen vor den Spiegel und sagen: „Wie konnte ich nur so blöd sein?!"

Warum? Ja, das sind Fragen, Freunde, mit denen Sie sich zu beschäftigen haben. Die Antwort bekommen Sie immer. Wenn Sie von vorneherein sagen: „Nee, komm ich nicht mit, verstehe ich nicht, nein."
Fragen Sie sich doch mal, warum es Ihnen so geht! Na?
Und jetzt sehen Sie mal zurück: „Ja wie war das gestern, wie war das vorgestern, ja vorvorgestern – da war das ganz schlimm. Ja, da war dieser und jener, und da gab es das und jenes zu hören. Ja, um Gottes willen, halt – jetzt kommt wieder ein Gedanke! Ja, da war ich missgestimmt, und da hab ich die ganze Nacht nicht schlafen können!"
Also sehen Sie: Sie kommen von selbst drauf. Sie waren es aber gewohnt, dass jeder andere die Frage immer beantwortet. Sie waren zu denkfaul, müsste ich so sagen, nicht?

*

Der Mensch steht erst dann im Leben, wenn er es erlebt. Was der Mensch erlebt, besitzt er, was er verlebt, hat er verloren.

*

Und überlegen Sie jedes Wort und jeden Satz, den Sie sprechen, und jeden Gedanken, den Sie aufnehmen, ob es würdig ist, aufgenommen zu werden! Und überlegen Sie alles ganz genau, ob Sie auch richtig gehandelt haben!

*

Nehmen Sie nur das auf, was Sie wirklich zum Guten führt. Beherzigen Sie das Gute, und diese Beherzigung kann erst da dann zustande kommen, so Sie sich selbst nicht mehr für unwürdig, sondern für würdig halten, und dass Sie jetzt wirklich gewillt sind, das Gute aufzunehmen, und dass Sie zu Ihrem Wort, Ihrem Versprechen stehen, indem Sie sich selbst sagen: „Ich will mit dem Bösen nichts mehr gemein haben!"

*

Rufen Sie sich täglich selbst zur Ordnung, das heißt zu Gott!

*

Vertrauen zum Guten ist die Grundlage der göttlichen Ordnung.

Das anhaltende Gute überwindet das Böse.

*

Und daher gehe ich jetzt zu dieser kleinen Lebensweisheit, die nur von mir ist, über, indem ich Ihnen damit so viel zu wissen gebe, dass Sie, wenn Sie diese Lebensweisheit verstehen, wie ich schon sagte, und auch zu beherzigen wissen und nach dieser leben, werden Sie immer mit Erfolg gekrönt sein:
Der Mensch handelt nach seinem Willen.
Wie der Wille, so der Gedanke.
Der Gedanke bewegt den Menschen zur Tat.
Willst du das Göttliche erleben, so musst du danach streben.
Liebe das Leben – Gott. Gott ist überall.
Geld ist Macht, Gesundheit ist Allmacht.

*

Liebe Freunde, so Sie diese meine Lebensweisheit verstanden haben, werden Sie auch genau das wissen, was Sie sich selbst schuldig sind. Ich weiß genau, dass Sie viel, dass Sie all das nicht mehr gewusst haben, was Sie sich selbst schuldig gewesen sind.

*

„Der Mensch handelt nach seinem Willen!" Hat er die Verbindung zu Gott, dann wird er aus der guten, göttlichen Gedankenwelt Gedanken empfangen, wie umgekehrt von der bösen. Und so werden ihn diese Gedanken, die doch wirklich die Worte Gottes sind, da von Gott kommend, aus der göttlichen Gedankenwelt, wie Gott sie geschaffen hat, in sich aufnehmen, und diese werden ihn da dann zur Tat bewegen.

*

Wenn Sie gut geschaltet haben, dann haben Sie es und wenn auch nur vorerst zum Teil. Aber schalten Sie, wenn Sie schalten, gleich richtig. Die Arbeit, die Mühe müssen Sie sich schon machen. Sie vergeuden ja sonst so viel Zeit für so manche unnötige Dinge. Hier muss jeder Mensch wissen, was ihm die Gesundheit wert ist.

Sie werden nie die Welle richtig rein erhalten, wenn Sie sich nicht richtig einstellen.

*

Auf die Reinheit kommt es an. Stellen Sie sich zu Hause darauf ein.

*

Und dass Sie nicht mehr das hören, was eine böse Zunge, eine böse bewegte Zunge von sich gibt. Für das Böse dürfen Sie kein Ohr haben. Dazu hat Gott Ihnen den Körper nicht gegeben. Aber so Sie etwas Böses gehört haben, dann waren Sie doch schon wieder deprimiert, wieder abgebaut, oder nicht?

*

Unrechtes Gut kann niemals gedeihen!

*

Wenn Sie etwas Schlimmes erlebt haben, weil Sie falsch gehandelt haben – nicht schlimm! Aber ziehen Sie daraus die Lehre! Nicht noch einmal falsch handeln!

*

Nicht ärgern, wenn Ihnen Menschen einen Schaden zufügen. Die Hauptsache ist, Sie bleiben leben, Sie bleiben gesund. Sie können sonst alles verlieren – das hat man ja im letzten Krieg gesehen, dass Menschen ihr Hab und Gut verloren haben, und trotzdem heute noch lebensfroh sind.

*

Reich sein im Leben heißt nach Gott streben.

*

Die Menschen können von Gott aus hier auf dieser Erde reich sein, aber sie dürfen ihr Herz nicht daran hängen.

*

Wir können uns nicht erhöhen. Das kann nur Gott!

*

Wer sich erhöht, wird erniedrigt. Und im Nu ist es geschehen, liegt er flach am Boden.

*

Wenn Sie nur zu sich selbst so die Treue mal halten würden, sich selbst ein Versprechen geben würden, das wäre gut. Nur nicht, dass Sie sich versprechen und sagen: „Ich habe mich versprochen."

*

Freunde – immer muss der Mensch bei sich selbst bleiben. Immer muss er an das Gute glauben. Immer muss er es wollen. Immer muss er es bejahen. Und immer muss er zum Guten, immer muss er zu Gott stehen. Weil er ja zu Gott gehört! Das ist alles. Aber tun Sie es erst! Dann wird es viel für Sie sein.

*

Also die Grundbedingung ist, dass der Mensch das Schlechte, wie er es bis jetzt getrieben hat, ablegt und versucht gut zu sein. Ich sage immer wieder: Schiedlich sein und friedlich sein.

*

Wir alle, die wir guten Willens sind, haben einen Kampf zu führen gegen den gemeinsamen Feind, den Bösen. Wir müssen über genügend Kräfte verfügen.

*

Drei Dinge führen zum Ewigen: gute Gedanken, gute Worte und gute Werke.

*

Ich wollte Ihnen hier nur den Weg zeigen, den Sie zu gehen haben. Ich möchte Sie aber bitten, diesen neuen Anschluss nicht zu versäumen.

Neuntes Kapitel

Das göttliche Werk

Heilungssuchende sind Gottsuchende. Helfen ist Liebe.

Der Aufbau des göttlichen Werkes – des Freundeskreises

Das ist meine Pflicht und Schuldigkeit, das ist hier meine Mission, meine Berufung: Dieses Werk so aufzubauen, wie Gott es will, nicht wie die Menschen es wollen.

*

Ich folge nur Einem, und das ist Gott. Und wenn Sie jetzt auch folgen, zu Dem Sie gehören, dann gibt es das Gefolge. Und das ergibt den ganzen Freundeskreis, dass berechtigterweise wir uns auch hier in diesem als wirkliche Freunde ansprechen. Ich sage nicht nur Freund, indem ich so meine, nein! Ich bin von diesem überzeugt. Und werden auch Sie ein wirklich wahrer, ein guter, ein ehrlicher, ein liebvoller, ein liebwerter Freund – dieses Freundeskreises.

*

Um durch diese Vereinigungen das Werk aufzubauen, um nicht nur alle Schichten, die Schichten von Menschen eines Landes, sondern auch Menschen anderer Länder einzubeziehen. Später kommt es so weit, dass sogar alle Nationen erfasst werden. Darum geht mir das. Nun, natürlich muss alles in allem gesehen seinen Weg gehen.

*

Und dass uns hier viele Türen und Tore offenstehen und dass hierdurch vielen Menschen auch die Möglichkeit gegeben wird, auch in unseren Freundeskreis aufgenommen zu werden und dass sie von hier aus weiterhin zum Guten geführt werden können deshalb, weil wir heute schon über Freunde hier verfügen, die sich von dem Guten, die sich von der reinen Wahrheit überzeugt haben und diese Überzeugung weitergeben an die, die von all dem noch nie was gewusst haben.

*

Und meinen allerengsten Freunden habe ich doch seit jeher, so lange wir uns kennen, immer dazu angeraten, sich erst zu überzeugen. Und die Überzeugung, das heißt, von dem der Einzelne sich überzeugt hat, die gibt ihm Kraft. Das ist die sogenannte Überzeugungskraft, die aus ihm herausdrängt, und er nie von diesem Weg abgehen wird. Das ist nämlich das Wichtigste, und so baut sich hier das ganze Werk auf.

*

Ich erwarte von jedem Freund, der sich diesem Freundeskreis anschließt, dass er sich von dem überzeugt, was Wahrheit ist.

*

Ich sorge mich nie um das, was Menschen als Sorgen angenommen, wie Menschen sich um mich und auch um das Werk gesorgt. Das alles braucht keiner. Er braucht sich nicht sorgen, sondern er braucht sich nur hier in die göttliche Führung begeben.

*

Da wird er das auch nicht als Sorge, sondern wird er das als Pflicht empfinden. Und er wird irgendein ganz anderes, ein viel schöneres, ein besseres, ein Gefühl in sich tragen, dass er sagt, selbst von sich sagt: „Ich kenne mich nicht wieder."

*

Jeder von den engsten Freunden soll und wird auch das Wissen dafür erhalten, wozu ich einst dieses Werk ins Leben gerufen, und vor allen Dingen, was das Wichtigste ist, wozu dieses mein Hiersein, das Erdenleben, bestimmt ist: Es geht hier um bestimmte Dinge, um das Bestimmte, das heißt, was für den Menschen so von Gott bestimmt ist.

Ich bin für die Förderung. Ich bin für das Wachstum. Denn alles wächst, alles, was von Gott bestimmt ist.

*

Dies ist das wachsende Werk. Und es kann nur wachsen, wenn Sie Erfahrungen an sich selbst gesammelt.

*

Nach und nach sammeln sich die noch gottverbundenen Seelen in dem Haus Gottes.
Selbige ziehen die bereits abgefallenen Seelen, soweit diese die Verbindung noch haben, mit. In diesem göttlichen Haus erhalten alle Seelen wieder die Kraft Gottes. Damit ist die seelische Verbundenheit von Gott zum Menschen wiederhergestellt. Einer erhält dem anderen die seelische Verbundenheit zu Gott. Gemeinschaftlich gehen alle den einen Weg zu Gott. Ein Mensch hilft dem anderen und Gott uns allen.

Mitarbeit

Das Unheil wird in dem Menschen immer größer statt kleiner, es gibt immer mehr Not und Elend auf dieser Erde. Aber einer muss mal da sein, der muss mal zufassen. Und der eine können auch Sie sein, das muss nicht ich sein.

*

Wer Zeit hat, wer Lust und Liebe hat vor allen Dingen, dem es ein Herzenswunsch ist, ihm zu helfen – hier für das ganze Werk, dem bin ich sehr dankbar.

*

Und das ist so ein gutes Gefühl, dass man überhaupt helfen darf.

*

Wenn ich noch zurückdenke an meine Jugendzeit, da bin ich viel im Wald gewesen, und ich wusste im Wald so genau Bescheid. Ich wusste, wo es viele Beeren gab, wo es viele Pilze gab, sodass ich den

Menschen, die Pilze suchen oder Blaubeeren suchen wollten, immer gesagt habe: „Geht dort in das Wäldchen oder dort in den großen Wald, ich kann Ihnen den Weg beschreiben, wo Sie nicht lange zu suchen brauchen und Sie bald das erreicht haben, was Sie suchen." Wie hier, so überall auf allen Gebieten, stehe ich jedem Menschen mit Rat und Tat zur Seite. Und wenn Sie mithelfen wollen, würde es noch viel, viel schneller zum Ziel führen, es wäre noch viel, viel leichter und jeder Mensch wäre viel, viel lebensfroher als zuvor.

*

Nun natürlich sind wir, das heißt ich in diesem Fall, nicht der alleinige Wegbereiter, sondern auch Sie können dazu beitragen, auch Sie können helfen, auch Sie können mit Hand anlegen.

*

Wohl dem, der sich dem Guten hingibt, wie er das Gute schon als gut empfindet und wie er glaubt, dass er auch dem Guten dient, dienen darf.

*

Es sind immer nur einige wenige, die wirklich dazu berufen sind. Wirklich nur einige wenige, die so viel Güte in sich aufnehmen, um für all ihre Nächsten, die ebenfalls zu uns gehören, so viel gute, gütige Kraft aufnehmen, wie der Nächste sie wirklich nötig hat. Das ist eine der schönsten Aufgaben, eine schönere Aufgabe gibt es nicht.

*

Das ist mehr als Glück, und das ist ein Segen Gottes. Denn das hat der Mensch sich dann schon verdient, dass der dem Guten, dass er Gott dienen darf.

*

Sicherlich werdet ihr mich darin verstehen, wenn ich euch nahelege, dass ihr miteinander schaffen möget.

*

Aber nur der kann tatsächlich mir hierin behilflich sein, der sich voll und ganz in den Dienst Gottes stellt, der auf Gott hört, nicht auf

Menschen, und der auf das Wort Gottes folgt und der wirklich das tut, was er zu tun hat.

*

Den Mitarbeiterstab werde ich den Erfordernissen entsprechend erst dann erweitern, sowie ich die Eignung der einzelnen Personen genau überprüft habe. Eine endgültige Vollmacht, in meinem Namen sprechen zu können, erteile ich nur dem, der in der Lage ist, selbstlos und gewissenhaft mir zur Seite zu stehen.

*

Und das Wichtigste ist noch, dass Sie in der Gemeinschaftsstunde, so Sie da zu sprechen, zu sprechen wie zu handeln beginnen – nicht dass Sie sich einbilden, dass Sie mehr sind als der eine so der andere Ihrer Nächsten. Nicht dass Sie womöglich denken, dass Sie hier einen Vorzug haben oder gar das sprechen, von dem Sie bei Weitem gar nicht überzeugt sind.

*

Der Blick auf das uns allen und auch dort euch allen vorschwebende Ziel darf durch individuelle Eigenheiten niemals aus dem Auge verloren werden; denn es können dann alle anderen auch in größte Gefahr geraten. Ich sehe das aus einer anderen, höheren Perspektive, und deshalb bemühte ich mich jetzt, euch ein wenig aus der Ferne zusätzlich zu belehren, was mir gewiss niemand verargen wird.

*

Nur bitte ich immer um ein offenes, ehrliches Wort, wie ich es auch sage, wie wir es das letzte Mal auch hatten.

*

Und wenn wir Menschen nicht das gegenseitige Vertrauen haben können, so beschneiden wir uns ja auch das Leben selbst. Das Vertrauen vor allen Dingen muss wiederhergestellt werden.

*

Mir ist es das Wertvollste, wenn ich das Wort eines jeden Freundes aus seinem Munde erhalte – mehr wert als alles andere.

*

Das ist das Höchste, dass der Mensch einem seiner Nächsten ein Versprechen gibt und dass er glaubt – das Selbstvertrauen und Glauben, das Vertrauen an seine Nächsten – und dass er glaubt, dass er dieses auch in die Tat umsetzen wird.

*

Und das ist das Wunderbare, das ist die größte Stärkung und das Schönste und Größte, was man einem Menschen schenken kann, ist das Vertrauen, ist der Glaube. Kein irdisches Gut steht höher.

*

Und ich würde es begrüßen, wenn Sie restlos sich ebenfalls dazu zur Verfügung stellten, damit Menschen geholfen und geheilt werden können. Dann hat das Elend nicht nur eines Volkes, sondern aller Völker, aller Menschen, mal ein Ende.

*

Es kommt auf Sie an. Es geht um jeden einzelnen Menschen. Ich möchte nicht einmal, dass wir das Krankheitsheer sehen. Ich möchte Sie nicht mal bei der Hand nehmen, von dem einen zum anderen führen. Und ich möchte Sie auch nicht irgendwie in einen Nachbarstaat führen, wo die Not, das Elend, die Krankheit ebenfalls so groß ist wie hier – es ist überall gleich. Und alles sind es Menschen, die auch einen Leib, die einen Körper haben wie Sie. Und alle glauben sie an einen Gott. Nur haben sie das Gute noch nicht so beherzigt. Nur haben sie auch von all dem nichts gewusst. Die helfende Hand zu reichen, heißt allen reichen. Und um ihm, dem Schwachgewordenen, die helfende Hand zu reichen, dazu brauchen Sie viel Kraft. Und die können Sie aufnehmen. Nun, liebe Freunde, glaube ich, dass Sie wissen, genau gesagt wissen müssten, wozu dieser Freundeskreis ins Leben gerufen worden ist, was für Aufgaben er hat. Nicht dass Sie womöglich zu denen zählen, wie es viele Menschen gibt, die

nur kamen, um hier das Heil – Sie würden sagen die Gesundheit – zu empfangen und dann abzuzickeln. Ich möchte jetzt nicht zu diesen einzelnen Fällen übergehen. Ich könnte sie Ihnen namentlich aufzählen, sodass sie sagen würden: „Pfui!" Und ich weiß da dann, dass in Ihnen der Hass aufkommen würde, und Sie würden dann hingehen, um den Menschen die Wahrheit zu sagen, womöglich noch in bösartiger Weise ihnen das vor den Kopf schleudern. Das soll nicht sein.
Tun erst Sie Ihre Pflicht, liebe Freunde, und nehmen Sie die Lehre so in sich auf, überzeugen sich bitte von all dem, was Sie hier hören. Und tun Sie all das, was Sie sich selbst schuldig sind. Haben Sie gezählt, wie oft ich das heute schon gesagt habe? Das kann ich nicht oft genug sagen.

*

Es geht nicht an, und es wird auch nicht sein in aller Zukunft, dass es nur einen Menschen gibt, der da glaubt, sich einschleichen zu können, groß Versprechungen zu machen und nichts zu tun. Hier wird jedes Wort, was zum Werk notwendig ist, in die Tat umgesetzt.

*

Und sagen Sie ja nicht, Sie haben keine Zeit! Was würde sein, wenn ich sagen würde: „Ich hab keine Zeit für Sie?" Na, was würde dann sein?

*

Ich besuche viele Freunde. Sie brauchen nicht zu mir zu kommen, ich komme zu ihnen.Wäre das zu viel, wenn Sie auch mal hier und dort einen Freund aufsuchen würden? Ihn nicht nur so zu trösten, dass Sie nicht daran [an Krankheit und Unglück] glauben, nein, aber auch wirklich für ihn zu schaffen, eine Zeit dafür herzugeben, ihn zu besuchen und ihm das Gute bringen, das heißt, im göttlichen Willen leben und im göttlichen Willen das auch tun, dass Sie der Mittler sind? Glauben Sie, das haben Sie gar nicht nötig? Doch, dazu sind Sie genauso verpflichtet wie auch ich! Sie sind sich Ihres Hierseins, Ihres Erdenlebens nur nicht bewusst.

Was uns heute, heute am 6. Juni wieder zusammengeführt hat, ist doch lediglich nur das, dass jeder sich seines Hierseins, dass jeder sich seines Erdenlebens bewusst ist – und vor allen Dingen, was ihn dazu bewegt, dass er sich diesem Freundeskreis angeschlossen hat. Heute sind wir so nett beisammen, dass jeder von Ihnen wirklich gewillt ist, auch Hand anlegen zu dürfen, sodass er nicht unnötigerweise sich hier um uns aufhält, sondern dass er in Zukunft auch das tun kann, was ihn schon immer bewegte.

*

Liebe Freunde, ich glaube, dass unser Freund Ziegler uns das gesagt, was bereits in seinem Herzen geschrieben steht. Ich glaube, dass er sich selbst erkannt, indem er selbst es ist, der jetzt bereit ist, dieser seiner Berufung nachzugehen, um auch hier seine Mission zu erfüllen, wie jeder andere Mensch sie auch hat. Dieses kommt nur da dann zustande, wenn der Mensch zur Selbsterkenntnis gelangt ist und dass er von dem überzeugt, was sich an ihm, auch in ihm abgespielt, und dass, so er doch gewillt gewesen, er sich von dem Bösen zu lösen gedachte und auch glaubte, dass er vom Bösen befreit ist.
Und er sieht jetzt seine Pflicht darin, indem dieses dann auch vielen Menschen zukommen soll. Und somit hat er eine große Aufgabe mit übernommen, indem er unsere Mitmenschen, die Freunde in Berlin, auch auf diesen Weg zu führen gedenkt, von dem er überzeugt ist, und damit auch daselbst Menschen das Heil erfahren.

*

Und dass uns hier viele Türen und Tore offenstehen, und dass hierdurch vielen Menschen auch die Möglichkeit gegeben wird, auch in unseren Freundeskreis aufgenommen zu werden, und dass sie von hier aus weiterhin zum Guten geführt werden können deshalb, weil wir heute schon über Freunde hier verfügen, die sich von dem Guten, die sich von der reinen Wahrheit überzeugt haben, und diese Überzeugung weitergeben an die, die von all dem noch nie was gewusst haben.

*

Haben Sie jetzt ein warmes, ein liebevolles Herz, auch für Ihren Nächsten? Haben Sie es jetzt, ja oder nein?

*

Warum schafft ihr für das Werk? Warum seid ihr überhaupt hier? Fühlt ihr euch angezogen, oder ist es nur Neugierde? Oder versetzt ihr euch nur in den Glauben? Oder ist es etwas in euch, was ihr noch nicht erkannt habt, was euch dazu bewegt, dass ihr einfach hier sein müsst und gerne hier seid und auch gerne hört auf das, was ich sage? Wenn ja, da kommt noch eines dazu, dass ihr das Gehörte aber auch befolgt.

*

Ich sage nach wie vor: Versprich mir nichts; nicht mit Worten, sondern beweise das mit Taten.

*

Ein Diener Gottes zu sein, meine lieben Freunde, ist das Gegenteil von dem, wie Sie es gewohnt waren, dem Bösen zu dienen. So können Sie umgekehrt Gott dienlich sein, wenn Sie sich dieser göttlichen Kraft bedienen.

*

Wer hier mitarbeitet, muss sein Leben haben, muss es bestreiten können. Nur ich selbst kann ihm nichts auszahlen.

*

Und wer sich die Arbeit und Mühe macht, auch hier in meinem engeren Kreis, der wird auch leben und der wird auch gut leben. Und der wird auch mit Bestimmtheit den Lohn vieler gesund gewordener Menschen erhalten, sodass sie sagen: „Das sind unsere Wegbereiter, sie haben uns den Weg frei gemacht, die haben es gewagt, die haben auch Tag und Nacht gearbeitet, obwohl sie dafür nicht belohnt werden konnten.
Sie haben auch ihre Leben dafür eingesetzt und keine Arbeit noch Mühe gescheut, für sie den Weg tatsächlich frei zu machen.“

*

So Sie im Willen Gottes leben, dienen Sie Gott. Und Gott wird Sie zu führen wissen in diesem, Seinem Werk.

*

Es ist mir auch in diesem Jahr ein herzliches Anliegen, all meinen lieben Freunden, meinen unermüdlichen Mitarbeitern und allen, die sich bemühen, auch auf diesen Weg zu kommen, aus tiefstem Herzen zu danken für die Treue und Aufrichtigkeit, mit der sie gesucht haben, den Weg zur Beseitigung der Unordnung bei sich und ihren Lieben zu finden.

*

Lasst euch nun auch im neuen Jahre nicht übertreffen in eurer festen und tapferen Haltung, im mutigen Glauben an die unübertrefflichen Wirkungen göttlicher Kräfte. Und lasst uns gemeinsam weiterarbeiten an der uns allen schicksalhaft gestellten Aufgabe in gegenseitiger Treue und Ergebenheit. Wir alle wollen fürderhin schöpfen aus der wunderträchtigen Quelle der Allmacht. Und lasst unsere hohen Pflichten von Mensch zu Mensch gipfeln im Lieben und Dienen!

Über die Gemeinschaftsstunden und ihre Bedeutung

Es ist doch besser, wenn man da wieder ist, wohin man gehört, wo alle nur einen Weg gehen. Das ist doch viel leichter, als würden wir uns jetzt teilen und Sie wieder Ihren Irrweg gehen. Dann stehe ich wieder alleine. Gut, dann kommen andere. Folgen werden schon einige, die das Gute, das Göttliche bejahen, das heißt, sie beginnen da, wo sie sich selbst bejahen, da kommt das Göttliche zum Vorschein.
Und dazu, liebe Freunde, dient ja die Gemeinschaft, die Gemeinschaftsstunde. Hier kommt ja die Belehrung, indem jeder das Seinige sagt, wie er Wahres an sich selbst bzw. auch schon an seinem Nächsten erfahren, von dem er überzeugt ist. Die Unwahrheit darf hier nicht hineingetragen werden, erst recht nicht die Gehässigkeit, im Gegenteil, nichts Böses!
Hier wird von Krankheit nicht gesprochen, hier dürfen Sie nicht mal

den Gedanken aufnehmen oder sich womöglich in den Glauben versetzen, Sie müssten jetzt über Krankheit sprechen! Oder dass Sie womöglich glauben, Sie hätten das Recht zu verlangen, dass die Krankheit hier behandelt wird, nein! Auch nicht eine Silbe von Krankheit wird hier gesprochen.

Wenn Sie das Übel verloren, dass Sie von dem Heil erfasst worden sind, dann können Sie sagen: „So war es, und so ist es. Aber es begann erst da, wo ich wirklich zu glauben begann und mich wirklich vom Bösen gelöst, wo ich mit dem nichts mehr gemein haben wollte!"

Wie oft habe ich's heute schon hier gesagt. Das kann man aber nicht oft genug sagen: „Erst da begann es, dieses, das und jenes fühlte ich in meinem Körper, der Strom durchrieselte meinen Körper, wie ich sooft gehört habe." Es ist kein Zauber, sondern es ist ganz natürlich. So hat Gott es bestimmt. Das ist Sein Strom. Er sendet uns diese Seine Strahlen!

*

Nicht, wie wenn der Mensch das Heil erfahren hat, dass er dann ausbleibt – gerade er hat zu kommen. Es geht hier nicht nur darum. Es geht hier um viel, viel, mehr.

*

Nun, liebe Freunde, ich habe nicht gedacht, Sie heute so lange hier festzuhalten. Aber Sie kamen ja auch mit dem Glauben hierher, möglichst viel in sich aufzunehmen, möglichst viel zu hören. Ich bitte Sie in Zukunft, immer so zu sein, nur zu hören, keinen Gedanken aufzunehmen, denn alles, was Sie aufnehmen über Ihr Ohr, über das Ohr Ihres Körpers, da brauchen Sie sich nicht zu fürchten, Sie würden etwas vergessen. Nichtaufnahme ist, wenn Sie Gedanken aufnehmen, dann können Sie nicht hören, und das wird in Vergessenheit gebracht, und Sie werden das Gehörte dann auch nicht beherzigen können.

Wenn hören, dann hören, nur aufnehmen, dabei aber keinen Gedanken aufnehmen, sondern nur hören, was zu Ihnen gesprochen wird, sodass Sie diese Worte, die wirkliche Wahrheit, dann auch beherzigen können, von dem Sie sich hernach auch überzeugen, auch zu überzeugen haben. Das, liebe Freunde, ist immer das Wichtigste. Und dass Sie auch wirklich all das Gute, wie Sie es doch bestimmt nötig haben, beherzigen können! Denn man muss natürlich jedes Wort in sich aufnehmen, man muss schon das Gute beherzigen! Und gerade der Mensch, der das Gute, das Wahre, Göttliche nötig hat!

*

Ja, Freunde, die Ohren muss man schon spitzen. Denn jedes Wort hat seine Bedeutung.

*

Es soll nicht nur einer Ihnen was sagen. Nein, Sie alle können ja was sagen, was Sie an Lebenserfahrung schon gesammelt haben. Oder nicht? Sonst ist das so lasch, da kann man dabei einschlafen. Ich glaube nicht, dass ich in eine Schläfergemeinschaft reingeraten bin. [Dann sehr schläfrig weitersprechend:] „Es ist so schön. Ich höre ihn so gerne, ich mag ihn so gerne sehen, ich mag ihn hören ..." – und dann kann man dabei einschlafen ... Vielleicht ist es auch ein gutes Gefühl. Nein! Wer nicht die Ohren und die Augen offen hält, Freunde, ...

*

Und gerade, weil Sie doch immer im Leben vom Bösen angegangen worden sind, gerade deshalb haben Sie es sehr, sehr nötig. Und weil Sie doch dem Bösen immer wieder ausgesetzt sind, da haben Sie es erst recht nötig. Denn das Böse bleibt nie aus. Nicht dass, wie wenn Menschen glauben, jetzt habe ich was getan, jetzt habe ich es empfangen, das empfangen, wobei ich mich wohlfühle, und dann kann es wieder ausgepufft sein. Dann kann man sich wieder vergessen, dann kann man wieder seinen Schlendergang gehen und: „Dann kümmert es mich alles nicht mehr. Ach, jetzt fühl' ich mich wohl, was soll ich dahin gehen? Und was soll ich mich überhaupt dafür hingeben? Was nützt das alles? Was ich haben wollte, habe ich bekommen." Aber das wird nicht lange anhalten, liebe Freunde. Das wird bald wieder verausgabt sein. Die Kraft, die Sie einmal aufgenommen, bewegte Sie zum Guten, das heißt, Sie besaßen dann so viel Kraft, um sich zu Dem zu bewegen, zu Dem Sie alle gehören. Es bewegte Sie zu Gott.

Nur eines, was Sie tun, wenn Sie schon und wie Sie schon dieser Gemeinschaft angehören, dass Sie auch wirklich dabei sind. Wenn Sie eine Gemeinschaftsstunde versäumen, die holen Sie nicht mehr nach. Die ist Ihnen verloren gegangen. Es fehlt.
Und wenn Sie wiederholt die Stunde versäumen, überhaupt, und wenn Sie jetzt täglich, das heißt nicht täglich, sondern ab und zu am Tage vergessen, die gute Kraft aufzunehmen – wo Sie doch wissen müssten, dass Sie Kraft verloren, dass Sie Kraft abgegeben haben, dass Sie die Energien nötig hatten für Ihren Beruf, für Ihre Tätigkeit, für den ganzen Tag –, dann müssten Sie doch wieder für Reserven sorgen, das heißt zumindest das wieder aufnehmen, was Sie tagsüber ausgegeben haben. Aber daran haben die meisten gar nicht gedacht, denn sie hätten sich ja schon viel, viel weiter entwickeln können, das heißt zum Guten bewegen, noch viel, viel mehr.

*

Was ich zu sagen habe, ist das Wichtigste, und diese Grundbegriffe will ich Ihnen erst mal geben, das heißt den Wert geben, warum, wieso, weshalb überhaupt eine Gemeinschaft, ein gemeinschaftliches Leben. Gemeinschaftlich diesen Weg gehen, der für alle Menschen bestimmt ist. Aber einmal muss ein Anfang gemacht werden, und das ist richtig.

*

Und noch mal muss ich sagen: Bis hierher gesehen, glaube ich, müssten Sie wissen, was Ihnen doch die Gemeinschaftsstunde wert ist. Es soll nicht nur einer Ihnen was sagen, nein, Sie alle können ja was sagen, was Sie an Lebenserfahrung schon gesammelt haben.

*

Wer jetzt von Ihnen, liebe Freunde, einige Erfahrungen gesammelt, den werde ich hernach bitten, uns auch einiges zu sagen, wie er die Erfahrungen gesammelt.

*

Und, wie gesagt, es wird oft dann so in unserem Freundeskreis vorkommen, dass der eine und der andere dahingehend gebeten wird, uns auch einiges von sich aus zu sagen, was er so am Herzen hat, was ihn bewegt; warum, wieso, weshalb er nicht nur heute hier ist, warum, wieso, weshalb er sich hier in diesem Freundeskreis angezogen fühlt.

*

Glauben Sie, dass das der richtige Weg für Sie ist? Glauben Sie, dass das einen Wert hat, dass Sie hier diesen Freundeskreis erleben, dass Sie mit dabei sind, genauso auch Ihr Mann? Glauben Sie, dass das wichtig ist?

*

Was hier zu sprechen ist, ist nur das, was zur Wahrheit gehört, was aus dieser alleine hervorkommt, was die Wahrheit uns bietet.

*

Satz für Satz soll in der Gemeinschaft durchgesprochen werden mit Gegenrede. Jedes Wort sehr genau nehmen. Der Leiter muss ganz innere Ruhe sein. Wenn innere Ruhe da ist, gelingt alles. Ich liebe die Ruhe, die Ordnung, den Frieden. Bei Unruhe entsteht Unordnung und Unfrieden. Aus Fehlern lernen wir.

*

Ich möchte hier eines ganz kurz mit einflechten, was das Wichtigste hierbei ist, wofür Sie hier Hand anzulegen und zu sorgen haben in diesem Ihrem Freundeskreis, in Ihrer Gemeinschaft hier: dass, wenn einer hineinkommt, dass er Ihnen nichts Böses hineinträgt.

*

Es muss immer Ruhe einkehren – da kann ich wirken. Wo alles durcheinandergeht, dort ist der Segen dahin. Die Kraft wirkt am besten, wo Liebe und Herzensfrieden herrschen.

Verhalten nach der Gemeinschaftsstunde

Nun wünsche ich Ihnen alles Gute und die beste Gesundheit. Lassen Sie bitte von sich hören. Sagen Sie nicht „Ja“ – und tun Sie es nachher nicht! Tun Sie es bestimmt, ich glaube, dass es doch für jeden eine

Selbstverständlichkeit ist. Ich bitte Sie aber, nicht gleich Ihre Plätze zu verlassen, sondern horchen Sie mehr in sich hinein, und so nach und nach verlassen Sie diesen Raum. Vergessen Sie nicht, wo Sie waren, und vergessen Sie nicht, was Sie empfangen haben.

*

Ich bitte Sie, nicht gleich Ihre Plätze zu verlassen, im Gegenteil, ich würde Sie bitten, noch zu verbleiben, jetzt erst recht mehr denn je in sich hineinzuhorchen, was weiter in und an Ihrem Körper geschieht.

*

Ich bitte Sie, in diesem Raume noch eine kurze Weile zu verbleiben, obwohl ich Sie vorher verlassen werde, und ich bitte Sie, Ihren Körper zu beobachten.

*

Und es geht auch nicht darum, nur der Gemeinschaftsstunde beizuwohnen, sondern es geht wirklich darum, das heißt, dass Sie den richtigen Weg beibehalten.

*

Und nun bitte ich Sie, diesen Raum friedlich zu verlassen. Gehen Sie nach Hause und lassen Sie sich von den schlechten Mäulern nicht stören, lassen Sie sich von ihnen nicht beeinflussen.

*

Nun wünsche ich Ihnen alles Gute, die beste Gesundheit für Ihr weiteres Leben. Ich bitte Sie aber, nicht gleich von den Plätzen zu gehen. Und jetzt kommt noch das Schönste: So nach und nach – horchen Sie noch in sich hinein, nehmen Sie mit, was sie mitnehmen können, räumen Sie alles auf, was hier drin ist, jede Minute, jede Sekunde, Sie können noch viel empfangen. Bisher war es sehr interessant, etwas zu hören. Ich habe Ihnen heute nicht viel erzählt. Ich habe mehr gewirkt. Und so ist es viel besser.

Bitte um Erfolgsberichte

Ein altes Sprüchlein: „Viele Hände machen bald ein Ende." Das heißt, dass der Bau fertig wird. Und so ist es auch hier in diesem Falle, dass dieses göttliche Werk hier wieder im Entstehen ist, und zu diesem Bau gehören auch viele Hände, die daran schaffen sollen, dass dieses, wie es schon im Entstehen ist, auch fertiggestellt wird und werden kann. Aber dieses Material, das man dazu benötigt, ist das Material, das der eine und der andere Ihrerseits, so wie er die Heilung, das Gute empfangen hat, auch dazu beiträgt, indem er das schriftlich bestätigt. Und diese schriftliche Bestätigung ist der Baustein zu diesem großen göttlichen Werk, nicht nur auf deutschem Boden, sondern auf dieser ganzen Erde.

*

Es ist schon ein kleines Stapelchen da und ein zweites und ein drittes, aber es kann nicht genug sein.

*

Sie tragen mit jedem Stückchen Geschriebenen dazu bei, einmal, indem ich hierin meinen Lohn sehe, und auf der andern Seite kann mit diesem vielen, vielen Menschen mehr und leichter geholfen werden. Es ist nur so anzusehen, als wäre es ein Baustein für dieses große göttliche Werk dieser Erde, um diesen Bau einmal vollenden zu können und dass alle Menschen in diesem Bau dann Aufnahme finden, dass alle Menschen dieser Erde dann Hilfe und Heilung erhalten können.

*

Aber wenn der eine oder andere oder der größte Teil unter Ihnen die Gesundung erhalten hatte, so hat er von sich aus nichts hören lassen. Daher ist mir das Ganze erschwert worden, indem man hier und dort ankommt und sagt: „Beweisen Sie doch!" Ich gebe diesen Menschen zu wissen, dass meine besten Zeugnisse und meine besten Erklärungen die Menschen selbst sind, denen ich geholfen habe.

*

Teilen Sie mir das bitte schriftlich mit, was vorher war und wie sich das alles verändert hat. Aber nicht gleich morgen, (...) beobachten Sie, was überhaupt weiter geworden ist.

*

Ich bitte genau zu überprüfen, wie weit der eine oder andere gesund geworden ist, ich bitte, mir dann den Bericht zukommen zu lassen, Bericht mit ärztlichem Attest.

*

Dann bitte ich Sie nochmals, sowie der eine oder andere unter Ihnen die Gesundheit erhalten hat, mir das schriftlich einreichen zu wollen. Vergessen Sie bitte nicht, eine genaue Untersuchung vornehmen zu lassen, sodass das ärztliche Attest mit beigefügt wird. Ihrer Bestätigung bitte ich auch gleichzeitig einzelne Zeugenunterschriften beizufügen, denen Ihre Krankheit bekannt war.

*

Dann bitte ich Sie, mir schriftlich mitzuteilen, welch ein Leiden Sie gehabt und auf welche Art Sie das Leiden verloren haben. Das gehört zum Baustein dieses Werkes, um weitere Menschen heilen zu können. Nicht Geld, nein, sondern ein Schriftstückchen will ich nur – als Beweis.

*

Ich hoffe, dass Sie mich verstanden haben, und wünsche Ihnen für Ihr weiteres Leben alles Gute. Lassen Sie bitte von sich hören, geben Sie mir bitte schriftlichen Bescheid, wie es Ihnen überhaupt ergangen ist. Schreiben Sie aber bitte die Wahrheit und schreiben Sie bitte darin, was für ein Leiden Sie vorher gehabt und wie das mit einem Mal abgegangen ist, wie Sie sich überhaupt fühlen.

*

Wenn der eine und der andere Ihrerseits die Gesundheit vollständig erhalten hat oder nur teilweise, was so nach und nach bestimmt kommen kann, wenn sich der Mensch nicht sperrt, so bitte ich Sie, mir das schriftlich mitteilen zu wollen, wie und inwieweit Sie überhaupt die Gesundheit erhalten, bitte Sie aber, das so zu formulieren, was Sie vorher an Leiden gehabt haben, was Sie bisher nicht konnten und was Sie jetzt können.

*

Ich kenne sogar Menschen, auch aus dem Freundeskreis, die sagen: „Ja, einen wahrheitsgetreuen Bericht zu schreiben, dafür hab' ich so wenig Zeit, ich komm' nicht dazu." Wie oft hab' ich diese Freunde überrascht, so mal mit einem Besuch – nicht der das verlangt, sondern plötzlich bin ich da und dort mal aufgetaucht – es wurde nur geratscht und getratscht. Da verblieb die schöne Zeit. Mich haben sie aber belogen, das heißt, sie glaubten, mich belügen zu können, glaubten auch, mich belügen zu müssen, mir irgendetwas sagen zu müssen, dass sie keine Zeit hatten. Zeit hat doch jeder. Man muss sie nur nützen. Aber wenn er sie anderweitig vergeudet, dann hat er hierfür keine Zeit.

Wie oft ist es Ihnen gegangen, dass Ihre Nächsten, Ihre Angehörigen, Verwandten und Bekannten gesagt und auch geschrieben haben: „Du glaubst gar nicht, wie wenig Zeit ich habe. Jetzt schreibe ich den Brief abends um 10 oder um 11, ich lieg' schon im Bett usw. Ich habe wirklich keine Zeit!"

Fragen Sie sich selbst, haben Sie nicht auch schon Ihren Nächsten derartig belogen, dass Sie ihm vorgemacht, dass Sie keine Zeit hatten zum Schreiben, mal ein Lebenszeichen von sich zu geben? Na, war das nicht so? Seien Sie ehrlich! Sagen Sie es! Ganz ehrlich, Freunde! Mir brauchen Sie es nicht sagen, das sagen Sie sich selbst!

Das sind doch faule Ausreden. Aber diese Ausreden, Freunde, das sind schon Lügen. Und damit haben Sie sich selbst belogen, sich selbst betrogen.

*

Wenn der Bauer an die Ernte geht, besieht er sie erst. Daher sind die Erfolgsberichte so gut. Sammelt die Erfolge der Gemeinschaft und behaltet die Abschrift, sendet das Original an mich.

*

Dass ich Ihnen mehr von all diesem, wie Menschen das Heil erfahren haben, nach und nach auch übergeben kann, wie ich das zu einem kleinen Bruchteil schon hier für die Freunde in Österreich getan habe, dass ich unserem Freund Loy ein kleines Päckel von Erfolgsberichten übergeben und diese nur dazu dienen, um Sie dahingehend zu belehren, dass auch (...) diese Menschen, die einen guten Erfolg für sich zu verzeichnen haben, erkennen werden, dass meine Anwesenheit gar nicht notwendig war, und sie doch das Heil – Sie würden sagen, ihre Gesundheit – erfahren.

Der göttliche Lohn

Menschen sagen auch, sie tun nur Gutes, damit sie wieder Gutes erfahren. Nur ganz wenige von diesen sind echt, die wirklich nur Gutes tun, um ihren Nächsten zu helfen.

*

Und das geht bis aufs Letzte, könnte man manchmal sagen, aber sie gehen nicht unter. Es kommt immer wieder an, es kommt immer wieder das Gute auf sie. Da haben sie verloren, da haben sie alles hingegeben – und da haben sie schon wieder Neues erhalten. Weil sie es nicht gewollt haben. Das kommt alles von selbst. Ja, da zeigt sich Gott. Gott gibt ihnen einen guten Lohn. Sie geh'n nicht unter.

*

Nun, wie ich zuvor sagte, wer im Willen des Bösen lebt, wird Böses erfahren. Wer aber im Willen Gottes lebt, wird Gutes erfahren. Und dieses, liebe Freunde, ist für Sie doch zurzeit und überhaupt für diese Lebzeit das Wichtigste – für die Zeit Ihres Lebens hier auf dieser Erde. Ich glaube jedenfalls, dass Sie mich jetzt so weit verstanden haben, und ich glaube auch, wie ich es weiß, von dem ich überzeugt bin: So Sie im Willen Gottes leben, dienen Sie Gott, und Gott wird Sie zu führen wissen in diesem Seinem Werk. Und Gott wird Ihnen für dieses, dass Sie Ihm dienen, auch einen, Seinen Lohn geben. Immer den Lohn, den der Mensch sich im Einzelnen gesehen verdient hat. Je Größeres er im

Werke Gottes vollbringt, je größer, je höher ist der Lohn. Und Gott wird ihn dann auch richtig zu befördern wissen. Gott wird ihm die Aufgaben stellen, die er weiter zu erfüllen hat, um tatsächlich später – oder früher oder später – eine höhere Mission zu erfüllen.

*

Aber das ist die Aufgabe eines jeden Menschen, das Gleiche zu tun. Nicht nur der eine, nicht nur der andere, sondern alle. So Sie Ihrem Körper Beachtung schenken und Ihrem Körper das zukommen lassen, das habe ich Ihnen auch hier oft gesagt, das ist der wirklich wahre Gottesdienst. Damit dienen Sie Gott, und Gott gibt Ihnen für diesen Dienst den Lohn.

*

So Sie jetzt dem Guten folgen, so Sie jetzt alles Gute an sich und an Ihren Nächsten tun, werden Sie vom Guten, werden Sie von Gott belohnt werden. Sie werden den Erfolg selbst wahrnehmen. Und das ist das, liebe Freunde, was ich Ihnen allen von ganzem Herzen wünsche. Ich weiß, dass Sie dem Guten, dass Sie Gott folgen, dass Sie vom Glück beseelt werden. Vom Glück heißt von allem Guten, das Sie selbst angeht, und dass Sie das Gute empfinden wie auch immer zeit Ihres Hierseins, zeit Ihres Erdenlebens empfangen können. Und jetzt zum Schluss, liebe Freunde, damit auch Sie diese kleine Lebensweisheit verstehen, sage ich Ihnen: Liebet das Leben – Gott, Gott ist überall.

*

Ich glaube, Ihnen jetzt so viel auf Ihren Lebensweg mitgegeben zu haben, und ich wünsche allen ein gesundes Wiedersehen, viel Glück und Gottes reichen Segen! Nützen Sie die Zeit bis zu unserem Wiedersehen, und ich glaube, so Sie die Zeit zu nützen wissen, diese auch genutzt werden will, werden Sie dafür einen wirklichen, wahren Lohn Gottes empfangen. Gott gibt Ihnen einen, Seinen Segen, darum werde ich bitten.

*

Und Gott wird ihm für dieses, da sie ihm dienen, auch einen, seinen Lohn geben, immer den Lohn, wie der Mensch im Einzelnen gesehen, sich verdient hat.

Und so Sie wirklich im Dienste Gottes stehen – Gott gibt Ihnen einen, Seinen Lohn. Und der ist nicht klein, der ist groß. Und so ist es auch schon vielen Menschen ergangen, die im Leben viel Böses getan, deshalb, weil sie vom Bösen behaftet waren. Und wenn sie einmal im Leben Gutes getan, dafür erhielten sie ihren Lohn. Und jetzt an diesem Punkt angelangt, Freunde, könnte ich Ihnen viele Freunde aufzählen, das heißt, die zu unseren Freunden heute zählen, diese früher vom Bösen Behafteten, die Böses taten und zu all dem nur einmal Gutes an einem ihrer Nächsten – und schon wurden sie von dem Bösen befreit. Schon ging das Übel von ihnen ab, schon kam das Gute, das sie bejahten, zu dem sie heute noch stehen und dadurch viele, viele Menschen auch zu ihrem Glück, zu ihrem Heil, zu diesem Reichtum verhelfen, das sich doch jeder selbst erarbeitet. So ist es richtig.

*

Gott ist gerecht. Seine Liebe ist echt. Echte Liebe ist die Gerechtigkeit Gottes.

*

Ich glaube, Ihnen jetzt das Wichtigste mit auf den Weg gegeben zu haben, indem ich Ihnen wirklich alles Liebe, alles Gott-Erdenkliche von ganzem Herzen wünsche. Glauben Sie nur, dass ich weiter nichts als nur Ihr Helfer bin! Glauben Sie, meine lieben Freunde, dass ich weiter nichts als nur ein Diener Gottes bin, was auch Sie sein können, wenn Sie's nur wollen, wenn Sie's nur tun!
Und glauben Sie, meine lieben Freunde, dass ich doch weiter nichts als nur ein Werkzeug, ein Werkzeug Gottes bin, was auch Sie in Wirklichkeit, in Wahrheit sind ...